U0802770

医院感染病例分析与管理对策系列丛书

泌尿系统疾病并发医院感染病例分析

主　编　张艳宁　李海峰　白晓忠

副主编　姚　丽　陆　辉　肖　刚　张　爽

主　审　李静玫　刘小平

编　者　（按姓氏汉语拼音排序）

白晓忠　丛玉玺　杜银科　段利平
黄　悦　金　勇　李　川　李海峰
李佳峻　李静玫　李若超　刘小平
刘　颖　刘瑀晗　陆　辉　陆苗苗
罗雨葳　马　宁　梅卫玲　潘裕亮
孙晋科　腾　艳　田　华　吴　闯
肖　刚　谢晓晨　徐　辉　徐天华
许勇臣　姚　丽　于　博　于佳平
于力娜　张德伟　张　爽　张岩东
张艳宁　郑东春　左　巍

北京大学医学出版社

MINIAO XITONG JIBING BINGFA YIYUAN GANRAN BINGLI FENXI

图书在版编目（CIP）数据

泌尿系统疾病并发医院感染病例分析/张艳宁．李海峰．白晓忠主编．—北京：北京大学医学出版社，2017.5

（医院感染病例分析与管理对策系列丛书）

ISBN 978-7-5659-1593-2

Ⅰ．①泌… Ⅱ．①张…②李…③白… Ⅲ．①泌尿系统疾病—并发症—感染—诊疗 Ⅳ．①R69

中国版本图书馆 CIP 数据核字（2017）第 091941 号

泌尿系统疾病并发医院感染病例分析

主　　编：张艳宁　李海峰　白晓忠
出版发行：北京大学医学出版社
地　　址：（100191）北京市海淀区学院路 38 号　北京大学医学部院内
电　　话：发行部 010-82802230；图书邮购 010-82802495
网　　址：http://www.pumpress.com.cn
E - mail：booksale@bjmu.edu.cn
印　　刷：中煤（北京）印务有限公司
经　　销：新华书店
责任编辑：靳新强　**责任校对**：金彤文　**责任印制**：李　啸
开　　本：787mm×1092mm　1/16　**印张**：12.25　**字数**：290 千字
版　　次：2017 年 5 月第 1 版　2017 年 5 月第 1 次印刷
书　　号：ISBN 978-7-5659-1593-2
定　　价：48.00 元
版权所有，违者必究
（凡属质量问题请与本社发行部联系退换）

主编简介

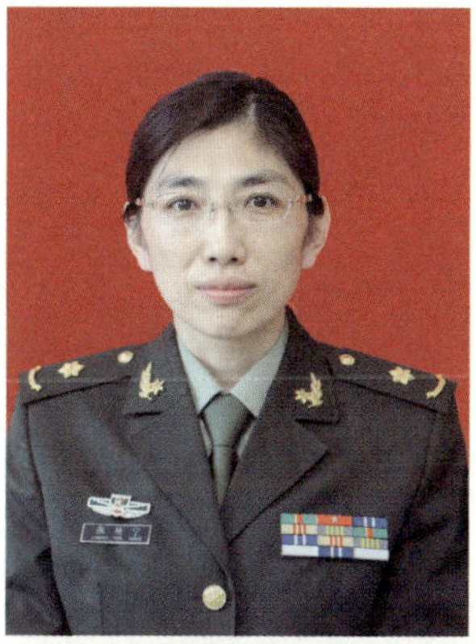

张艳宁，中国人民解放军第202医院肾内科主任，主任医师，毕业于中国医科大学，内科学博士。现任全军肾病委员会委员，沈阳军区肾病专业委员会副主任委员，中华医学会辽宁省肾病专业委员会委员，硕士研究生导师。从事肾内科工作20余年，擅长各种慢性肾疾病的诊断与治疗，特别是难治性肾病、各种急慢性肾衰竭、难治性尿路感染的治疗，并从事中西医结合治疗肾病的研究。主编及参编论著《医院感染病例分析与管理对策》、《如何看懂化验单》。

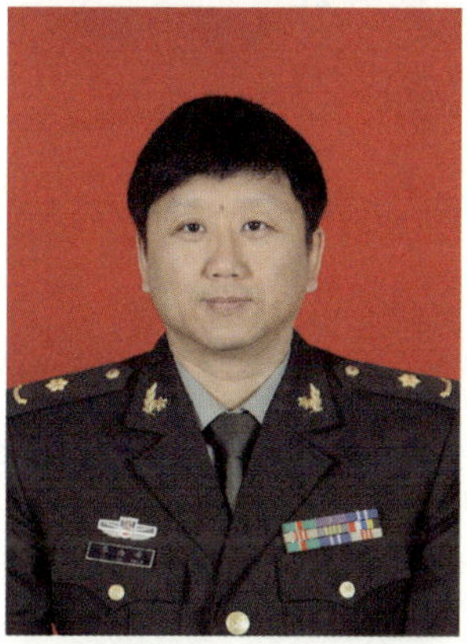

李海峰，副主任技师，中国人民解放军第202医院感染控制科主任，医学硕士。现任中国老年医学学会感染管理质量控制分会委员兼副总事，中国卫生监督协会消毒与感染控制专业委员会委员，中华预防医学会医院感染控制分会学组委员，中国医院协会医院感染管理专业委员会青年委员，全军医院感染学专业委员会青年委员，从事医院感染管理工作10余年，并荣获“2015年度全国优秀医院感染管理青年学者”称号。主编及参编论著《医院感染防控指南》《中国医院感染管理与法律》《医院感染预防控制工作指南》《医院感染病例分析与管理对策》等。

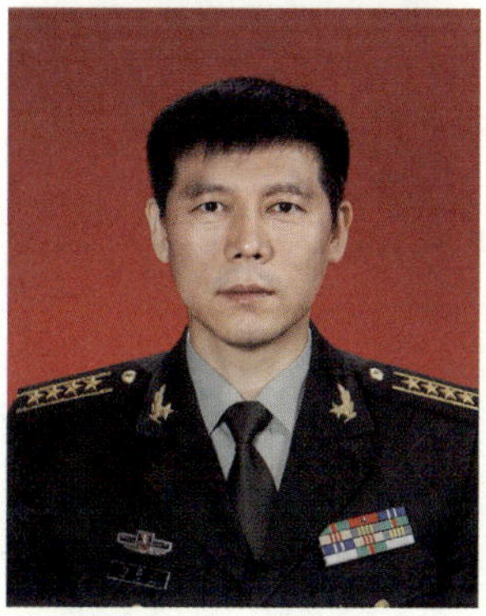

白晓忠，主任医师，原沈阳军区联勤部卫生部副部长，兼任中国医科大学、吉林大学和第四军医大学的博士或硕士研究生导师，任全军医院感染学专业委员会副主任委员、军区医院感染学专业委员会主任委员、辽宁省预防医学会医院感染控制专业委员会副主任委员，《现代医院管理杂志》编委会副主任委员。曾任医务处主任、副院长、院长等职务，长期从事临床、教学和科研工作。负责全军课题3项、省课题2项，在核心期刊发表论文30余篇，主编专著3部，获军队科学技术进步二等奖1项、三等奖3项。获全军优秀指挥军官、军区“爱军精武”标兵、军区“军中良剑”等荣誉称号，荣立二等功2次、三等功4次。

序

医院感染与医院相依并存，随着现代医学的发展而受到更多的重视。泌尿系统疾病以慢性疾病为主，患者基础疾病多，抵抗力差，易感因素多，是医院感染的高发人群。医院感染给医院和患者双方均造成巨大的损失，导致住院日期延长、医药费用增加。因此，加强医院感染管理、预防和控制医院感染的发生是医院管理工作的重要内容。

世界卫生组织（WHO）指出控制医院感染的关键措施是清洁、消毒、无菌技术、隔离、合理使用抗生素、监测和通过监测进行效果评价。现阶段，我国对医院感染相关工作日趋重视，尤其是经历一些重大疫情的考验之后，更加证明医院感染工作的重要性。与发达国家相比，我国的医院感染预防和控制工作还有一定距离，专业的医院感染管理人员数量少，临床兼职的医护人员对医院感染的防控知识欠缺。对这一现象，临床医护人员更需一本专业的、更接地气的书籍来学习和指导临床工作。

为加强医院感染管理，提高医院感染诊断水平和监测的准确率，并能以案例的形式给读者以启迪，张艳宁、李海峰、白晓忠等组织编写了《医院感染病例分析与管理对策》系列丛书——《泌尿系统疾病并发医院感染病例分析》一书。该书从多所三级甲等医院中挑选出泌尿系统疾病并发医院感染的典型病例，对每一个患者在治疗、护理过程中发生的医院感染进行原因分析，总结了经验教训，并且就如何采取有效措施来防止医院感染的发生提出建议。

该书是临床医务人员和医院感染管理专业人员多年经验的总结。该书不仅可以提高医院感染管理专业人员对泌尿系统疾病医院感染病例的防控和识别能力，更可以为临床医务人员进一步认识医院感染病例、提高诊断与治疗水平提供有益帮助。

全军医院感染学专业委员会主任委员

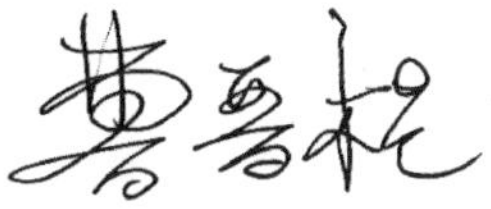

二零一六年七月

前　言

我国目前有大量的肾小球肾炎、狼疮肾炎、肾病综合征等泌尿系统疾病患者，这类患者通常因疾病本身大量丢失蛋白质、肾功能进行性恶化，导致免疫功能降低，加之激素和免疫抑制药的应用，导致免疫功能进一步低下，是医院感染的高发人群。有研究表明，肾病综合征患者发生医院感染的概率高达43%～52%，发生医院感染后加重肾损害而不可避免地进行透析治疗或使透析频率增加，致住院时间延长，医疗费用增加，严重影响患者的生活质量和长期生存率。因此，对于泌尿系统疾病患者，积极预防及控制医院感染有着重要的意义。

本书是《医院感染病例分析与管理对策》的系列丛书，针对目前泌尿系统疾病并发医院感染所面临的热点、难点问题，以临床实际病例为事实依据，由临床医务人员和医院感染管理专业人员从不同学科角度共同撰写完成。第一章是泌尿系统疾病并发医院感染总论，系统归纳了泌尿系统疾病并发医院感染的定义、诊断标准、易感因素、防控措施及如何利用医院感染实时监控系统确诊泌尿系统疾病并发医院感染病例。第二章是根据泌尿系统疾病并发医院感染发生部位分为不同节，每一节都以典型病例入手，围绕泌尿系统疾病患者的治疗、护理过程中面临的感染风险，分析医院感染发生的原因，总结经验教训，归纳相关防控措施。附录部分的内容为导尿管相关尿路感染预防与控制技术指南、导管相关血流感染预防与控制技术指南等国家规范。

本书在编写的过程中以国家颁布的相关医院感染管理法律、规范为依据，参考大量的国内外文献。本书既有泌尿系统疾病并发医院感染管理的理论知识，又有丰富的临床实践知识，可有效指导临床医院感染的防控，从而提高医院感染诊断水平和监测的准确率，减少医院感染的发生。本书可作为从事医院感染管理专业人员和临床医务人员的参考用书。

编　者

目　录

第一章 总 论

第一节 医院感染概述

一、定义

医院感染（nosocomial infection，hospital infection 或 hospital acquired infection）是指住院患者在医院内获得的感染，包括在住院期间发生的感染和在医院内获得出院后发生的感染；但不包括入院前已开始或入院时已存在的感染。医院工作人员在医院内获得的感染也属医院感染。

【说明】

1. 下列情况属于医院感染：

（1）无明确潜伏期的感染，规定入院 48 h 后发生的感染为医院感染；有明确潜伏期的感染，自入院时起超过平均潜伏期后发生的感染为医院感染。

（2）本次感染直接与上次住院有关。

（3）在原有感染基础上出现其他部位新的感染（除外脓毒血症迁徙灶），或在原感染已知病原体基础上又分离出新的病原体（排除污染和原来的混合感染）的感染。

（4）新生儿在分娩过程中和产后获得的感染。

（5）由于诊疗措施激活的潜在性感染，如疱疹病毒、结核分枝杆菌等的感染。

（6）医务人员在医院工作期间获得的感染。

2. 下列情况不属于医院感染：

（1）皮肤黏膜开放性伤口只有细菌定植而无炎症表现。

（2）由于创伤或非生物性因子刺激而产生的炎症表现。

（3）新生儿经胎盘获得（出生后 48 h 内发病）的感染，如单纯疱疹、弓形体病、水痘等。

（4）患者原有的慢性感染在医院内急性发作。

二、诊断标准

呼吸系统

(一) 上呼吸道感染

【临床诊断】

发热(≥38.0 ℃超过 2 d),有鼻咽、鼻旁窦和扁桃体等上呼吸道急性炎症表现。

【病原学诊断】

临床诊断基础上,分泌物涂片或培养可发现有意义的病原微生物。

说明:必须排除普通感冒和非感染性病因(如过敏等)所致的上呼吸道急性炎症。

(二) 下呼吸道感染

【临床诊断】

符合下述两条之一即可诊断。

1. 患者出现咳嗽、痰黏稠,肺部出现湿啰音,并有下列情况之一:

(1) 发热。

(2) 白细胞总数和(或)嗜中性粒细胞比例增高。

(3) X 线显示肺部有炎性浸润性病变。

2. 慢性气道疾病患者稳定期(慢性支气管炎伴或不伴阻塞性肺气肿、哮喘、支气管扩张症)继发急性感染,并有病原学改变或 X 线胸片显示与入院时比较有明显改变或新病变。

【病原学诊断】

临床诊断基础上,符合下述六条之一即可诊断。

1. 经筛选的痰液,连续两次分离到相同病原体。

2. 痰细菌定量培养分离病原菌数≥10^6 cfu/ml。

3. 血培养或并发胸腔积液者的胸腔积液分离到病原体。

4. 经纤维支气管镜或人工气道吸引采集的下呼吸道分泌物病原菌数≥10^5 cfu/ml;经支气管肺泡灌洗(bronchoalveolar lavage,BAL)分离到病原菌数≥10^4 cfu/ml;或经防污染标本刷(protected specimen brush,PSB)、防污染支气管肺泡灌洗(protected bronchoalveolar lavage,PBAL)采集的下呼吸道分泌物分离到病原菌,而原有慢性阻塞性肺病包括支气管扩张者病原菌数必须≥10^3 cfu/ml。

5. 痰或下呼吸道采样标本中分离到通常非呼吸道定植的细菌或其他特殊病原体。

6. 免疫血清学、组织病理学的病原学诊断证据。

【说明】

1. 痰液筛选的标准为痰液涂片镜检鳞状上皮细胞<10 个/低倍视野和白细胞>25 个/低倍视野或鳞状上皮细胞:白细胞≤1:2.5;免疫抑制和粒细胞缺乏患者见到柱状上皮细胞或锥状上皮细胞与白细胞同时存在,白细胞数量可以不严格限定。

2. 应排除非感染性原因如肺栓塞、心力衰竭、肺水肿、肺癌等所致的下呼吸道胸片的改变。

3. 病变局限于气道者为医院感染气管-支气管炎；出现肺实质炎症（X线显示）者为医院感染肺炎（包括肺脓肿），报告时需分别标明。

（三）胸膜腔感染

【临床诊断】

发热；胸痛；胸腔积液外观呈脓性或带臭味，常规检查白细胞计数≥1000×10^6/L。

【病原学诊断】

临床诊断基础上，符合下述两条之一即可诊断。

1. 胸腔积液培养分离到病原菌。

2. 胸腔积液普通培养无细菌生长，但涂片见到细菌。

【说明】

1. 胸腔积液发现病原菌，则不论胸腔积液性状和常规检查结果如何，均可做出病原学诊断。

2. 应强调胸腔积液的厌氧菌培养。

3. 由邻近部位感染自然扩散而来的胸膜腔感染，如并发于肺炎、支气管胸膜瘘、肝脓肿者不列为医院感染；诊断操作促使感染扩散者则属医院感染。若肺炎系医院感染，如其并发脓胸按医院感染肺炎报告，另加注括号标明脓胸。

4. 结核性胸膜炎自然演变成结核性脓胸不属于医院感染。

5. 患者同时有上呼吸道和下呼吸道感染时，仅需报告下呼吸道感染。

心血管系统

（一）侵犯心脏瓣膜（包括人工心瓣膜）的心内膜炎

【临床诊断】

患者至少有下列症状或体征中的两项且无其他明确原因可以解释：发热、新出现心脏杂音或杂音发生变化、栓塞性改变、皮肤异常表现（如瘀斑、出血、疼痛性皮下肿块）、充血性心力衰竭、心脏传导异常，并合并有下列情况之一：

1. 外科手术或病理组织学发现心脏赘生物。

2. 超声心动图发现赘生物的证据。

【病原学诊断】

临床诊断基础上，符合下述三条之一即可诊断。

1. 心脏瓣膜或赘生物培养出病原体。

2. 临床诊断基础上，两次或多次血液培养阳性。

3. 临床诊断基础上，心脏瓣膜革兰氏染色发现病原菌。

（二）心肌炎或心包炎

【临床诊断】

符合下述两条之一即可诊断。

1. 患者至少有下列症状或体征中的两项且无其他明确原因可以解释：发热、胸痛、奇脉、心脏扩大，并合并有下列情况之一：

（1）有心肌炎或心包炎的异常心电图改变。

（2）心脏组织病理学检查证据。

（3）影像学发现心包渗出。

2. 患者至少有下列症状或体征中的两项且无其他明确原因可以解释：发热、胸痛、奇脉或心脏扩大，呼吸暂停，心动过缓，并至少有下列情况之一：

（1）有心肌炎或心包炎的异常心电图改变。

（2）心脏组织病理学检查证据。

（3）影像学发现心包渗出。

【病原学诊断】

临床诊断基础上，符合下述两条之一即可诊断。

1. 心包组织培养出病原菌或外科手术／针吸取物培养出病原体。

2. 在临床诊断基础上，血中抗体阳性（如流感嗜血杆菌、肺炎球菌），并排除其他部位感染。

血液系统

（一）血管相关性感染

【临床诊断】

符合下述三条之一即可诊断。

1. 静脉穿刺部位有脓液排出，或有弥散性红斑（蜂窝织炎的表现）。

2. 沿导管的皮下走行部位出现疼痛性弥散性红斑并除外理化因素所致。

3. 经血管介入性操作，发热＞38 ℃，局部有压痛，无其他原因可解释。

【病原学诊断】

导管尖端培养和（或）血液培养分离出有意义的病原微生物。

【说明】

1. 导管管尖培养，其接种方法应取导管尖端 5 cm，在血平板表面往返滚动一次，细菌菌数≥15 cfu/平板即为阳性。

2. 从穿刺部位抽血定量培养，细菌菌落数≥100 cfu/ml，或细菌菌落数相当于对侧同时取血培养的 4～10 倍；或对侧同时取血培养出同种细菌。

（二）败血症

【临床诊断】

发热＞38 ℃或低体温＜36 ℃，可伴有寒战，并合并下列情况之一：

1. 有入侵门户或迁徙病灶。

2. 有全身中毒症状而无明显感染灶。

3. 有皮疹或出血点、肝脾大、血液中性粒细胞增多伴核左移，且无其他原因可以解释。

4. 收缩压低于 90 mmHg（12 kPa），或较原收缩压下降超过 40 mmHg（5.3 kPa）。

【病原学诊断】

临床诊断基础上，符合下述两条之一即可诊断。

1. 血液培养分离出病原微生物。

2. 血液中检测到病原体的抗原物质。

【说明】

1. 入院时有经血液培养证实的败血症，在入院后血液培养又出现新的非污染菌，或医院败血症过程中又出现新的非污染菌，均属另一次医院感染败血症。

2. 血液培养分离出常见皮肤菌，如类白喉杆菌、肠杆菌、凝固酶阴性葡萄球菌、丙酸杆菌等，需不同时间采血，有两次或多次培养阳性。

3. 血液中发现有病原体抗原物质，如流感嗜血杆菌、肺炎链球菌、乙型溶血性链球菌，必须与症状、体征相符，且与其他感染部位无关。

4. 血管相关败（菌）血症属于此条，导管相关动静脉炎计入心血管感染。

5. 血培养有多种细菌生长，在排除污染后可考虑复数菌败血症。

（三）输血相关感染

常见有病毒性肝炎（乙、丙、丁、庚型等）、获得性免疫缺陷综合征（艾滋病）、巨细胞病毒感染、疟疾、弓形体病等。

【临床诊断】

必须同时符合下述三种情况才可诊断。

1. 从输血至发病，或从输血至血液中出现病原免疫学标志物的时间超过该病原体感染的平均潜伏期。

2. 受血者受血前从未有过该种感染，免疫学标志物阴性。

3. 证实供血员血液存在感染性物质，如：血中查到病原体、免疫学标志物阳性、病原DNA或RNA阳性等。

【病原学诊断】

临床诊断基础上，符合下述四条之一即可诊断。

1. 血液中找到病原体。

2. 血液特异性病原体抗原检测阳性，或其血清在IgM抗体效价达到诊断水平，或双份血清IgG呈4倍升高。

3. 组织或体液涂片找到包涵体。

4. 病理活检证实。

【说明】

1. 患者可有症状、体征，也可仅有免疫学改变。

2. 艾滋病潜伏期长，受血者在受血后6个月内可出现HIV抗体阳性，后者可作为初步诊断依据，但需进一步进行确证试验。

腹部和消化系统

（一）感染性腹泻

【临床诊断】

符合下述三条之一即可诊断。

1. 急性腹泻，粪便常规镜检白细胞≥10个/高倍视野。

2. 急性腹泻，或伴发热、恶心、呕吐、腹痛等。

3. 急性腹泻每天3次以上，连续2 d，或1 d水泻5次以上。

【病原学诊断】

临床诊断基础上，符合下述四条之一即可诊断。

1. 粪便或肛拭子标本培养出肠道病原体。

2. 常规镜检或电镜直接检出肠道病原体。

3. 从血液或粪便中检出病原体的抗原或抗体，达到诊断标准。

4. 从组织培养的细胞病理变化（如毒素测定）判定系肠道病原体所致。

【说明】

1. 急性腹泻次数应≥3 次/24 h。

2. 应排除慢性腹泻的急性发作及非感染性因素如诊断治疗原因、基础疾病、心理紧张等所致的腹泻。

（二）胃肠道感染

【临床诊断】

患者出现发热（≥38 ℃）、恶心、呕吐和（或）腹痛、腹泻，无其他原因可解释。

【病原学诊断】

临床诊断基础上，符合下述三条之一即可诊断。

1. 从外科手术或内镜取得组织标本或外科引流液培养出病原体。

2. 上述标本革兰氏染色或氢氧化钾浮载片可见病原体、多核巨细胞。

3. 手术或内镜标本显示感染的组织病理学证据。

（三）抗菌药物相关性腹泻

【临床诊断】

近期曾应用或正在应用抗生素，出现腹泻，可伴大便性状改变如水样便、血便、黏液脓血便或见斑块条索状伪膜，可合并下列情况之一。

1. 发热≥38 ℃。

2. 腹痛或腹部压痛、反跳痛。

3. 周围血白细胞升高。

【病原学诊断】

临床诊断基础上，符合下述三条之一即可诊断。

1. 粪便涂片有菌群失调或培养发现有意义的优势菌群。

2. 如情况许可时进行纤维结肠镜检查见肠壁充血、水肿、出血，或见到 2～20 mm 灰黄（白）色斑块伪膜。

3. 细菌毒素测定证实。

【说明】

1. 急性腹泻次数≥3 次/24 小时。

2. 应排除慢性肠炎急性发作或急性胃肠道感染及非感染性原因所致的腹泻。

（四）病毒性肝炎

【临床诊断】

有输血或应用血制品史、不洁食物史、肝炎接触史，出现下述症状或体征中的任何两项并有肝功能异常，无其他原因可解释。

1. 发热。
2. 厌食。
3. 恶心、呕吐。
4. 肝区疼痛。
5. 黄疸。

【病原学诊断】

在临床诊断基础上，血清甲、乙、丙、丁、戊、庚等任何一种肝炎病毒活动性标志物阳性。

【说明】

应排除非感染性病因（如：α_1-抗胰蛋白酶缺乏、乙醇、药物等）和胆道疾病引起的肝炎或损害。

（五）腹（盆）腔内组织感染

包括胆囊、胆道、肝、脾、胰、腹膜、膈下、盆腔、其他组织或腔隙的急性感染，含持续腹膜透析继发性腹膜炎。

【临床诊断】

具有下列症状、体征中任何两项，无其他原因可以解释，同时有检验、影像学检查的相应异常发现。

1. 发热≥38 ℃。
2. 恶心、呕吐。
3. 腹痛、腹部压痛或反跳痛、触及包块状物伴触痛。
4. 黄疸。

【病原学诊断】

在临床诊断基础上，符合下述两条之一即可诊断。

1. 经手术切除、引流管、穿刺吸引或内镜获取的标本检出病原体。
2. 血培养阳性，且与局部感染菌相同或与临床相符。

【说明】

1. 应排除非生物因子引起的炎症反应及慢性感染的急性发作。
2. 原发性脏器穿孔所致的感染不计为医院感染。

（六）腹水感染

【临床诊断】

腹水原为漏出液，出现下述两条之一即可诊断。

1. 腹水检查变为渗出液。
2. 腹水不易消除，出现腹痛、腹部压痛或反跳痛。腹水常规检查白细胞$>200\times10^6$/L，中性粒细胞>25%。

【病原学诊断】

临床诊断基础上，腹水细菌培养阳性。

中枢神经系统

（一）细菌性脑膜炎、脑室炎

【临床诊断】

符合下述三条之一即可诊断。

1. 发热、颅内高压症状（头痛、呕吐、婴儿前囟张力高、意识障碍）之一、脑膜刺激征（颈抵抗、布鲁津斯基征和凯尔尼格征阳性、角弓反张）之一、脑脊液（cerebrospinal fluid，CSF）炎性改变。

2. 发热、颅内高压症状、脑膜刺激症及脑脊液白细胞轻至中度升高，或经抗菌药物治疗后症状体征消失，脑脊液恢复正常。

3. 在应用抗生素过程中，出现发热、不典型颅内高压症状体征、脑脊液白细胞轻度增多，并具有下列情况之一：

（1）脑脊液中抗特异性病原体的 IgM 达诊断标准，或 IgG 呈 4 倍升高，或脑脊液涂片找到细菌。

（2）有颅脑侵袭性操作（如颅脑手术、颅内穿刺、颅内植入物）史，或颅脑外伤或腰椎穿刺史。

（3）脑膜附近有感染灶（如头皮切口感染、颅骨骨髓炎等）或有脑脊液漏者。

（4）新生儿血培养阳性。

【病原学诊断】

临床诊断基础上，符合下述三条之一即可诊断。

1. 脑脊液中培养出病原菌。

2. 脑脊液病原微生物免疫学检测阳性。

3. 脑脊液涂片找到病原菌。

【说明】

1. 一岁以内婴儿有发热（>38 ℃）或低体温（<36 ℃），出现意识障碍、呼吸暂停或抽搐，如无其他原因可解释，应疑有脑膜炎并及时进行相关检查。

2. 老年人反应性低，可仅有嗜睡、意识活动减退、定向困难表现，应及时进行相关检查。

3. 细菌性脑膜炎与创伤性脑膜炎、脑瘤脑膜反应的区别要点是脑脊液糖量的降低，C 反应蛋白增高等。

（二）颅内脓肿（包括脑脓肿、硬膜下和硬膜外脓肿等）

【临床诊断】

符合下述两条之一即可诊断。

1. 发热、颅内高压症状之一、颅内占位体征（功能区定位征），并具有以下影像学检查证据之一：①CT 扫描。②脑血管造影。③磁共振扫描。④核素扫描。

2. 外科手术证实。

【病原学诊断】

临床诊断基础上，穿刺脓液或组织活检找到病原体，或细菌培养阳性。

（三）椎管内感染

包括硬脊膜下脓肿和脊髓内脓肿。

【临床诊断】

符合下述两条之一即可诊断。

1. 发热、有神经定位症状和体征或局限性腰背痛和脊柱运动受限，并具有下列情况之一：

（1）棘突及棘突旁有剧烈压痛及叩击痛。

（2）神经根痛。

（3）完全或不完全脊髓压迫征。

（4）检查证实：脊髓CT、椎管内碘油造影、磁共振、X线平片、脑脊液蛋白及白细胞增加并奎氏试验显示有部分或完全性椎管梗阻。

2. 手术证实。

【病原学诊断】

手术引流液细菌培养阳性。

【说明】

1. 并发脑膜炎的椎管内感染，归入细菌性脑膜炎的统计报告。

2. 此类医院感染少见，多发生于败血症、脊柱邻近部位有炎症、脊柱外伤或手术有高位椎管麻醉史者。

3. 应排除败血症的转移性病灶或脊柱及其邻近部位炎症的扩散所致。

泌尿系统

【临床诊断】

患者出现尿频、尿急、尿痛等尿路刺激症状，或有下腹触痛、肾区叩痛，伴或不伴发热，并具有下列情况之一：

1. 尿检白细胞男性≥5个/高倍视野，女性≥10个/高倍视野，插导尿管患者应结合尿培养。

2. 临床已诊断为泌尿道感染，或抗菌治疗有效而认定的泌尿道感染。

【病原学诊断】

临床诊断基础上，符合下述四条之一即可诊断。

1. 清洁中段尿或导尿留取尿液（非留置导尿）培养革兰氏阳性球菌菌落数≥10^4 cfu/ml、革兰氏阴性杆菌菌落数≥10^5 cfu/ml。

2. 耻骨联合上膀胱穿刺留取尿液培养细菌菌落数≥10^3 cfu/ml。

3. 新鲜尿液标本经离心应用相差显微镜检查（1×400），在30个视野中有半数视野见细菌。

4. 无症状性菌尿症。患者虽然无症状，但在近期（通常为1周）有内镜检查或留置导尿史，尿液培养革兰氏阳性球菌浓度≥10^4 cfu/ml、革兰氏阴性杆菌浓度≥10^5 cfu/ml，应视为泌尿系统感染。

【说明】

1. 非导尿或穿刺尿液标本细菌培养结果为两种或两种以上细菌，需考虑污染可能，建议重新留取标本送检。

2. 尿液标本应及时接种。若尿液标本在室温下放置超过 2 h，即使其接种培养结果细菌菌数≥10^4 cfu/ml 或 10^5 cfu/ml，亦不应作为诊断依据，应予重新留取标本送检。

3. 影像学、手术、组织病理或其他方法证实的、可定位的泌尿系统（如肾、肾周围组织、输尿管、膀胱、尿道）感染，报告时应分别标明。

手术部位

（一）表浅手术切口感染

仅限于切口涉及的皮肤和皮下组织，感染发生于术后 30 d 内。

【临床诊断】

具有下述两条之一即可诊断。

1. 表浅切口有红、肿、热、痛，或有脓性分泌物。

2. 临床医师诊断的表浅切口感染。

【病原学诊断】

临床诊断基础上细菌培养阳性。

【说明】

1. 创口包括外科手术切口和意外伤害所致伤口，为避免混乱，不用“创口感染”一词，与伤口有关感染参见皮肤软组织感染诊断标准。

2. 切口缝合针眼处有轻微炎症和少许分泌物不属于切口感染。

3. 切口脂肪液化，液体清亮，不属于切口感染。

（二）深部手术切口感染

无植入物手术后 30 d 内、有植入物（如人工心脏瓣膜、人造血管、机械心脏、人工关节等）术后 1 年内发生的与手术有关并涉及切口深部软组织（深筋膜和肌肉）的感染。

【临床诊断】

符合上述规定，并具有下述四条之一即可诊断。

1. 从深部切口引流出或穿刺抽到脓液，感染性手术后引流液除外。

2. 自然裂开或由外科医师打开的切口，有脓性分泌物或有发热≥38 ℃，局部有疼痛或压痛。

3. 再次手术探查、经组织病理学或影像学检查发现涉及深部切口脓肿或其他感染证据。

4. 临床医师诊断的深部切口感染。

【病原学诊断】

临床诊断基础上，分泌物细菌培养阳性。

（三）器官（或腔隙）感染

无植入物手术后 30 d、有植入物手术后 1 年内发生的与手术有关（除皮肤、皮下、深筋膜和肌肉以外）的器官或腔隙感染。

【临床诊断】

符合上述规定，并具有下述三条之一即可诊断。

1. 引流或穿刺有脓液。

2. 再次手术探查、经组织病理学或影像学检查发现涉及器官（或腔隙）感染的证据。

3. 由临床医师诊断的器官（或腔隙）感染。

【病原学诊断】

临床诊断基础上，细菌培养阳性。

【说明】

1. 临床和（或）有关检查显示典型的手术部位感染，即使细菌培养阴性，亦可以诊断。

2. 手术切口浅部和深部均有感染时，仅需报告深部感染。

3. 经切口引流所致器官（或腔隙）感染，不须再次手术者，应视为深部切口感染。

皮肤和软组织

（一）皮肤感染

【临床诊断】

符合下述两条之一即可诊断。

1. 皮肤有脓性分泌物、脓疱、疖肿等。

2. 患者有局部疼痛或压痛，局部红肿或发热，无其他原因解释者。

【病原学诊断】

临床诊断基础上，符合下述两条之一即可诊断。

1. 从感染部位的引流物或抽吸物中培养出病原体。

2. 血液或感染组织特异性病原体抗原检测阳性。

（二）软组织感染

软组织感染包括：坏死性筋膜炎、感染性坏疽、坏死性蜂窝织炎、感染性肌炎、淋巴结炎及淋巴管炎。

【临床诊断】

符合下述三条之一即可诊断。

1. 从感染部位引流出脓液。

2. 外科手术或组织病理检查证实有感染。

3. 患者有局部疼痛或压痛、局部红肿或发热，无其他原因解释。

【病原学诊断】

临床诊断基础上，符合下述两条之一即可诊断。

1. 血液特异性病原体抗原检测阳性，或血清 IgM 抗体效价达到诊断水平，或双份血清 IgG 呈 4 倍升高。

2. 从感染部位的引流物或组织中培养出病原体。

（三）褥疮感染

褥疮感染包括：褥疮浅表部和深部组织感染。

【临床诊断】

褥疮局部红、压痛或褥疮边缘肿胀，并有脓性分泌物。

【病原学诊断】

临床诊断基础上，分泌物培养阳性。

（四）烧伤感染

【临床诊断】

烧伤表面的形态或特点发生变化，如：焦痂迅速分离，焦痂变成棕黑色、黑色或紫罗兰色，烧伤边缘水肿。同时具有下述两条之一即可诊断。

1. 创面有脓性分泌物。

2. 患者出现发热＞38 ℃或低体温＜36 ℃，合并低血压。

【病原学诊断】

临床诊断基础上，符合下述两条之一即可诊断。

1. 血液培养阳性并除外有其他部位感染。

2. 烧伤组织活检显示微生物向邻近组织浸润。

【说明】

1. 单纯发热不能诊断为烧伤感染，因为发热可能是组织损伤的结果或患者在其他部位有感染。

2. 移植的皮肤发生排斥反应并伴有感染临床证据（炎症或脓液），视为医院感染。

3. 供皮区感染属烧伤感染。

（五）乳腺脓肿或乳腺炎

【临床诊断】

符合下述三条之一即可诊断。

1. 红、肿、热、痛等炎症表现或伴有发热，排除授乳妇女的乳汁淤积。

2. 外科手术证实。

3. 临床医生诊断的乳腺脓肿。

【病原学诊断】

临床诊断基础上，引流物或针吸物培养阳性。

（六）脐炎

【临床诊断】

新生儿脐部有红肿或有脓性渗出物。

【病原学诊断】

临床诊断基础上，符合下述两条之一即可诊断。

1. 引流物或针吸液培养阳性。

2. 血液培养阳性，并排除其他部位感染。

【说明】

与脐部插管有关的脐动静脉感染应归于心血管系统感染。

（七）婴儿脓疱病

【临床诊断】

符合下述两条之一即可诊断。

1. 皮肤出现脓疱。

2. 临床医生诊断为脓疱病。

【病原学诊断】

临床诊断基础上，分泌物培养阳性。

骨、关节

（一）关节和关节囊感染

【临床诊断】

符合下述两条之一即可诊断。

1. 患者有下列症状或体征中的两项且无其他原因可以解释：关节疼痛、肿胀、触痛、发热、渗出或运动受限。并合并下列情况之一：

（1）关节液检验发现白细胞。

（2）关节液的细胞组成及化学检查符合感染且不能用风湿病解释。

（3）有感染的影像学证据。

2. 外科手术或组织病理学检查发现关节或关节囊感染的证据。

【病原学诊断】

符合下述两条之一即可诊断。

1. 关节液或滑囊活检培养出病原体。

2. 临床诊断的基础上，关节液革兰氏染色发现病原体。

（二）骨髓炎

【临床诊断】

符合下述两条之一即可诊断。

1. 患者有下列症状或体征中的两项且无其他原因可以解释：发热（>38 ℃），局部肿块、触痛、发热或感染灶有引流物，并有感染的影像学证据。

2. 外科手术或组织病理学检查证实。

【病原学诊断】

符合下述两条之一即可诊断。

1. 骨髓培养出病原体。

2. 在临床诊断的基础上，血液培养出病原体或血液中查出细菌抗体（如流感嗜血杆菌、肺炎球菌），并排除其他部位感染。

（三）椎间盘感染

【临床诊断】

符合下述三条之一即可诊断。

1. 患者无其他原因解释的发热或椎间盘疼痛，并有感染的影像学证据。

2. 外科手术或组织病理学检查发现椎间盘感染的证据。

3. 手术切下或针吸的椎间盘组织证实有感染。

【病原学诊断】

在临床诊断的基础上，符合下述两条之一即可诊断。

1. 感染部位组织中培养出病原体。

2. 血或尿中检出抗体（如流感嗜血杆菌、肺炎球菌、脑膜炎球菌或B组链球菌），并排除其他部位感染。

生殖道

（一）外阴切口感染

经阴道分娩，患者外阴切口感染发生于产后2周内。

【临床诊断】

符合上述规定，并有下述两条之一即可诊断。

1. 外阴切口有红、肿、热、痛或有脓性分泌物。

2. 外阴切口有脓肿。

【病原学诊断】

临床诊断基础上，细菌培养阳性。

【说明】

1. 外阴切口感染含会阴切开或会阴裂伤缝合术。

2. 切口缝合针眼处有轻微炎症和少许分泌物不属外阴切口感染。

（二）阴道穹隆部感染

【临床诊断】

符合下述两条之一即可诊断。

1. 子宫切除术后，患者阴道残端有脓性分泌物。

2. 子宫切除术后，患者阴道残端有脓肿。

【病原学诊断】

临床诊断基础上，细菌培养阳性。

【说明】

阴道穹隆部感染仅指子宫全切术后阴道残端部位。

（三）急性盆腔炎

【临床诊断】

符合下述两条之一即可诊断。

1. 有下列症状或体征且无其他原因解释，发热、恶心、呕吐、下腹痛或触痛，尿频、尿急或腹泻，里急后重，阴道分泌物增多呈脓性。

2. 后穹隆或腹腔穿刺有脓液。

【病原学诊断】

在临床诊断基础上，宫颈管分泌物细菌培养阳性。

【说明】

仅限于入院48 h后，或有宫腔侵袭性操作、自然分娩24 h后出院1周内发生者。

（四）子宫内膜炎

【临床诊断】

发热或寒战，下腹痛或压痛，不规则阴道流血或恶露有臭味。

【病原学诊断】

临床诊断的基础上，宫腔刮出子宫内膜病理检查证实或分泌物细菌培养阳性。

【说明】

1. 入院时，患者无羊水感染，羊膜破裂时间不超过 48 h。

2. 子宫内膜炎仅包括早孕流产、中孕引产、分娩后 1 周内。

（五）男女性生殖道的其他感染

【临床诊断】

符合下述两条之一即可诊断。

1. 患者有下列症状或体征中的两项且无其他原因解释：发热、局部疼痛、触痛或尿痛，并有影像学证实或病理学证实。

2. 外科手术或组织病理学发现感染部位脓肿或其他感染的证据。

【病原学诊断】

符合下述两条之一即可诊断。

1. 从感染部位的组织或分泌物中培养出病原体。

2. 临床诊断基础上，血液中培养出病原体。

口腔

【临床诊断】

符合下述三条之一即可诊断。

1. 口腔组织中有脓性分泌物。

2. 通过外科手术或组织病理检查证实的口腔感染或有脓肿。

3. 临床医生诊断的感染并采用口腔抗真菌治疗。

【病原学诊断】

临床诊断基础上，符合下述五条之一即可诊断。

1. 革兰氏染色检出病原微生物。

2. 氢氧化钾染色阳性。

3. 黏膜刮屑显微镜检有多核巨细胞。

4. 口腔分泌物抗原检测阳性。

5. IgM 抗体效价达诊断水平或双份血清 IgG 呈 4 倍增加。

【说明】

原发性单纯疱疹应属于此类感染。

其他部位

器官或系统，而又不适合归于某系统的感染，通常为病毒感染：如麻疹、风疹、传染性单核细胞增多症；病毒性皮疹也应列入此类，如单纯疱疹、水痘、带状疱疹等。

第二节 泌尿系统疾病并发医院感染易感因素

慢性肾疾病目前在全球范围内的发病率为6%～16%[1]，在中国的发病率为10%[2]。我国目前有大量的慢性肾疾病患者，并且随着高血压、糖尿病等慢性疾病的发病率不断升高、环境因素改变、人口老龄化等，慢性肾疾病患者日益增加。同时患者住院时间较长，并且反复住院，加之全身免疫功能下降，机体抵抗力下降，是医院感染的高发人群，有资料统计，高龄患者住院期间发生医院感染的死亡率为21.5%[3]，而肾衰竭的患者一旦发生医院感染病死率将更高，因此对于慢性肾疾病反复住院的患者，明确医院感染的易感因素对于积极预防及控制医院感染有着重要的意义。根据国内外相关文献及报道，总结以下几点易感因素。

一、年龄因素

随着年龄的增长，机体各系统出现生理性老化，组织器官发生退行性改变致多种生理功能减退，对周围环境的适应能力降低，易发生感染性疾病。其中，免疫功能的降低主要表现在免疫防御和免疫监视功能降低、自身稳定功能紊乱三个方面。老年机体免疫系统中的T细胞对抗原和有丝分裂原的增殖能力减弱，数量减少，功能降低，使细胞介导的免疫应答反应迟缓；B细胞及其所产生的特异性抗体水平下降，功能降低，使体液免疫反应迟缓；此外，吞噬细胞清除抗原和异物的能力降低，分泌细胞因子的水平下降，上述改变使得老年人对病原微生物的抵抗能力降低。同时，老年患者多卧床，活动能力和消化吸收能力下降，易发生营养缺乏，成为感染发生的易感人群。

二、基础疾病

糖尿病、高血压、系统性红斑狼疮等是诱发患者发生泌尿系统疾病的几种常见基础疾病，肿瘤也是导致患者发生急慢性肾损伤的诱因之一。患者如果伴随以上几种基础疾病，多住院时间较长，接受免疫抑制治疗，免疫力低下，是医院感染的高危因素。

糖尿病患者血浆渗透压增高，中性粒细胞的游走、吞噬、调理、趋化和杀菌能力明显降低，同时，由于糖代谢紊乱，糖化代谢产物易堆积，使患者的血液、尿液处于高糖状态，有利于病原微生物的生长、繁殖。另外，随着糖尿病病程延长，酮症酸中毒、高渗昏迷、尿毒症等并发症出现，患者体内代谢紊乱，发生负氮平衡，使得免疫球蛋白及补体生成能力下降、抗体合成减少，造成机体防御功能缺陷，对病原微生物的清除能力被抑制，导致患者极易发生感染。

系统性红斑狼疮患者有严重的免疫功能紊乱，表现为补体合成减少、自然杀伤细胞（NK细胞）数量减少且功能下降、吞噬细胞作用减弱、IL-1和IL-2等细胞因子水平降低。而且，患者通常需接受糖皮质激素和免疫抑制药的治疗，但糖皮质激素具有明显抑制机体体液免疫和细胞免疫作用，影响多形核白细胞循环及其在炎症处聚集、黏附、识别和吞噬病原体的能力，改变淋巴细胞的分布和功能，同时还影响免疫球蛋白和补体水平。而免疫抑制药（如环磷酰胺）具有抑制骨髓造血功能和细胞毒作用。若糖皮质激素和免疫抑制药联合应用则会加重患者免疫缺陷，使其对病原微生物的抵抗能力降低。此外，患者大多伴有发热等临床表现，临床上难以区分是病情活动还是合并感染，致使广谱抗菌药物的大量使用，增加了条件致病菌和耐药菌株致感染的机会。

恶性肿瘤是急慢性肾损伤的诱因之一，而老年肿瘤患者大多合并多器官功能衰竭病变，长期营养摄入不足，消化吸收功能障碍；加之肿瘤本身就是一种慢性消耗性疾病，自身免疫功能低下，而且患者经过手术、反复放、化疗后，进一步损伤免疫系统，同时老年患者的住院时间较长，因此肿瘤并发急慢性肾损伤患者更易受病原微生物的侵袭而导致严重的医院感染。

三、泌尿系统疾病本身

肾小球肾炎、狼疮性肾炎、肾病综合征等泌尿系统疾病患者，因大量丢失蛋白质、肾功能进行性恶化，加之激素和免疫抑制药的应用，导致免疫功能降低，容易并发感染。而患者反复住院，加之泌尿系统疾病本身的病理机制是造成患者好发医院感染的重要因素。如肾小球肾炎患者，因尿液生成减少，对泌尿道冲洗作用减弱；且随慢性肾实质损害，肾内瘢痕形成，引起肾单位尿液不畅，导致病原菌易潴留繁殖，为感染的发生创造条件。狼疮性肾炎是一种自身免疫性疾病，由于免疫功能紊乱损伤患者的皮肤黏膜屏障，吞噬细胞作用减弱，NK 细胞数量减少，IL-1、IL-2 等因子水平减低，致使患者的抗感染能力下降。肾病综合征患者的肾小球基膜通透性增加，使得大量血浆白蛋白、免疫球蛋白、补体、抗凝及纤溶因子随尿液排出体外，同时，肝白蛋白的合成功能有限、胃肠道黏膜因水肿而使蛋白质摄入不足，导致患者出现低蛋白血症，免疫功能下降，因此对病原微生物的抵抗能力降低而易发生感染。

四、病程长短

随着泌尿系统疾病病程的延长，患者肾功能降低，肾小球基膜通透性增加、肾小球滤过作用下降，对机体相关活性物质滤过作用减弱而随尿液排出，导致 24 h 尿蛋白定量升高、血清白蛋白量降低，从而使患者机体免疫能力降低，易受病原菌侵袭而发生感染。肾功能越差的患者住院时间越长，造成医院感染的概率越大。

五、营养不良

在慢性肾疾病过程中，由于蛋白质的大量丢失，胃肠道水肿，尿素氮、肌酐升高对胃肠道的刺激，疾病本身的影响，部分患者的食欲明显下降；加上，蛋白质丢失使肝脏合成代谢增加，激素的大量应用使得机体处于高代谢状态，易造成患者出现营养不良。当患者处于营养不良的状态时，血浆皮质醇的水平升高，加上血清白蛋白减少，使大部分结合型皮质醇释放出来，作用于组织。而游离的皮质醇有使淋巴细胞溶解和免疫抑制的作用，导致营养不良的患者免疫功能明显遭到抑制，降低了对感染的抵抗力。

六、侵入性操作

随着泌尿系统疾病的发展，患者通常伴有导尿管留置、腹膜透析、血液透析等侵入性操作，增加其发生医院感染的风险。

正常情况下，人体尿道是无菌环境，尿液的排泄可以防止细菌逆流，膀胱壁和尿道黏膜具有抗菌性能，能够防止细菌黏附，同时尿液的 pH 环境和男性的前列腺液有控制细菌生长的功能，使得尿道成为一个自洁系统。而当导尿管作为人体异物插入尿道时，常导致尿道黏膜的损伤，破坏尿道黏膜的屏障作用；另外，导尿管的选择不当，会增加对尿道及膀胱的刺激，或易发生漏尿、滑脱等情况；同时，导尿时无菌观念不强会造成导尿管污染，使得细菌通过导尿管直接种植在膀胱；而且，导尿管在留置期间会削弱宿主尿道的防御机制，易对尿道上皮造成机械性损伤，从而诱发尿路感染。

腹膜透析、血液透析是急、慢性肾衰竭重要的替代性治疗措施，能够有效地保护患者残余肾功能、改善其生活质量，然而，透析所诱发的感染是透析患者第 2 位直接死因和重要的死亡促进因素[4]。在透析过程中，导管的置入破坏了皮肤、黏膜的屏障作用，为病原微生物的定植、繁殖提供了场所；导管留置期间，因护理人员换管、换液操作未严格执行无菌技术，忽视对导管出口处及伤口的观察及处理，增加了血管通路的感染机会；另外，部分透析患者由于知识水平低，无菌意识和自我保护意识不强，且对感染后果的认识不足，使其对透析管出口处的保护不到位，导致透析期间感染的发生风险升高。

七、糖皮质激素及免疫抑制药的使用

慢性肾疾病多数为免疫介导性疾病，而且多为免疫介导性炎症，故其主要治疗手段为抑制免疫及抗炎症治疗。糖皮质激素可以抑制巨噬细胞对抗原的吞噬和处理；阻碍淋巴母细胞的增殖，使血中淋巴细胞数量减少；抑制 B 淋巴细胞转化为浆细胞，使抗体生成减少，因此具有强大的免疫抑制作用。但是，糖皮质激素在有效的抑制自身免疫的同时，也降低了自身的抵抗能力。尤其是与环磷酰胺等免疫抑制药联合应用时，使机体免疫功能进一步下降，增加肾疾病患者并发感染的风险。

八、抗菌药物的不合理应用

在正常情况下，人体的体表及与外界相通的腔道中存在着不同种类和数量的微生物，它们与人体保持平衡状态，而且菌群之间也相互依存和制约，以维持相对的平衡，这对保持人体生态平衡和内环境的稳定具有重要作用。然而，随着抗菌药物临床应用的增加，不合理用药的现象越来越明显，主要表现为：一是用药不对症，未进行必要的细菌培养和药敏试验；

二是无明确适应证而用于治疗病毒感染性疾病；三是无明确指征的预防性用药；四是用法用量不当，未遵循最小有效剂量、最短必须疗程的原则；五是过度使用高档或广谱抗菌药物。抗菌药物的不合理应用能够破坏宿主自身菌群的平衡状态，使正常菌群的生长受到抑制、条件致病菌得以繁殖，导致宿主发生菌群失调，易诱发内源性感染。同时，抗菌药物的不合理应用能够诱导细菌产生耐药性，增加临床抗感染治疗的难度，甚至危及患者的生命安全。

九、医疗环境

医院是一个特殊的场所，它既是医疗保健服务的重地，又是易感人群聚集的地方。因此，医疗环境质量的好坏与医院感染的发生有着密切的联系，并直接影响着患者的身心健康。医疗环境污染有诸多因素，包括：

1. 病区建筑布局不合理

病区面积小，患者多，床位密度高，病房床间隔小，缺少空调换气设备等，导致病房通气性差，环境中微生物（尤其是病原微生物）含量高，增加患者合并感染的风险。

2. 医疗行为不规范

医务人员在进行各种检查、输液（血）、换药、手术等医疗操作时，如无菌操作技术未执行或执行不彻底、消毒隔离制度未落实或落实不规范，可直接或间接使致病菌乘虚而入，从而导致医院感染的发生。

3. 医疗器械消毒、灭菌不严格

供应室对使用后的医疗器械进行处理时，存在清洗不彻底、包装不规范、消毒和灭菌参数设定不正确等情况，可造成医疗器械消毒、灭菌不合格；临床科室在处理某些可复用医疗器械时，由于消毒液更换不及时或管理不善，会导致消毒液不洁或有效浓度不够，使医疗器械达不到消毒、灭菌的目的。

4. 探视制度执行不严

探视制度执行不严往往造成病区内人员多且杂，增加病区环境清洁、消毒的难度，缩短环境消毒的有效时间，导致病区内微生物大量繁殖；另外，患者多因基础疾病，自身免疫功能低下，而家属及陪护人员缺乏清洁、消毒、无菌操作等知识，护理和接触患者过程中容易将公共场所的致病菌带入医院，增加患者发生感染的概率。

第三节 泌尿系统疾病并发医院感染防控措施

肾疾病患者由于免疫功能低下等原因，是发生医院感染的高危人群。根据国内文献报道，我国肾内科患者医院感染发生率在10%[2]左右。肾病综合征、狼疮性肾炎、肾衰竭、尿毒症是肾内科的常见病，有研究表明，肾病综合征患者出现医院感染的概率可高达到43%～52%[5]，而狼疮性肾炎患者发生医院感染的概率可能要更高。对患者而言，在住院期间出现医院感染，不但会对治疗效果产生严重的影响，延长住院时间，增加住院费用，甚至对患者的生命也会造成威胁，因此如何防控医院感染是临床上关心与亟待解决的难题。医院感染的防控涉及医疗管理、医疗技术与个人观念等多个方面，需从细节入手，强化落实，方能取得满意的效果。

一、完善科室内的管理制度与组织建设

（一）管理制度

“不以尺规，不成方圆”。医院感染管理制度是有效开展医院感染防控工作的基础与保证，肾内科应根据本科室患者的性质与特点，联合感染控制科共同建立一整套规范严谨的、实用可行的工作制度。制度应以国家相关法律法规为基础，并借鉴国外的先进成功经验。结合本科室的实际情况，进行科学严谨的调研论证，保证执行过程简便可行。为有效落实医院感染防控措施提供制度保障。

（二）组织架构与业务培训

在医院感染管理委员会及医院感染管理科的基础上成立本科室的医院感染管理小组，组成医院感染管理三级网络。小组成员负责本科室医院感染防控的具体落实，监督并指导本科室医护人员开展医院感染危险因素监测工作，做到对医院感染患者早发现、早治疗、早报告。同时应定期组织医院感染管理知识和业务能力的岗位培训，以循证医学为指引，充分了解本领域的新理念和发展趋势，提高正确开展医院感染防控工作的能力。

二、关注患者健康，加强人文关怀

肾内科以老年患者为多，病程较长，反复住院，患者思想上与身体上均处于比较脆弱的状态，加之原发疾病的影响以及长时间接受免疫抑制药治疗等原因，容易发生医院感染。医院感染的防控首先应积极治疗原发病，尽量改善患者基础条件，提升患者免疫力。在这个基础上应给予患者适当的人文关怀，诊疗服务中，应对患者、家属及陪护人员传授预防感染的主要措施并讲解预防感染的重要性，让患者及家属充分认识医院感染。医护人员在诊疗活动中需以身作则，切实落实无菌操作及手卫生操作等防控措施，在科室内营造良好的感染防控氛围，做到人人参与感控，感控服务人人。

三、精细感控，有的放矢

前文已经提到，肾疾病患者年龄、基础疾病、诊疗措施等很多因素都容易导致医院感染的发生，因此对于肾内科患者的医院感染防控应综合考量众多易感因素，防控方案应具有综合性，同时更要体现个体性、差异性。工作中应以患者为中心，倡导科学、现代的管理模式，关注细节，突出精细感控的概念。防控措施的落实上不能是“言语上的巨人，行动上的矮子”，要保证防控措施落到实处，并且定期评估防控措施的有效性，发现问题，及时修正。

（一）正确认识手卫生，提升手卫生工作质量

许多研究表明，手卫生工作是控制医院感染最重要、最简单、最有效、最安全的方法，

医护人员如果能够严格遵照手卫生时机采取六步洗手法进行高质量的洗手消毒，可以降低医院感染率的25%～50%[6]。肾疾病患者多接受留置尿管、血液、腹膜透析等侵袭性操作，如果诊疗活动中不严格进行手卫生，医护人员的手可能成为传播病原体最直接、最快捷的途径。而如何落实手卫生工作，提高医护人员的手卫生依从性受到很多因素的影响。

1. 意识与行为方式

医护人员对手卫生的认识及行为习惯对手卫生有很大的影响，很多医护人员不知晓手卫生的重要性。研究表明，在接触患者前，手卫生执行率：护士＞医生＞非临床人员＞医技人员，执行率平均值仅为30%左右，而接触患者后，手卫生执行率非临床人员＞医生＞护士＞医技人员，平均值56%左右[7]，表明大多数医护人员的自我防护意识要高于预防医院交叉感染的意识。因此科室应加强对医护人员进行手卫生知识培训，同时科室的医院感染管理小组应充分发挥效能，指导本科室医护人员何时进行手卫生，如何进行手卫生，定期评选本科室手卫生标兵，起到模范带头作用。

2. 硬件设施

健全的手卫生设施是医护人员进行手卫生的基本保证，因此应尽量改善和健全洗手设施，提高医务人员洗手的依从性。水龙头是医务人员经常接触的设施，有条件的医院应该将之全部更换为肘碰式、感应式或脚踏式，减少医务人员手的接触，避免交叉感染。在洗手池旁的墙上安装纸巾盒及感应式皂液盒，张贴六步洗手法图示和文字说明，杜绝使用普通固体肥皂及重复毛巾，防止普通肥皂潮湿后的污染和擦手造成的二次污染。其次，在选择手卫生用品时也应考虑其护手效果，尽量保证医护人员手部皮肤健康，打消医护人员因担心频繁洗手而对皮肤产生过度刺激的顾虑。

3. 经济原因

手卫生工作需要科室给予一定经济上的投入，科室负责人需要开阔视角，要有前瞻性眼光，不能只注重其价格和费用，而应该把手卫生工作的投入和医源性感染所致的损失进行比较、评估。很多经济学研究均表明，选择合适的手消毒用品，增加适当的手卫生设施，可大大降低医院感染率，从医院的投入与收益方面看还是相当合算的[7]。

在克服以上困难的基础上，科室应尽量营造手卫生文化，当患者进入医院进行诊疗与医院达成一种医患关系之后，他们便把生命交给了医护人员，我们在工作中应该创造一种真诚、信赖、和谐、安全的医患关系。如果在诊疗活动中不严格把关，按规范程序洗手，就有可能导致病人发生医院感染，很可能会造成患者住院日的延长，经济支出增加，而且也直接威胁着患者的生命和健康，影响医疗和护理质量。同时随着社会的进步，患者及家属的相关知识也不断提高，在医院感染病例纠纷事件中，因手卫生不规范而受到患者质疑引发的医疗纠纷事件时有发生。因此，认真洗手是控制医院感染的重要措施，是对患者和医护人员双向保护的有效手段。

（二）严格执行无菌操作、隔离技术

1. 无菌技术操作是医疗护理过程中防止病原体侵入人体而引起外源性感染的基本措施，工作时需要明确无菌技术操作原则。

（1）确保操作环境清洁且宽敞：操作室应清洁、宽敞、定期消毒，无菌操作前30 min停止清扫，避免尘埃飞扬，操作台物品布局合理、整齐。

（2）工作人员仪表符合要求：应着装整洁、修剪指甲、进行手卫生、戴口罩，必要时应穿无菌衣、戴无菌手套。

（3）无菌管理有序规范

1）存放环境：温度＜24 ℃，相对湿度＜70%，机械通风换气每小时 4～10 次，无菌物品应存放于无菌包或无菌容器内，置于高出地面 20 cm、距天花板＞50 cm、离墙＞5 cm 处的物体存放柜或存放架上。

2）标识清楚、使用有序：无菌包应有明显标识，并且注明物体名称、灭菌日期等。必须在有效期内进行使用，应按失效期先后顺序摆放。污染或过期应重新灭菌。

（4）规范的工作行为

1）工作人员应明确无菌区、非无菌区等概念，操作时身体应与无菌区保持一定距离，取放无菌物品时，应面向无菌区。

2）应使用无菌持物钳取用无菌物品，不可徒手取用无菌物品，手臂应保持在腰部及治疗台面以上，不可跨越无菌区，无菌物品一经取出，即使未用，也不可放回无菌容器内。

3）不可在无菌区内谈笑、咳嗽、打喷嚏；如无菌物品疑有污染或已被污染，不可使用，予以更换。

调查显示，医护人员的无菌观念直接影响无菌操作工作质量。科室应结合本科患者的特点，加强无菌技术的培训，采用集中培训与实践指导的方式强化医护人员对无菌技术的认识，明确无菌技术的原则与方法，工作中确保落到实处。护士长与医院感染兼职护士应加大监管力度，定期对护士无菌操作技术进行考评、总结，考评成绩直接与年度评优及绩效奖金挂钩，拉动医护人员积极性与主动性。同时科室应对无菌操作提出具体要求，根据《消毒管理办法》《医疗机构消毒技术规范》等规范并结合本科室工作特点制定实用的工作流程与制度。同时可以制作具有提醒作用的标签粘贴于重点区域，起到时时督促、提醒的作用。

2. 隔离技术是预防医院感染的重要措施之一，通过隔离可以切断感染链，防止病原微生物在患者、工作人员及媒介物中扩散。肾内科患者多年龄较大，住院时间较长，需要多人轮流陪护，因此病区人流密集，管理较困难。医护人员在工作中应自觉遵守隔离制度，严格遵循隔离原则，认真执行隔离技术，同时在病区加强宣讲工作，使出入病区的所有人均理解隔离的意义并能主动配合隔离工作。

（1）隔离原则

隔离的实施以遵循“标准预防”和“基于疾病传播途径的预防”为原则。以严格管理传染源、阻断感染传播途径、保护易感人群，降低外源性感染的发生和暴发为目的。当一种疾病可能有多种传播途径时，应在标准预防的基础上，根据传播途径采取相应的隔离和防控措施。

（2）隔离措施

确认的感染性病原微生物的传播途径有三种：接触传播、空气传播和飞沫传播，隔离措施的制定应基于以上三种传播途径进行制定。

1）接触传播的隔离与防护：对确诊或可疑感染了经接触传播的疾病如肠道感染、多重耐药菌感染、皮肤感染等采取的隔离与防控措施。主要有：

①首选单间隔离，条件不允许可选择同种病原体同室隔离，限制患者活动范围，尽量减少患者转运，原则上禁止探视及陪护。如需进入隔离室进行探视，需采取相应的隔离措施。

②隔离单间应使用蓝色隔离标志标记清楚，进入隔离室前应佩戴口罩、帽子，如果进行可能污染工作服的操作时，需穿隔离衣。离开隔离室前，需脱下隔离衣，注意每天更换、清洗、消毒，一次性隔离衣使用后应按医疗废物进行处置。

③接触患者血液、体液、分泌物时应戴手套；离开隔离室前，应脱下手套并洗手。

2）空气传播的隔离与预防：是对经空气传播的呼吸道传染疾病如肺结核、水痘等采取的隔离与预防。隔离措施有：

①首选单间隔离，隔离病房使用黄色隔离标识。隔离病房应远离其他病室或使用负压病房。无收治条件时，应尽快转送至有条件收治呼吸道传染病的医疗机构进行治疗，要注意转运过程中医务人员的防护。

②医护人员应严格按照区域流程，在不同的区域，穿戴不同的防护用品，离开时按要求摘脱，并正确处理使用后物品。

③进入确诊或可疑传染病患者房间时，应戴帽子、医用防护口罩；进行可能产生喷溅的诊疗操作时，应戴护目镜或防护面罩，穿防护服，当接触患者及其血液、体液、分泌物、排泄物等物质时应戴手套。

④患者病情允许条件下，佩戴外科口罩，定期更换，并限制其活动，严格进行空气消毒。

3）飞沫传播的隔离与预防：接触经飞沫传播的疾病，如百日咳、白喉、流行性感冒、病毒性腮腺炎、流行性脑脊髓膜炎等，在标准预防的基础上，还应采用飞沫传播的隔离预防，隔离措施与空气传播的隔离措施基本相同。

（三）合理使用抗菌药物，预防医院感染

文献报道显示，肾内科医院感染部位首位为呼吸道感染，其次为泌尿系统感染[8]。目前细菌耐药的产生造成医院感染患者病情更加复杂，经常出现多部位感染，给抗感染治疗增加困难。耐药细菌已经向抗菌药物提出严峻挑战，抗菌药物压力已经成为细菌产生耐药性的主要动力，二者之间形成恶性循环。2013 年，美国疾病预防控制中心发布的《抗生素耐药威胁美国》指出，每年至少有 200 万美国人感染耐药菌，2.3 万人直接因此死亡。同时不合理使用抗菌药物，会增加抗菌药物不良反应，导致患者发生死亡或残疾，菌群失调而诱发内源性感染，同时诊断与治疗感染增加的额外费用会增加患者的经济负担。因此抗菌药物的合理应用与管理，减轻抗菌药物压力，预防医院感染已刻不容缓，势在必行。

1. 肾内科患者抗菌药物使用原则

许多抗菌药物在人体内主要经肾排出，某些抗菌药物具有肾毒性，肾功能减退的感染患者应用抗菌药物的原则如下。

（1）尽量避免使用肾毒性抗菌药物，确有应用指征时，严密监测肾功能情况。

（2）根据感染的严重程度、病原菌种类及药敏试验结果等选用无肾毒性或肾毒性较低的抗菌药物。

（3）使用主要经肾排泄的药物，须根据患者肾功能减退程度以及抗菌药物在人体内清除途径调整给药剂量及方法。

2. 预防性使用抗菌药物应遵循的原则

对于肾内科患者预防性使用抗菌药物需要考虑以下几点内容。

（1）限制性：预防用药要有针对性，用于预防一种或两种特定病原体侵入体内引起的感

染，可能有效；如目的在于防止任何细菌入侵，则往往无效。

（2）实效性：预防在一段时间内发生的感染可能有效，长期预防用药，常不能达到目的。

（3）差异性：预防效果因人而异，患者原发疾病可以治愈或缓解者，预防用药可能有效，而对于免疫缺陷患者，宜严密观察病情，一旦出现感染征兆时，再及时送检微生物培养，同时给予经验治疗。

（4）避免无效预防：一些情况下，不宜进行预防用药，比如普通感冒等病毒性疾病，留置导尿、深静脉置管及建立人工气道患者。

3. 治疗性使用抗菌药物应遵循的原则

（1）明确用药指征：在治疗用药时，最重要的是明确是否存在感染及感染的诊断，临床医生需要根据患者的症状、体征、实验室检查或放射及影像学结果，诊断为细菌、真菌感染者方有指征应用抗菌药物，同时要综合考虑肾内科患者特点，要判断感染严重性，并考虑患者免疫力、肝肾功能、原发疾病状态等选择合适的抗菌药物。需要明确炎症、发热与感染是不同的概念，感染只是发热和炎症的常见原因之一，并非所有的发热和炎症都是感染造成的。

（2）合理的联合用药：单一药物可有效治疗的感染尽量不要进行联合用药，尤其肾内科患者肾功能多有损伤，应严格控制抗菌药物的联合应用。仅在下列情况时可以考虑联合用药：

1）病原菌尚未查明的严重感染，包括免疫缺陷者的严重感染。

2）单一抗菌药物不能控制的感染，如需氧菌和厌氧菌混合感染。

3）需长时间治疗，但病原菌容易对抗菌药物产生耐药性的感染。

4）需要使用毒性较大的抗菌药物，而联合用药时可以适当减少其剂量。

（3）正确选择抗菌药物及制定给药方案：对于临床诊断为细菌性感染患者，在未获知细菌培养及药敏结果以前，应根据患者的感染部位、基础疾病、发病情况等推测可能的病原体，并根据肾内科及当地细菌耐药性监测数据，先给予抗菌药物经验性治疗。但为了尽快由经验性治疗转为目标治疗，实施精准抗感染治疗，须尽早查明感染病原体，根据病原体的种类及药敏结果调整抗菌药物。因此对临床诊断为细菌性感染患者应在开始使用抗菌药物前，尽可能及时留取相应部位的合格标本送病原学检测。同时由于各种抗菌药物的药效学和人体药动学特点不同，因此各有不同的临床适应证。临床医师应根据各种抗菌药物的特点，结合患者的具体情况，按临床适应证正确选用抗菌药物。

（四）提升病房清洁、消毒工作质量效果，减少医院感染

病区内环境卫生和物体表面消毒是感染控制的基础，目前文献已经证明，污染的环境在很多重要医院感染菌，如耐甲氧西林金黄色葡萄球菌（MRSA）、耐万古霉素肠球菌（VRE）、不动杆菌等的传播中扮演着重要的角色。这些病原菌已被证明在环境中存活数小时或数日。如果对定植或感染患者的病房环境不进行严格的清洁、消毒，病原菌很容易污染环境表面，而医务人员在诊疗活动中很容易由于接触污染的环境而导致手部污染，导致病原菌通过医护人员的手在患者之间传播而发生感染。同时，MRSA、VRE、艰难梭菌定植或感染的患者居住过的房间如果不进行严格的终末消毒，有可能造成下一位入住患者感染。因此在病区内进行严格的清洁与消毒对预防医院感染有着重要的意义。

1. 加强保洁人员培训

医院保洁人员的培训工作一直是医院感染管理工作中的难点，因为保洁人员受教育程度较低，人员流动性大，全院定期的统一培训很难实施，并且收效甚微。为保证保洁人员的培训工作质量，建议采取化整为零的方式，即感染管理专职人员对各科室护士长、医院感染兼职护士、保洁主管进行统一培训。让她们作为本科室的培训骨干，对保洁人员进行培训，同时方便在工作中监管、指导保洁人员进行工作，做到时时培训，人人接受培训。既能解决保洁人员基础素质差，接受知识能力低的问题，也能解决人员流动性大的问题。

2. 制定保洁工作制度，明确质量要求

科室应根据《医疗机构消毒技术规范》等制度并结合科室实际情况，制定本科室的保洁工作流程、制度，明确每日保洁频次、具体流程与工作要求，在工作中对保洁人员工作加强监管，确保工作质量。

（1）病区保洁基本要求：

1）病区环境、物体表面应保持清洁，当受到肉眼可见污染时应及时清洁、消毒。

2）地面及物体表面无明显污染时，采用湿式清洁。当受到患者血液、体液等明显污染时，先用吸湿材料去除可见的污染物，再清洁和消毒。

3）清洁病房或诊疗区域时，应有序进行，由上而下，由里到外，由轻度污染到重度污染。

4）病区空气消毒首选自然通风，自然通风不良，可以选择机械通风。同时可以利用空气消毒设备进行病房内的空气消毒。

（2）保洁用品基本要求

1）擦拭布巾应清洗干净，在 250 mg/L 有效氯消毒剂中浸泡 30 min，冲净消毒液，干燥备用。

2）地巾应清洗干净，在 500 mg/L 有效氯消毒剂中浸泡 30 min，冲净消毒液，干燥备用。

3）落实“一床一巾、一地一巾”工作制度，保洁方巾应一床一更换（或多更换）。高度环境污染风险区域，地巾使用应一房间（或相当于 30 m^2 的面积）一更换。

3. 加强病区管理，规范探视流程

想要营造一个良好的病区环境，规范的保洁工作是基础，而控制病区人员流动是重要保障。应根据本科室的患者特点，规定陪护人数及探视时间，严格控制患者家属及陪护人员人数，在工作中进行适当的医院感染防控知识宣讲，促进患者家属及陪护人员认识医院感染，积极防控医院感染，避免患者之间发生交叉感染。

第四节 利用医院感染实时监控系统确诊泌尿系统疾病并发医院感染病例

医院感染监测是医院感染管理工作的重要措施，在医院感染预防和控制工作中起着重要作用。以往医院感染病例监测需要依靠手工查阅大量临床报告、病历等数据进行统计分析，然后才能确诊为医院感染。这种方式耗时长、浪费人力、效率低、漏报率高，有可能患者在出院后才确诊为医院感染，对临床的感染控制帮助小。因此，伴随着现代医学理论和技术的发展，医院感染信息化建设工作也逐步展开，科学合理的医院感染信息化系统对全面加速提高医院感染控制水平至关重要。

医院感染实时监控系统（以下简称 RT-NISS）是由国内一批医院感染控制专家与专业的网络科技公司联合研发的信息系统，该系统基于医院信息管理系统（HIS）、实验室信息管理系统（LIS）和放射信息管理系统（RIS）等医院感染数据，建立动态的感染信息基础数据库，在数据库内嵌入专业筛查策略等方式，对数据进行智能分析，以实现医院感染病例实时在线监测和住院全过程监测，并个性化开放目标性监测等模块，以满足各医院个性化需求，提高了医院感染监测的效率，使专职人员及时准确地掌握整个医院的感染情况，并设置干预功能，方便专职人员与临床医师的干预、沟通与交流，实现实时监测、实时沟通、实时干预与反馈功能，极大地提高感染控制效率，在本节中着重介绍如何利用 RT-NISS 系统对泌尿系统疾病患者进行医院感染的过程监测及诊断。

一、功能简介

（一）医院感染病例全过程监测并生成预警病例

RT-NISS 系统每天根据既定的筛查策略，自动筛查患者入院后的病历、实验室检查等医院感染相关信息，对数据进行整合分析，智能化识别医院感染高危因素（如发热、微生物培养阳性、血尿常规异常、插管等），将符合发生疑似医院感染诊断标准的病例提取出来作为预警病例每日投递给专职人员，然后专职人员通过查看患者住院后的医院感染要素时序图、相关检查结果及病历详情进行判别。如果判断为医院感染，判定信息返还回临床医生客户端；如果判断为非医院感染，则排除此预警病例；如果证据不明，无法判断，可以通过干预功能与临床医生针对患者病情进行沟通，以明确诊断（干预功能以下详述）。

对于返还回临床端口的医院感染病例，医生通过诊断信息结合患者病情进行二次判断，如果认同专职人员的医院感染诊断则进行二次确认，同时完成了医院感染上报工作，如果认为专职人员的诊断有误，则排除诊断，同时可以利用干预功能与专职人员进行病情沟通，说明排除原因，同时临床医生也可利用临床客户端对 RT-NISS 系统未抓取到的医院感染病例进行主动上报。

本功能特点：通过主动、连续动态、内在逻辑性强的组合条件进行筛查，权衡预警灵敏度和特异度，每天生成的预警病例占住院患者的 3％～5％，体现了监测的及时性和准确性，极大提高了专职人员的工作效率，将漏报病例降到最低，同时省去医院感染病例纸质上报工作，方便临床医生进行医院感染病例上报。

（二）干预与交互平台功能

RT-NISS 系统内置的干预与交互平台模块主要提供专职人员与临床医生间的实时交互平台。如前文所述，对于医院感染病例的诊断中的问题，专职人员可以通过此模块与临床医生进行反复的沟通与交流，直至明确诊断。这样可以确保医院感染病例诊断的准确性，并且实时的沟通交流可以提醒临床医生及时上报医院感染，将漏报率降至最低。

同时专职人员可以在交互平台中将医院感染防控预案、建议、标准等规范性文件编辑保存至平台，实时推送给临床医生进行医院感染防控的干预。积极地推进医院感染防控措施的落实，降低医院感染的发生。

（三）其他功能

在医院感染监测工作方面，RT-NISS 系统还可以实现很多功能，诸如高危预警（高危因素预警、医院感染现患率预警、新发医院感染预警等）、统计分析（现患率统计、住院、出院患者感染率统计，器械相关感染率统计等）、目标性监测工作（含成人 ICU 监测、新生儿病房监测、手术监测、细菌耐药性监测、抗菌药物监测等）、消毒灭菌与职业防护等功能，医院感染专职人员和临床医生通过这些功能能够及时了解某科室、某病区病人发生医院感染的具体情况。但由于这些功能的实施与操作较为复杂，需要系统学习，在此就不详细介绍。

二、利用 RT-NISS 系统对泌尿系统疾病患者进行医院感染的监测及诊断

（一）一例肾病综合征患者住院期间发生下呼吸道感染的监测与诊断

1. 专职人员利用用户名及密码登录 RT-NISS 系统，见图 1-1。

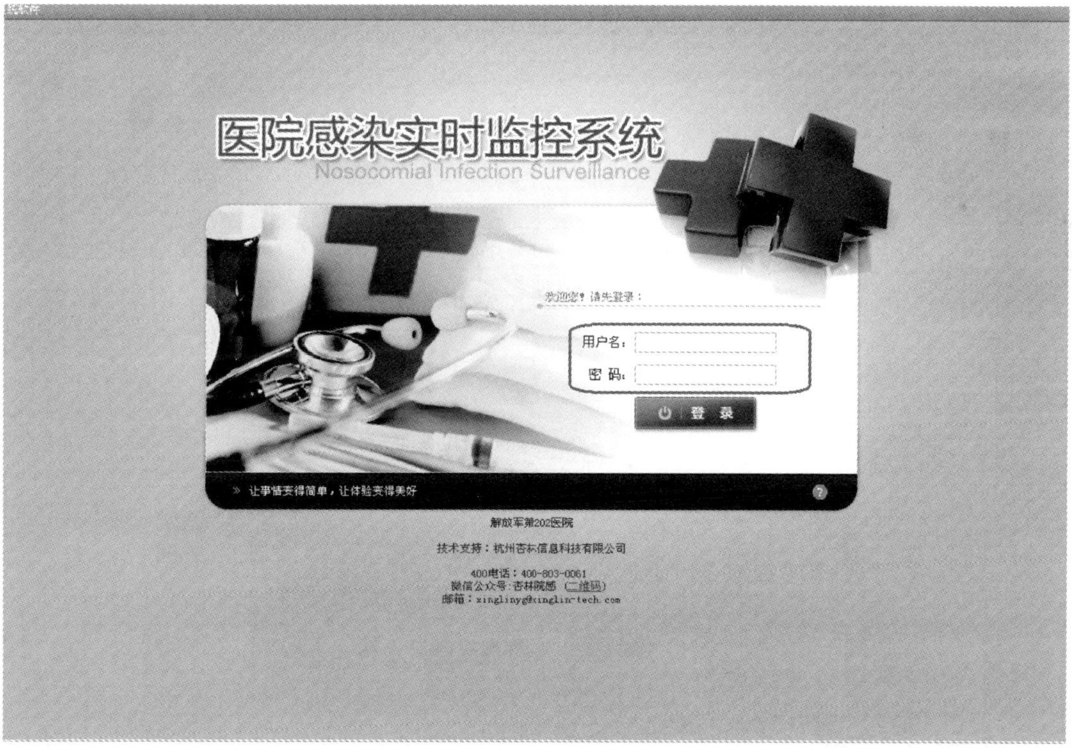

图 1-1　登陆 RT-NISS 系统

2. 在病例监测栏目下处理疑似医院感染预警病例，见图 1-2。

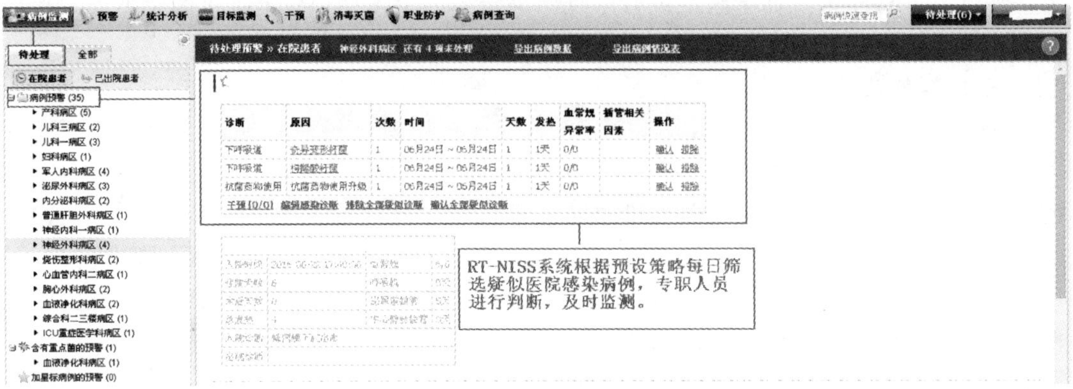

图 1-2 处理疑似医院感染预警病例

3. RT-NISS 系统以患者住院第 13 天痰培养生长肺炎链球菌为指征将此病例抓取为疑似医院感染预警病例，见图 1-3。

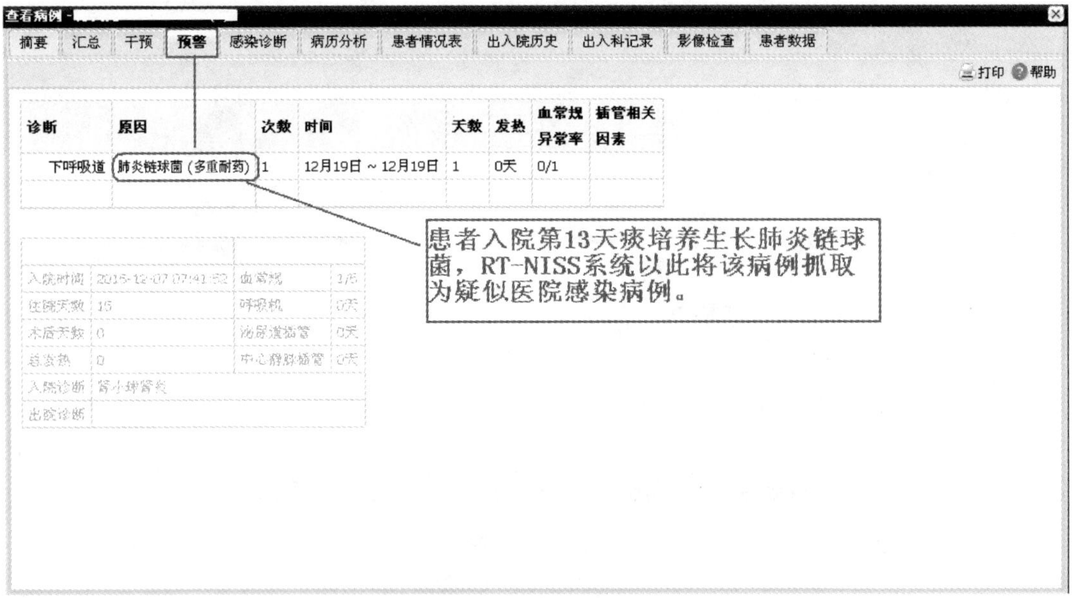

图 1-3 医院感染预警证据

4. 查看患者住院期间医院感染要素时序图。

（1）患者入院第 12 天，血常规及降钙素原结果异常，见图 1-4。

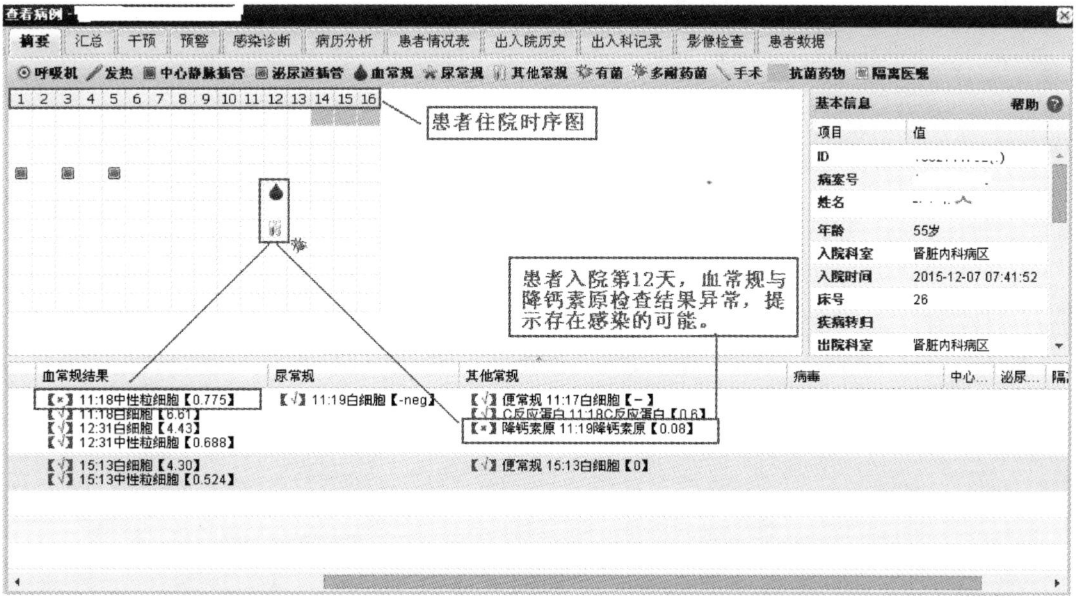

图 1-4　血常规及降钙素原结果异常

（2）患者入院 13 d 留取痰培养，结果提示生长肺炎链球菌，见图 1-5。

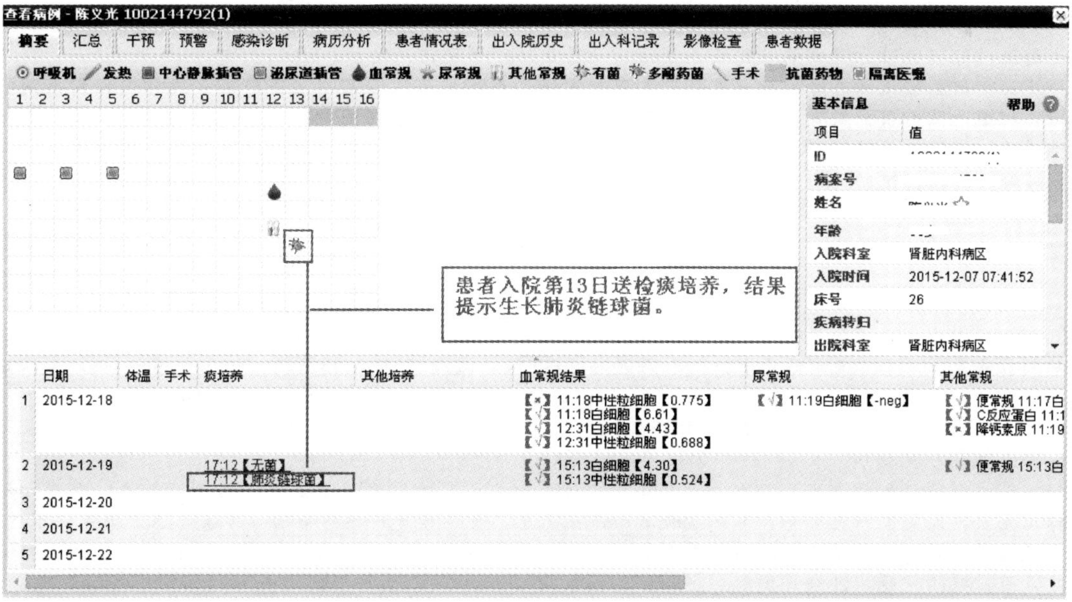

图 1-5　痰培养结果提示生长肺炎链球菌

5. 查看患者病历记录，医生病历中记载患者发生肺内感染，见图 1-6。

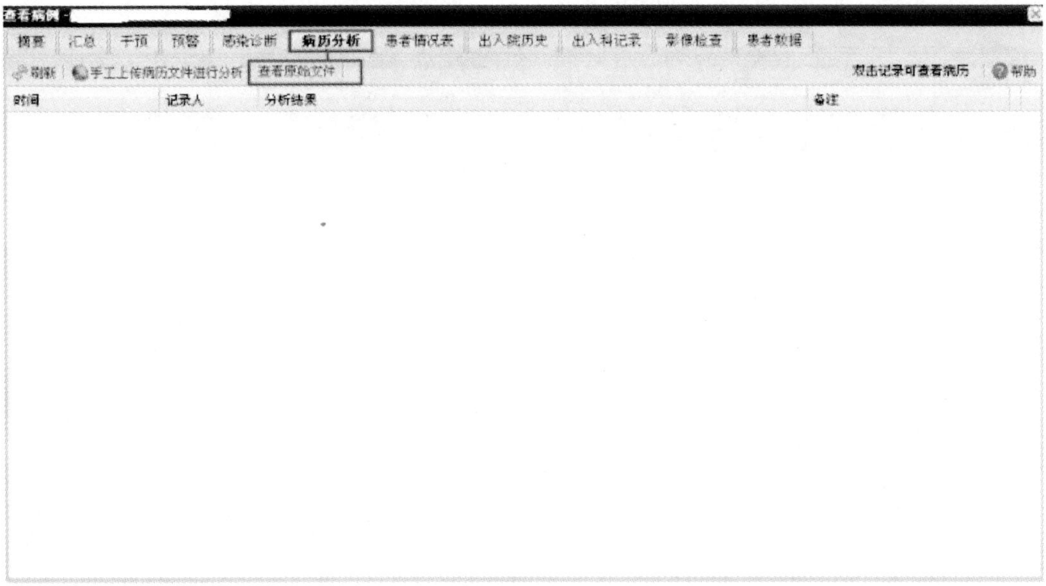

查房记录

2015—12—20，10∶02

副主任医师今日查房，患者一般情况尚可，自觉咳嗽较前加重，咳少量黄痰，无发热，无胸闷、气短，无腹痛、腹泻，无尿频、尿急、尿痛，无肉眼血尿。查体：体温36.2℃，双肺呼吸音粗，未闻及明显干湿性啰音，全腹平软，无压痛及反跳痛，双下肢凹陷性水肿。检查结果回报：白细胞计数（WBC）4.43×10^9/L、红细胞计数（RBC）4.03×10^{12}/L、血小板计数（PLT）207×10^9/L、血红蛋白浓度（HB）136 g/L。肺部CT：双肺下叶炎症或坠积效应；右肺上叶前段微小结节，建议定期复查；双肺上叶气肿、左肺上叶陈旧病灶；双侧胸腔积液；主动脉、冠状动脉壁硬化；腹水。

副主任医师查房后指出：患者复查血常规示血红蛋白较前无明显下降，考虑患者目前无消化道出血，可继续目前激素及胃黏膜保护剂作用，监测便隐血变化，患者咳嗽、咳痰较前加重，完善CT提示肺部感染，可予以盐酸莫西沙星片，400 mg口服1/d，抗感染治疗，待痰培养结果回报后调整用药方案。补充诊断：肺部感染。

副主任医师　签名：　　　　手签：　　　　医师签名：　　　　手签：

查房记录

2015—12—22，08∶10

副主任医师今日查房，患者一般情况良好，咳嗽、咳痰缓解，无胸闷、气短，无腹痛、腹泻，无尿频、尿急、尿痛，无肉眼血尿。24 h入量约1630 ml。查体：体温36.1℃，双肺呼吸音粗，未闻及明显干湿啰音，全腹平软，无压痛及跳痛，双下肢凹陷性水肿。检验结果回报：血常规：白细胞计数（WBC）4.60×10^9/L、红细胞计数（RBC）4.13×10^{12}/L、血红蛋白浓度（HB）140 g/L。肺炎链球菌生长＋＋＋＋、左氧氟沙星敏感。

副主任医师查房后指出：患者病理诊断明确，可继续目前激素治疗，患者完善痰培养提示肺炎链球菌生长，左氧氟沙星敏感，考虑盐酸莫西沙星敏感，可继续目前抗感染治疗方案，患者仍有双下肢水肿，目前尿量较前减少，考虑患者血浆蛋白低，胶体渗透压较低，可输注白蛋白扩容、利尿，患者治疗方案已定，目前病情平稳，可今日出院。

副主任医师　签名：　　　　手签：　　　　医师签名：　　　　手签：

图1-6　查看病历记录

6. 进行医院感染诊断。

（1）医院感染诊断信息返回临床端口

1）专职人员进行医院感染诊断，见图 1-7。

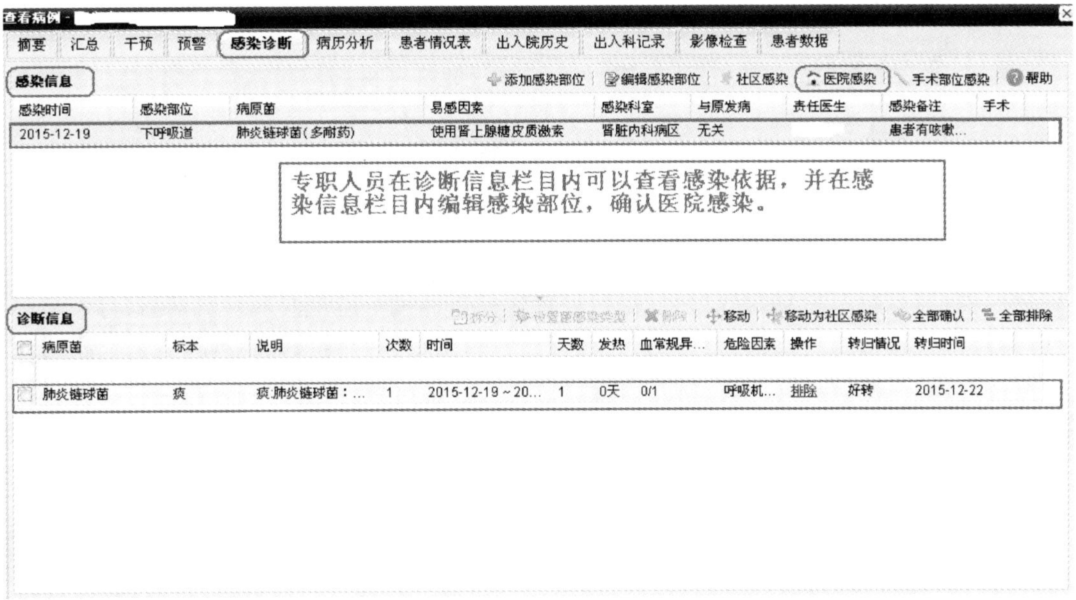

图 1-7 专职人员进行医院感染诊断

2）诊断信息返回至临床端口，见图 1-8。

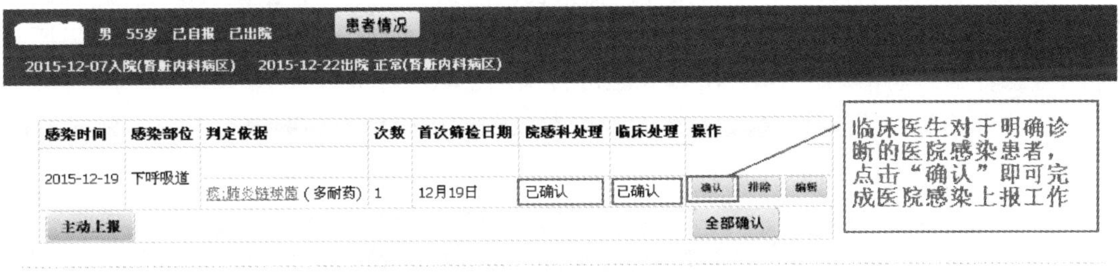

图 1-8 临床医生确认医院感染诊断

（2）临床医生利用干预功能与专职人员沟通交流患者病情，见图 1-9。

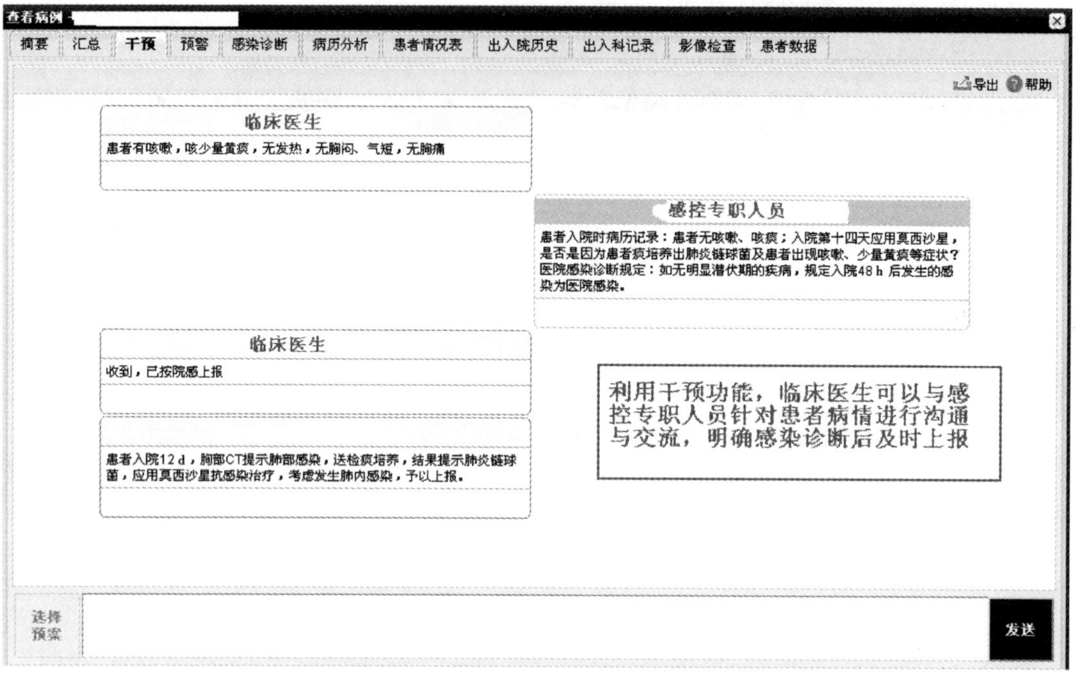

图 1-9　利用干预功能沟通患者病情

（二）临床医生主动上报一例肾小球肾炎患者住院期间发生下呼吸道感染

前文已经说道，RT-NISS 系统每日根据设定的筛查策略进行医院感染疑似病例的筛选，虽然筛查策略满足最优灵敏度与特异度的要求，但仍然会存在遗漏病例，这时就需要临床医生结合患者临床病情利用 RT-NISS 系统进行主动上报，举例说明：

1. 医生登陆 RT-NISS 系统临床客户端对发现的医院感染病例进行上报，见图 1-10。

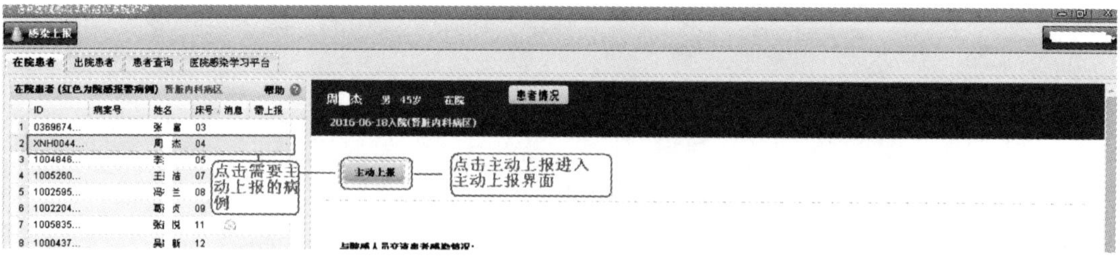

图 1-10　临床医生登陆 RT-NISS 系统进行主动上报

2. 在主动上报界面内，编辑医院感染信息，见图 1-11。

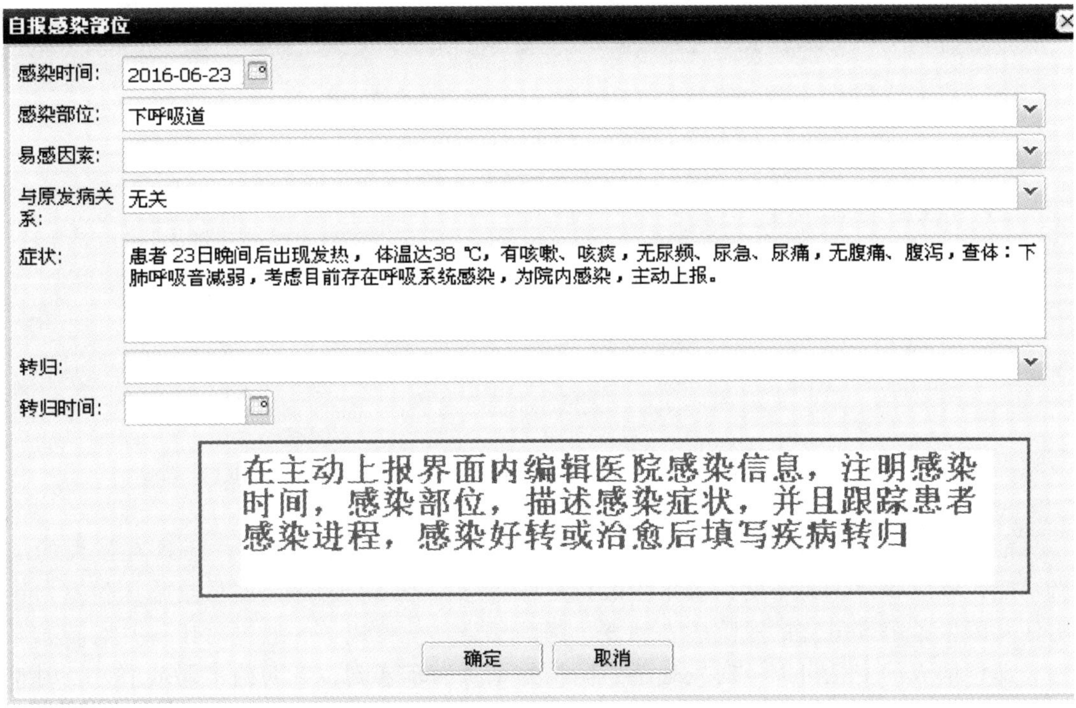

图 1-11 编辑医院感染信息

3. 利用干预功能，交流、沟通医院感染病例情况，见图 1-12。

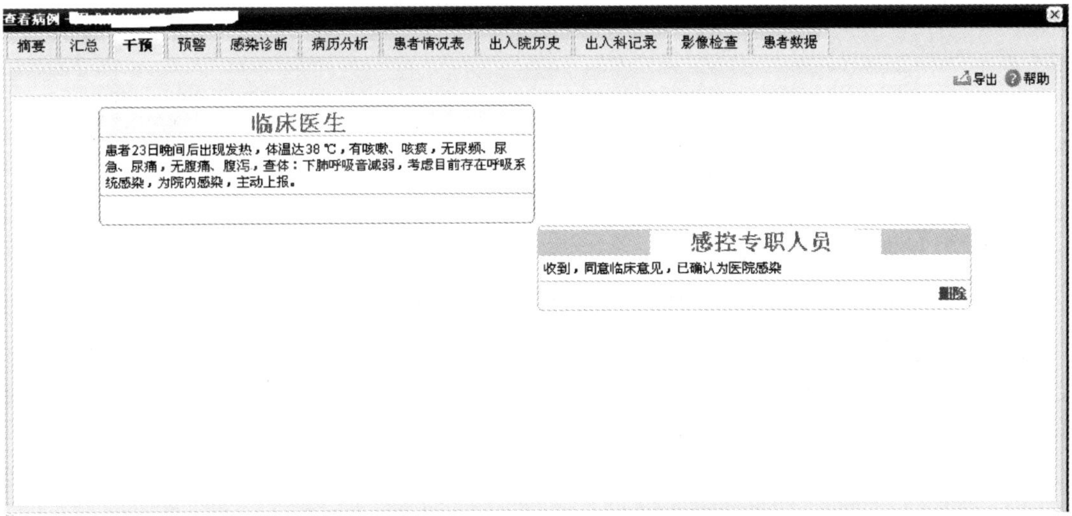

图 1-12 利用干预功能交流、沟通患者病情

4. 专职人员进行二次确认，完成医院感染诊断，见图 1-13。

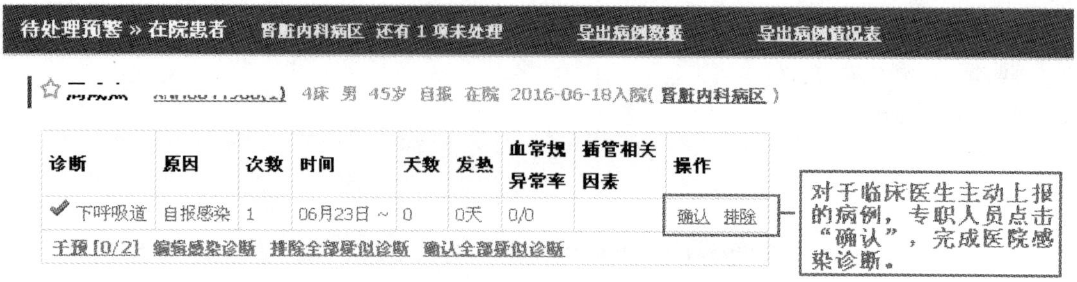

图 1-13　专职人员进行二次确认

三、利用 RT-NISS 系统对科室进行医院感染统计分析

前文已述，RT-NISS 系统除了具有医院感染病例监测功能以外，还具有强大的统计分析功能，可以每月、每季度、每年生成科室医院感染数据与图表，提供给临床科室，让科室主任及医生了解本科室的医院感染动态，医院感染部位构成等。通过对比每月医院感染率及感染部位构成的变化可以及时发现感染防控措施是否落实到位，明确薄弱环节，及时整改。

1. RT-NISS 系统生成内科系统、外科系统一年医院感染率，见图 1-14。

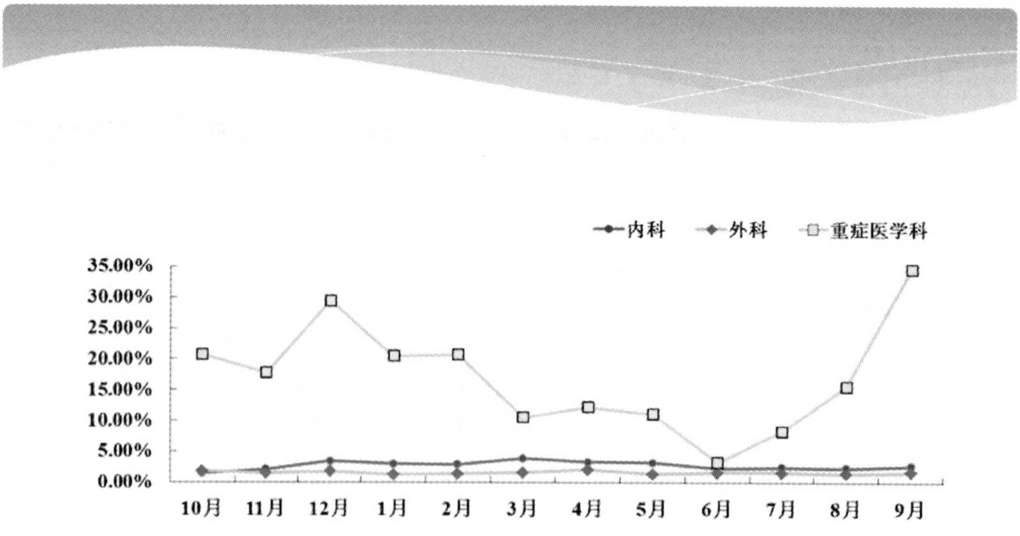

图 1-14　RT-NISS 系统统计医院感染率

2. RT-NISS 系统生成医院感染部位构成图，见图 1-15。

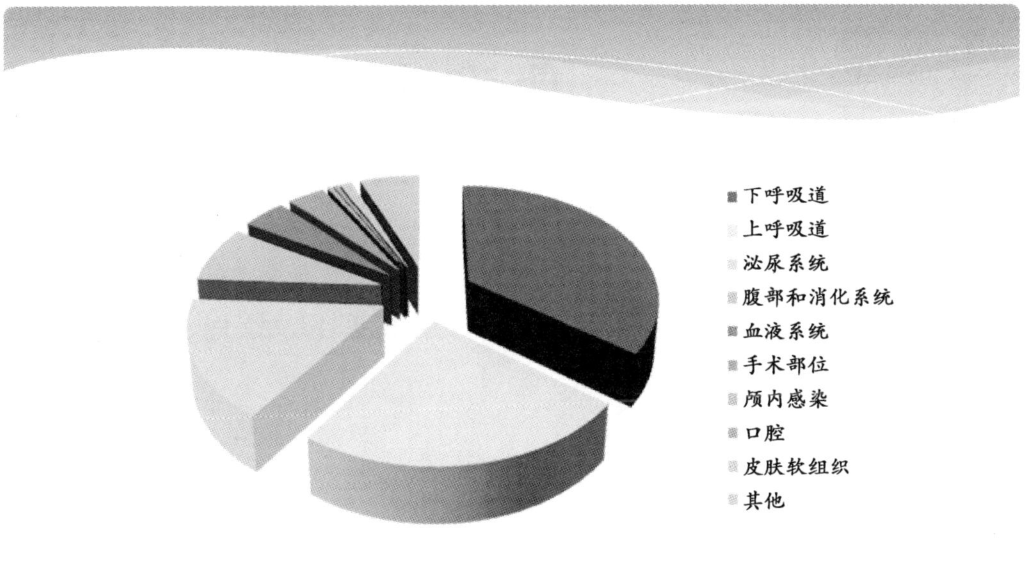

图 1-15 RT-NISS 系统生成医院感染部位构成图

参考文献

[1] Chadban SJ, Briganti EM, Kerr PG, et al. Prevalence of kidney damage in Australian adults: The AusDiab kidney study. J Am Soc Nephrol, 2003, 14 (suppl2): S131-S138.

[2] Zhang L, Zuo L, Xu G, et al. Community-based screening for chronic kidney disease among populations older than 40 years in Beijing. Nephrol Dial Transplant, 2007, 22 (4): 1093-1099.

[3] 罗江，刘运喜，刘亮，等. 高龄患者医院感染直接经济损失及死亡率研究. 中国热带医学，2015，15 (06): 723-727.

[4] Collins AJ, Foley RN, Herzog C, et al, Excerpts from the US Renal Data System 2009 Annual Data Report. Am J Kidney Dis, 2010, 55 (1 Suppl 1): S1-420, A6-7.

[5] 李清初，尹友生，李小励，等. 肾内科四种常见病合并医院感染的比较研究. 华夏医学，2008，21 (3): 446-448.

[6] 曹晋桂，王志刚. 医院感染防控指南. 北京：人民军医出版社，2010.

[7] 许倩，马楠. 临床医疗工作手卫生的重要性分析. 中国急救复苏与灾害医学杂志，2012，7 (10): 966-967.

[8] 朱虹. 肾内科住院患者医院感染临床特征分析. 中华医院感染学杂志，2011，21 (1): 57-58.

第二章 典型病例分析

第一节 泌尿系统疾病并发呼吸道感染

病例一 ANCA 相关性血管炎并发侵袭性肺曲霉菌病

(一) 病历摘要

患者女，77 岁，以“尿沫增多半年，水肿 3 个月”为主诉，于 2015 年 1 月 30 日入院。患者半年前无明显诱因出现尿中泡沫增多，未在意。3 个月前，上述症状加重，伴双下肢水肿，就诊于当地医院查尿蛋白（＋＋），血肌酐 570 μmol/L，诊断为“肾小球肾炎”，经对症治疗后未见明显好转。1 个月前就诊于某三甲医院，诊断为“慢性肾脏病（CKD3b 期）、抗中性粒细胞胞质抗体（ANCA）相关性血管炎、高血压 3 级（很高危）、良性小动脉性肾硬化症”，予激素及环磷酰胺（累计 0.6 g）治疗，平稳后出院。为行第二次环磷酰胺冲击治疗，患者于 2015 年 1 月 30 日再次入院。既往史：高血压病史 10 年，糖尿病病史 4 年，双眼白内障 2 年。入院查体：体温 36.5 ℃，神清语明，双下肺可闻及少量帛裂音，第一心音强弱不等，双下肢指压痕（＋）。辅助检查：24 h 尿蛋白定量 5.766 g；尿蛋白（＋＋＋），红细胞 1/3 高倍视野（70%畸形），尿白细胞 27.7 个/高倍视野，尿微量蛋白以中大分子升高为主；尿白细胞分类计数发现白细胞 16 个，其中单个核 12 个，分叶核 4 个。血常规：白细胞计数 18.66×10^9/L，中性粒细胞百分比 75.3%，血红蛋白 109 g/L。血肌酐 121 μmol/L；总蛋白 48.2 g/L，白蛋白 29.3 g/L；γ 球蛋白 23.5%。血细胞分化抗原 CD4 685 个/微升。抗中性粒细胞胞浆抗体测定 P（＋），抗中性粒细胞胞浆抗体测定 MPO（＋）。抗核抗体测定 1∶40，抗 SSA 抗体（＋＋＋），抗 Ro-52 抗体（＋＋＋）。补体 C3 为 0.56 g/L，补体 C4 为 0.14 g/L。肺 CT 示：双肺及胸膜陈旧性病变，双肺局限性肺气肿，纵隔淋巴结显示，双侧胸腔积液。入院诊断：慢性肾病（CKD3b 期）；ANCA 相关性血管炎；高血压 3 级（很高危）；良性小动脉性肾硬化症；双眼，视网膜动脉硬化；冠心病；心律失常（阵发性房颤，窦性心动过缓，偶发房性期前收缩，短阵房性心动过速，偶发室性期前收缩）；慢性心功能不全；心功能Ⅲ级；2 型糖尿病；双眼白内障。予丙种球蛋白、糖皮质激素、免疫抑制药、血浆置换等治疗。

(二) 医院感染发生及诊疗经过

患者入院时有咯血、胸痛，结合相关化验及检查，考虑血管炎活动。入院第 2 天立即给予异环磷酰胺 0.6 g 静脉滴注（累积量 1.2 g）；入院第 4 天始予甲泼尼龙 120 mg 静脉滴注连续 3 d，序贯泼尼松 60 mg 晨顿服，同时行颈内静脉置管，每周 2 次血浆置换（累计 6 次）。激素治疗同时予异烟肼 0.3 g 早空腹口服预防性抗结核治疗。入院第 14 天，患者出现发热，体温 38.5 ℃，无寒战，咳嗽，咳白色黏痰，偶有咳痰带血，血常规：白细胞计数 9.9×10^9/L，中性粒细胞百分比 93.8%，血红蛋白 73 g/L；C 反应蛋白 22.3 mg/L，降钙素原 0.24 ng/ml；真菌抗原 89.38 pg/ml（复查为 101.3 pg/ml）；血细胞分化抗原 CD4 为 202 个/微升。考虑患者为感染性发热，经验性应用盐酸莫西沙星 0.4 g，1/24 h，静脉滴注，同时完善痰培养、血培养、病毒抗体系列、军团菌、支原体等检查。反复痰真菌培养均为阴性。其后，患者间断发热，体温最高达 39.0 ℃，咳嗽、咳白色黏痰，伴气短，听诊双肺呼吸音粗，可闻及湿啰音。入院第 17 天，血细胞分化抗原 CD4 下降到 91 个/微升，将抗菌药物改为美罗培南 1.0 g，1/12 h，静脉滴注，同时给予人免疫球蛋白 5.0 g，1/24 h，静脉滴注 5 d。入院第 26 天，两次痰真菌培养结果回报均为烟曲霉；复查肺 CT 示双肺多发团片影及结节影，内有空洞，双肺及胸膜陈旧性病变，双肺局限性肺气肿，双侧胸腔积液。病毒抗体系列、支原体、军团菌阴性，血培养未生长细菌，考虑重症肺炎（侵袭性肺曲霉菌病可能性大），停用美罗培南，给予卡泊芬净 50 mg，1/24 h，静脉泵入。入院第 33 天，患者仍发热，咳咖啡色胶冻样痰，面罩吸氧，末梢血氧饱和度下降至 80%，建议气管插管呼吸机辅助通气，家属拒绝，于入院第 34 天死亡。

入院第 14 天出现肺内感染，属于医院感染：

（1）患者出现发热，体温 38.5 ℃，无寒战，咳嗽，咳白色黏痰，偶有咳痰带血。

（2）听诊：双肺呼吸音粗，双肺底可闻及小水泡音。

（3）血常规：白细胞计数 9.9×10^9/L，中性粒细胞百分比 93.8%；C 反应蛋白 22.3 mg/L，降钙素原 0.24 ng/ml。

（4）真菌抗原 89.38 pg/ml，复查为 101.3 pg/ml。

（5）肺部 CT 检查结果显示：双肺多发团片影及结节影，其内可见空洞，双肺及胸膜陈旧性病变，双肺局限性肺气肿，双侧胸腔积液。

（6）病原学检查：两次痰真菌培养为烟曲霉，病毒抗体系列、支原体、军团菌阴性，血培养未见生长细菌。

（三）医院感染原因分析

1. 该患者为老年女性，自身免疫力有所下降，加上长期卧床，会很大程度增加感染的风险。

2. 该患者应用激素和免疫抑制药治疗，属于免疫抑制人群。糖皮质激素可抑制巨噬细胞对抗原的吞噬和处理；阻碍淋巴母细胞的增殖，使血中淋巴细胞迅速降低；抑制 B 淋巴细胞转化为浆细胞，而使抗体生成减少[1]。环磷酰胺非特异性杀伤淋巴细胞，使循环中淋巴细胞数目减少；对 B 细胞比对 T 细胞更为敏感，能选择性抑制 B 淋巴细胞；还可明显降低 NK 细胞的活性，从而抑制初次和再次体液免疫反应、细胞免疫反应。二者联合应用使机体免疫功能进一步下降，增加患者感染发生的风险[2]。

3. 患者糖尿病病史 4 年，糖尿病患者蛋白质合成减少、分解加快，使得免疫球蛋白、抗体、补体合成减少，淋巴细胞转化率降低；同时，糖尿病患者血中白细胞的游走、吞噬、调理、趋化和杀菌能力明显降低；另外，高血糖环境利于真菌生长繁殖。因此，糖尿病也是引起该患者发生真菌感染的重要原因之一[3]。

（四）经验教训及防控措施

1. 经验教训

（1）结合病情，及时完善相关检查：该患者入院时虽然T细胞亚群是正常的，但其为老年女性，自身免疫力有所下降，入院后长期卧床，且应用激素、免疫抑制药等药物治疗，住院期间很容易合并感染，因此，临床医师不应忽视这类患者感染的发生、发展，重视感染的预防控制。这类患者在进行环磷酰胺冲击前应评估患者状态，一旦发生发热，应注意完善血常规、降钙素原、C反应蛋白、T细胞亚群等检查，必要时及时进行血培养、痰培养、便培养等相关检查，以尽早发现感染，早期治疗。在筛查病原体时，除细菌外，也应注意真菌、支原体、病毒等的筛查，否则在临床工作中很容易误诊、漏诊。

（2）合理规范地使用抗菌药物：患者入院第14天出现发热、咯血，真菌抗原升高，因患者有ANCA相关性血管炎基础疾病，故咯血考虑为原发病所致；真菌抗原受多种因素影响，且当时无真菌感染的证据，故临床医师按细菌感染治疗。烟曲霉菌培养阳性率较低，该患者入院后共进行6次痰真菌培养，前4次均为阴性，直到入院第26天2次痰真菌培养回报均为烟曲霉，此时复查肺CT发现肺部病灶较前加重且出现空洞，故临床考虑侵袭性肺曲霉菌病，临床医师才根据痰培养结果更换抗真菌药。本患者为真菌感染，若常规给予抗菌药物治疗，效果不佳，甚至可能加重感染，故提醒广大临床医师在应用抗菌药物时慎重，应尽早明确感染病原体，不要忽略了真菌、病毒、支原体、衣原体等的感染，尤其是对免疫力低下的人群。

2. 呼吸道真菌感染的防控措施

长期应用激素、免疫抑制药的患者，免疫力低下，是医院感染的重要危险因素之一。侵袭性肺曲霉菌病演变迅速，病死率高，需要采取综合性防治措施，而不是一味地依赖抗真菌药物治疗。因此，侵袭性肺曲霉菌病的治疗原则包括：以预防为主；积极处理原发病，尽可能去除危险因素；加强支持治疗；包括全身和局部治疗的综合治疗；以及及时地抗真菌治疗，合理选用抗真菌药物。侵袭性真菌感染的抗真菌治疗策略可分为4个阶段。

（1）对未发生侵袭性真菌感染的高危患者进行预防性治疗。

（2）对可能发生侵袭性真菌感染（拟诊）的患者进行经验性治疗。

（3）对很可能发生侵袭性真菌感染（临床诊断）的患者进行先发治疗（或称按临床诊断治疗，即很可能发生侵袭性真菌感染，但尚缺乏明确的阳性辅助检查结果前进行的治疗）。

（4）对确诊患者进行目标治疗。对于侵袭性肺曲霉菌病应及早给予抗真菌药物治疗，可以大大降低病死率。治疗常需静脉给药，疗程一般6～12周以上。严重感染者应采用有协同作用的抗真菌药物联合治疗。

3. 加强监测评估，提高监管力度

针对免疫功能低下的人群，应积极给予饮食、卫生、护理等多方面的指导，让患者本身提高预防感染的意识，同时，临床医师也应加强对该类患者感染的监测，如每日查看患者时应仔细询问病史，认真体格检查，一旦发现有感染相关症状时应及时警惕，必要时完善相关检查；此外，还应加强抗菌药物临床应用与细菌耐药性的监测。医院应培养医院感染控制专职人员和临床医务人员识别医院感染发生的意识与能力，及时分析感染部位、感染途径及感染的类型，采取有效的控制措施。

病例二 过敏性紫癜性肾炎并发肺部感染

（一）病历摘要

患者男，60 岁，主因“尿检异常 1 个月”，于 2014 年 7 月 13 日入院。入院 2 个月前，患者有过敏性紫癜，于当地医院住院治疗后皮疹消退，未在意。1 个月前，紫癜再次发作，于某三甲医院就诊，检查发现大量蛋白尿，低蛋白血症，血压 200/105 mmHg，诊断为“过敏性紫癜，紫癜性肾炎”，开始口服泼尼松 60 mg 及其他对症治疗。2014 年 7 月 13 日，复查时发现血肌酐 511.90 μmol/L，血钾 6.30 mmol/L，为求进一步诊治入院。既往：酒精性肝硬化病史 4 年。入院查体：体温 36.8 ℃，血压 140/80 mmHg，神清语明，周身皮肤及黏膜无黄染，无皮疹，心肺腹检查未见明显异常，双下肢无水肿。辅助检查：血尿素 42.80 mmol/L，血肌酐 511.90 μmol/L，血总蛋白 80.3 g/L，白蛋白 21.2 g/L；γ 球蛋白 46.3%，血钾6.30 mmol/L。入院诊断：肾衰竭；高钾血症；过敏性紫癜；紫癜性肾炎；酒精性肝硬化。治疗上予以激素抑制免疫炎症，规律减量，同时予以降钾、降压及改善肾功能等对症治疗。

（二）医院感染发生及诊疗经过

入院第 13 天，患者出现发热，体温 37.8 ℃，临床医师根据经验予以哌拉西林/他唑巴坦 1.25 g，1/12 h，静脉滴注，抗感染治疗。抗感染治疗第 7 天，患者出现咳嗽，咳黄痰，予以痰培养、痰真菌涂片检查明确感染病原菌，继续哌拉西林/他唑巴坦抗感染治疗。抗感染治疗第 9 天，患者仍存在发热，体温最高可达 39 ℃，痰查真菌涂片阳性，加用氟康唑抗真菌治疗，同时完善肺 CT 检查明确肺部病变情况。抗感染治疗第 11 天，患者痰培养结果显示铜绿假单胞菌生长；肺部 CT 提示：双肺间质改变，肺部炎症，根据病情及药敏结果予以调整抗菌药物为比阿培南 0.3 g，1/12 h，静脉滴注，抗感染治疗。抗感染治疗第 19 天，患者无发热，偶有咳嗽、咳少量黄白痰，停比阿培南，改为阿洛西林 3.0 g，1/12 h，静脉滴注，抗感染治疗。抗感染治疗第 20 天，患者再次出现发热，体温为 38.5 ℃，肾衰竭进行性加重，并出现呼吸衰竭，行持续性肾替代治疗（CRRT 治疗）2 次，患者病情无明显好转，患者及家属放弃治疗，于抗感染治疗第 22 天办理出院。

入院第 13 天出现肺部感染，属于医院感染：

（1）出现发热，体温最高达 39 ℃，伴有咳嗽、咳黄痰。

（2）肺部 CT：双肺间质改变，肺部炎症。

（3）痰查真菌涂片阳性，痰培养结果显示铜绿假单胞菌生长。

（三）医院感染原因分析

1. 该患者为老年人，患过敏性紫癜性肾炎。原发病引起尿中丢失大量蛋白，血清白蛋白水平下降：一是血浆胶体渗透压降低，导致组织水肿，甚至胸腔积液、腹水，血容量不足，局部循环不良，易合并感染；二是血清白蛋白降低，导致患者蛋白质营养不良，且白蛋白越低，感染发生风险越高。另外，从尿中丢失的不仅是白蛋白，还有免疫球蛋白，而且免疫球蛋白的合成减少，分解代谢增加，导致血清 IgG 水平低下，免疫功能下降，使患者发生感染的风险进一步增加。

2. 该患者应用糖皮质激素治疗 1 个月余，而糖皮质激素可以通过各种途径产生免疫抑制作用，使机体对各种感染的易感性增高，特别在使用时间长，剂量大，以及合并使用其他免疫抑制药时更容易发生感染。此外，患者住院时间相对较长，住院时间越长，与各种病原体接触的机会越多，医院感染率越高。

3. 患者肝硬化病史 6 年，机体 CD3、CD4、CD8 等 T 淋巴细胞减少，自然杀伤细胞的活力明显下降，血液补体水平降低，促吞噬素活性受损，肝巨噬细胞吞噬能力下降等一系列因素导致宿主机体防御功能低下，易发生各系统感染或全身性感染。此外，呼吸系统直接与外环境持续进行物质交换，最易遭遇环境空气中微生物的侵袭。肝硬化患者由于体内血管活性物质增加及高动力循环状态的存在，使肺内、外动静脉间出现分流，通气-血流比例失调，导致血氧分压及血氧饱和度降低，加上内毒素的作用，使呼吸道黏膜受损，更易发生呼吸道感染。

（四）经验教训及防控措施

1. 经验教训

（1）密切监测高危人群：患者入院前已开始应用大剂量激素治疗 1 月余，且基础疾病为肝硬化、过敏性紫癜性肾炎，为医院感染的高危人群。入院后应密切观察患者的病情变化，一旦出现感染的表现，应立即进行病原学检测，尽早查明感染病原体，根据病原菌种类及药物敏感试验结果选用抗菌药物。

（2）合理应用抗菌药物：目前抗菌药物的使用泛滥，已成为本省乃至全国面临的一个非常严重的社会问题。抗菌药物的使用可致机体器官受损，使细菌产生耐药性；而且滥用抗菌药物还会造成“二重感染”，甚至出现“超级细菌”。因此，医疗机构应认真贯彻落实《抗菌药物临床应用管理办法》《抗菌药物临床应用指导原则》，进一步加强抗菌药物临床应用管理，落实抗菌药物临床应用分级管理制度，促进抗菌药物临床合理使用，有效控制细菌耐药及“超级细菌”的产生，保证医疗质量和医疗安全。

（3）重视病原学检查，确保感染的早发现、早治疗：该患者首先出现发热，无其他不适症状，临床医师根据经验予以抗感染治疗，未及时进行病原学相关检查，直至出现呼吸道感染症状（咳嗽伴咳黄痰），考虑该患者可能合并呼吸道感染，此时临床医师才进行痰细菌培养、真菌涂片检查、肺部影像学检查以明确病情。临床医师在对该患者感染诊断的初始阶段忽视了病原学检查的重要性，易导致患者感染迁延不愈，合并二重感染，住院时间延长，病情恶化。因此，对肾病综合征应用免疫抑制药的患者一旦出现感染相关症状，应及时进行病原微生物检查，以尽早明确病原菌，做到有针对性治疗，提高治疗有效率。

2. 呼吸道医院感染的防控措施

（1）加强病房管理，严格探视制度，限制陪护人员，以减少病房人流量和病房杂菌数，定时进行空气消毒。

（2）积极改善患者营养状况，根据患者肾功能水平调节蛋白质摄入量，加强呼吸道护理，重视呼吸道感染的预防和控制是避免其感染的有效措施。

（3）积极治疗原发性疾病，减少蛋白质丢失，必要时可静脉输注丙种球蛋白，提高血浆球蛋白水平，或输注新鲜血浆补充 IgG，均可起到预防或控制感染的作用。

(4) 尽量减少侵袭性操作，医务人员应严格遵守无菌操作规程，强化手卫生依从性，以减少交叉感染。

(5) 严格掌握抗菌药物使用指征，结合病原微生物培养结果及药敏试验结果，合理选用抗菌药物，尽量避免长期无指征用药、联合用药，以降低内源性感染的发生率。

病例三 慢性肾炎并发化脓性扁桃体炎

(一) 病历摘要

患者男，33 岁，主因“尿检异常 7 年”，于 2015 年 10 月 11 日入院。7 年前，患者因荨麻疹就诊于某院皮肤科，行尿常规检查发现尿蛋白（+），肾功能正常，给予保肾、降尿蛋白对症治疗后好转。此后间断服用肾康宁、金水宝等药物治疗，多次复查尿常规及肾功能，尿蛋白波动在（−）～（+），肾功能均正常。入院查体：生命体征平稳，平卧位肾未触及；双肾区无叩痛；季肋点、上输尿管点、中输尿管点、肋脊点和肋腰点无压痛，肋脊角无叩击痛；耻骨上区无膨隆、无压痛，未触及包块，双下肢无水肿。辅助检查：尿蛋白质（+）；尿微量蛋白四项：免疫球蛋白 G（尿）16.10 mg/L、尿微量白蛋白 154.00 mg/L、尿 α_1 微球蛋白 13.30 mg/L、尿转铁蛋白 7.42 mg/L。入院后完善检查：肝功能、肾功能、全血分析、补体 C3+C4 未见异常。入院诊断：慢性肾小球肾炎。给予金水宝胶囊、肾康宁胶囊、盐酸贝那普利保肾、降尿蛋白治疗。

(二) 医院感染发生及诊疗经过

入院第 13 天，患者因着凉、休息欠佳后出现咽痛，伴发热，体温最高达 39 ℃，无寒战；查体：双侧扁桃体Ⅲ度大，表面可见脓苔，双肺呼吸音减弱，未闻及干湿啰音，全腹无压痛。辅助检查：血常规：白细胞计数 15.48×10^9/L、中性粒细胞百分比 92.6%。急诊 C 反应蛋白 6.9 mg/L，降钙素原测定 0.07 ng/ml。尿常规：蛋白（−），白细胞 0.04 个/高倍视野，红细胞 1.1 个/高倍视野。补充诊断：化脓性扁桃体炎。为避免感染加重肾病情，给予头孢呋辛钠 1.5 g，1/12 h，静脉滴注，同时完善血培养、咽拭子培养等病原学检查。入院第 14 天，患者体温持续控制不佳，最高达 40.5 ℃，无寒战；复查血常规：白细胞计数 13.23×10^9/L、中性粒细胞百分比 88.1%；尿常规：蛋白（−）、白细胞 1.28 个/高倍视野、红细胞 41.22 个/高倍视野、尿红细胞形态 60%畸形；降钙素原测定 0.15 ng/ml、急诊 C 反应蛋白 66.1 mg/L；尿微量白蛋白 61.60 mg/L、尿 α_1 微球蛋白 17.70 mg/L、尿转铁蛋白 2.24 mg/L。炎症相关指标均呈升高状态，尿常规改变明显，患者感染加重，且有加重肾病情的可能，遂将抗菌药物改为盐酸莫西沙星氯化钠注射液 250 ml，静脉滴注，1/24 h，加强抗感染力度。后续病原微生物学回报：咽拭子培养见 G 群链球菌，血培养未见异常。入院第 15 天，患者体温逐渐下降，咽痛症状好转。入院第 18 天，患者体温波动于正常范围内，无咽痛，无咳嗽、咳痰，肺部听诊未见异常，左侧扁桃体不肿大，右侧Ⅱ度肿大，表面未见脓苔。继续原方案抗感染治疗。入院第 23 天，复查降钙素原测定 0.03 ng/ml，急诊 C 反应蛋白 0.1 mg/L；尿常规：蛋白质（++）、红细胞 5.15 个/高倍视野；血常规：白细胞计数 6.33×10^9/L、中性粒细胞百分比 61.9%；尿免疫球蛋白 G（尿）36.00 mg/L、尿微量白蛋白 466.00 mg/L、尿转铁蛋白 20.80 mg/L。患者感染好转，肾病情平稳，入院第 26 天，停盐酸莫西沙星氯化钠注射液，出院。

入院第 13 天出现化脓性扁桃体炎，属于医院感染：

(1) 患者因着凉、休息欠佳后出现咽痛，伴发热，体温最高达 39 ℃，无寒战。

(2) 查体：双侧扁桃体Ⅲ度肿大，表面可见脓苔。

(3) 血常规：白细胞计数 15.48×10^9 L、中性粒细胞百分比 92.6%。急诊 C 反应蛋白 6.9 mg/L、降钙素原测定 0.07 ng/ml，且炎症相关指标均呈升高状态。

(4) 微生物学回报：咽拭子培养见 G 群链球菌阳性。

(三) 医院感染原因分析

1. 该患者为慢性肾炎，虽为年轻男性，但由于大量蛋白质随尿液排出，伴随免疫球蛋白的大量丢失，导致患者血 IgG 水平下降、低转铁蛋白及低锌血症；与此同时，补体缺乏、白细胞功能下降，患者免疫功能仍低于正常人；再加上，患者住院期间着凉，休息欠佳，为医院感染的高危人群。

2. 医院是一个特殊的场所，相对开放，人员混杂，导致医疗环境中含有大量的微生物，尤其是病原微生物显著高于普通环境，因此，医疗环境质量的好坏与医院感染的发生有着密切的联系。有研究证明，患者住院时间＞7 d，其医院感染发生率会显著增加。在化脓性扁桃体炎发生前，该患者已住院 13 d，期间一直暴露于医院环境中，这可能是其医院感染发生的原因之一。

(四) 经验教训及防控措施

1. 经验教训

入院第 13 天，患者出现咽痛伴发热，双侧扁桃体肿大，可见脓斑。当日，根据经验用药，给予头孢呋辛钠 1.5 g，1/12 h，静脉滴注抗感染治疗。次日，患者体温持续控制不佳，最高达 40.5 ℃，复查炎症相关指标均呈升高状态，遂将抗菌药物升级为盐酸莫西沙星氯化钠注射液 250 ml，1/24 h，静脉滴注，加强抗感染力度。后续病原学结果回报为 G 群链球菌，所选抗菌药物对球菌有效，且感染症状、指标均有所好转，抗菌药物有效。

(1) 针对合并有慢性疾病的患者，临床医师在选用抗菌药物前，不仅要明确感染部位、不同部位感染常见致病菌以及敏感抗菌药物，还要了解本医院的耐药菌谱，确保经验用药的合理性。

(2) 严格把握限制级抗菌药物的使用时机及种类选择，避免反复更换抗菌药物，诱发细菌耐药性。

(3) 根据患者病情，合理制订抗感染疗程，避免感染反复，加重病情。

(4) 使用抗菌药物前，积极完善病原学检查，为抗菌药物的合理应用提供科学指导。

2. 慢性肾炎患者医院感染防控措施

(1) 重视健康教育：加强医院感染防控措施相关知识的宣教，提高慢性肾炎患者及其家属对医院感染防控重要性的认识，以及对医院感染防控措施的了解。

(2) 加强病区管理：完善病区内消毒隔离、手卫生、医疗废物处理等设施；定期进行通风换气或采用空气消毒机进行消毒；加强保洁人员培训，提高保洁人员工作质量，提高病区内物体表面清洁消毒水平；另外，科室设专人对病区管理情况进行监督，并记录存在的问题，以便及时更正，从而增强病区内医院感染的防范能力。

（3）明确患者疾病诊断，制定合理的治疗方案，缩短患者住院时间，减少医院感染危险因素的暴露机会，从而降低医院感染的发生。

病例四 IgA 肾病并发肺部感染

（一）病历摘要

患者男，25 岁，以“反复双下肢水肿 10 个月”为主诉，于 2015 年 5 月 20 日入某医院肾内科。入院前 10 个月，患者无明显诱因出现双下肢水肿，呈凹陷性，水肿逐渐向上发展至躯干、面部，形成全身水肿，晨轻暮重，晒太阳后有所加重，伴尿量减少，无畏寒、发热，无恶心、呕吐，无心慌，无夜间阵发性呼吸困难，无腹痛、腹泻、便秘，无尿频、尿急、尿痛，无肉眼血尿，无关节疼痛、腰痛，无乏力，无皮疹，到当地医院进行治疗（具体不详），治疗后水肿稍有消退。入院前 2 个月，患者上述症状再次出现，于某院肾内科住院治疗，行肾活检，诊断为“IgA 肾病Ⅲ级”，予治疗后好转出院，出院后长期口服泼尼松、来氟米特、碳酸钙、缬沙坦、辛伐他汀等治疗，水肿消退。入院前 3 天，患者再次出现水肿，为进一步系统治疗再次入该院肾内科，患者自患病以来，精神、饮食差，睡眠欠佳，排尿排便正常，体重无明显改变。入院时行辅助检查，尿常规：尿蛋白（＋＋＋），尿白细胞及红细胞正常，血常规、C 反应蛋白及肾功能均正常。入院诊断：慢性肾小球肾炎；IgA 肾病Ⅲ级。

（二）医院感染发生及诊疗经过

入院第 3 天，患者出现咳嗽、咳痰，咳黄色黏稠痰，易咳出，无发热；急查血常规、C 反应蛋白，并送检痰培养和药敏检查；血常规回报：白细胞计数 $9.05\times10^9/L$、中性粒细胞百分比 74%，C 反应蛋白 7.5 mg/L，考虑患者呼吸道感染，给予头孢替安 2 g，1/12 h，静脉滴注。入院第 5 天，患者咳痰加重，黄痰，痰无臭味，伴寒战、头晕、头痛，伴发热，最高 38.6 ℃，无畏寒、抽搐，无胸闷、胸痛，无呕吐、腹泻，无腹痛、腹胀，无反酸、嗳气，无晕厥、黑蒙。查体：体温 38.6 ℃，心率 100/min，呼吸频率 26/min，血压 120/80 mmHg；颜面、眼睑稍水肿，巩膜不黄染，睑结膜无苍白，双侧瞳孔等大形圆，直径约 0.3 cm，光反射灵敏，口腔无异味，唇色无苍白，无发绀，咽充血，扁桃体Ⅱ度大；胸廓对称，左肺呼吸音粗，右肺呼吸音清，左肺闻及少许湿啰音。复查血常规：白细胞计数 $14.7\times10^9/L$、中性粒细胞百分比 80%，C 反应蛋白 10.2 mg/L。肺部 CT 示：左肺下叶淡片影，考虑炎症。更换抗菌药物为阿奇霉素 0.5 g，1/24 h，静脉滴注，联合头孢呋辛钠1.5 g，1/12 h，静脉滴注，抗感染治疗。入院第 7 天，患者体温恢复正常，36.8 ℃，咳痰量减少，痰颜色为白痰。痰培养提示肺炎链球菌生长。

入院第 3 天出现呼吸道感染，属于医院感染：

（1）入院第 3 天，开始出现咳嗽、咳痰，咳黄色黏稠痰；入院第 5 天，咳痰加重，黄痰，伴寒战、头晕、头痛，伴发热，最高体温 38.6 ℃。

（2）血常规：白细胞计数 $9.05\times10^9/L$，中性粒细胞百分比 74%，C 反应蛋白 7.5 mg/L。

（3）听诊：左肺呼吸音粗，可闻及少许湿啰音。

（4）肺部 CT 示：左肺下叶淡片状影，考虑炎症。

（5）痰培养提示肺炎链球菌生长。

（三）医院感染原因分析

1. 现有研究表明，IgA 肾病患者存在免疫调节异常，机体抵抗能力下降。其机制如下：

（1）IgA 肾病患者体内含 IgA1 循环免疫复合物中有多聚的 IgA1 类风湿因子，抗 α 重链 Fab 片段的 IgG 抗体增多而 IgM 抗体减少。

（2）肾组织中常有 C3 沉积，提示补体旁路途径被激活，而补体消耗也一定程度地影响了患者免疫系统的工作效率。

（3）T 辅助细胞（CD4）增加，T 抑制细胞（CD8）减少，具有转换 IgM 合成为 IgA 的 Ta4 细胞增加，与之有关的 Sa1 等位基因的频度增加。

（4）$\beta_{1,3}$-半乳糖转移酶缺陷，使 IgA1 或含 IgA1 复合物的清除率发生改变，导致 IgA1 在系膜区沉积。综上所述，IgA 肾病患者的免疫应答及免疫调节能力均可能存在不同程度的异常。本病例患者现处于 IgA 肾病Ⅲ级，故免疫功能异常，属于感染的高危人群。

2. 该患者应用激素，是医院感染高危人群。皮质激素具有抗炎作用，但不具有抗菌作用，能够降低机体抗感染能力，有利于细菌的生长、繁殖和扩散。因此，长期应用皮质激素可诱发甚至加重感染，使机体内潜在的感染灶扩大或扩散，还可使原来静止的感染灶扩散。临床医师应密切观察患者在使用激素的过程中是否发生病情变化及是否存在诱发感染的现象，从而及时给予抗感染治疗[1]。

3. 来氟米特属于免疫抑制药，具有免疫妥协的作用。来氟米特的活性代谢物能够抑制 T、B 淋巴细胞的 T 细胞抗原受体（T cell receptor，TCR）和 B 细胞抗原受体（B cell receptor，BCR）相关酪氨酸激酶的活性，以及抑制多种细胞因子/生长因子受体，如白细胞介素-2、表皮生长因子、血小板衍生因子等，并抑制活化淋巴细胞 TNF 和 IL-17 的产生，而且这种抑制作用呈剂量相关性；另外，来氟米特能够下调树突状细胞表面 CD40 及 CD80 的表达，抑制外周血树突状细胞的成熟和分化，从而抑制抗原呈递作用，同时该药还可抑制 NF-κB，下调 NF-κB 所调控基因（如 IL-1、TNF 等）的表达。以上作用在抑制炎症的同时，使患者免疫力下降，可诱发感染。本病例中的患者在入院前 2 个月被诊断为“IgA 肾病Ⅲ级”，此后一直口服来氟米特，其免疫功能可能受到损害，导致其机体抵抗力下降。

（四）防控措施

IgA 肾病患者因疾病本身会出现蛋白尿、水肿、营养不良等多种临床症状，而且随着激素及免疫抑制药的使用，机体免疫功能明显下降，容易合并多种感染性疾病，这就为肾病综合征的临床治疗带来了很大的困难。因此，重视 IgA 肾病医院感染的防控显得至关重要。

1. 培养良好的生活方式　患者一旦确诊为慢性肾炎，在开始阶段，不论症状轻重，都应以休息为主积极治疗。在饮食方面，若患者为慢性肾炎急性发作，水肿或合并高血压，应限制食盐摄入量，每日以 2～3 g 为宜。

2. 皮肤感染的预防　肾是机体排出水分的主要器官，但是当肾发生病变时，会造成水分排出不畅，所以水肿是肾病变后最常见的症状之一，IgA 肾病的患者也不例外。水肿使患者的皮肤张力增加，皮下血液循环障碍；加之，低蛋白血症和激素的长期使用，导致机体免疫力下降，易发生皮肤感染。因此，临床医师应加强对患者及家属的培训，使患者保持皮肤干燥、清洁，定期晾晒被褥、保持被褥松软，每天清洗腋窝、腹股沟等处，对于水肿严重的患者，应避免进行肌内注射。

3. 尿路感染的预防　蛋白尿是肾疾病的一种常见表现，尿液中的蛋白质含量增加，为细菌的生长、繁殖提供了良好的环境，同时由于患者的机体免疫力下降，细菌会“顺势而上”，沿着尿道、膀胱、输尿管等途径侵入机体，引发尿路感染。如果 IgA 肾病表现为肾病综合征型，则临床医师应告知患者注意保持会阴部清洁，每天进行清洗，必要时可采取药物预防的措施，但需要注意的是很多药物对肾有损害，在用药前需咨询临床医师，以免加重病情。

4. 呼吸道感染的预防　IgA 肾病会导致机体蛋白质的大量丢失，这可诱发机体免疫力下降，抵抗细菌侵犯的能力降低，而易合并感染。呼吸道直接与外界相通，细菌容易侵入，是 IgA 肾病患者最容易发生的感染部位之一。因此，临床医师可给患者适量补充优质蛋白质，提高机体蛋白质水平；保持病室内环境清洁，每天开窗通风换气，限制探视制度；应用流感疫苗预防感冒，尤其在秋冬季节。

5. 完善相关检查，指导激素和免疫抑制药的应用　规律服用大量激素和（或）免疫抑制药的患者，需定期监测血常规、尿常规、免疫球蛋白定量、C 反应蛋白、降钙素原、淋巴细胞亚群等炎症及免疫指标，并监测血药浓度，给予患者合适、恰当的治疗剂量，避免盲目大量用药；必要时，可完善细菌、真菌、病毒等病原学检查，以便及早发现感染征象，给予预防性或治疗性抗感染治疗。

病例五　原发性肾病综合征并发肺内感染

（一）病历摘要

患者男，65 岁，以“水肿 4 个月，尿检异常 3 个月”为主诉，于 2015 年 7 月 28 日入院。4 个月前，患者因双下肢水肿就诊于当地医院，查尿蛋白（++），口服利尿药治疗。3 个月前，因“急性下壁心肌梗死”入当地医院，查 24 h 尿蛋白 2.74 g、白蛋白 24 g/L，予对症利尿、抗血小板治疗。1 个月来，患者劳累后水肿加重，为进一步诊治收入某三甲医院肾内科。既往：肺结核病史 40 年，高血压病史 4 个月，心肌梗死病史 3 个月。入院查体：体温 36.3 ℃，神清语明，双肺呼吸音清，未闻及干湿啰音。心律齐，未闻及病理性杂音；腹软，无压痛，双下肢水肿。尿常规：蛋白（+++），红细胞 0～2 个/高倍视野，白细胞 3.16 个/高倍视野；24 h 尿蛋白 11.068 g、8.74 g、12.24 g；血常规：白细胞计数 7.18×10^9/L，中性粒细胞百分比 65.2%；血肌酐 81 μmol/L，血总蛋白 38.5 g/L，血白蛋白 17.7 g/L；C 反应蛋白 2.45 mg/L。肺 CT：双肺及胸膜陈旧病变、纵隔淋巴结略增大。入院诊断：原发性肾病综合征；冠心病；陈旧下壁心肌梗死；高血压病 3 级（很高危）。给予激素及免疫抑制药治疗。

（二）医院感染发生及诊疗经过

入院第 6 天，给予醋酸泼尼松片 60 mg，1/24 h，口服，雷公藤多甙片 20 mg，1/8 h，口服。激素治疗同时，给予异烟肼预防性抗结核治疗。入院第 16 天，患者出现发热，体温38.2 ℃，咳嗽、咳黄绿色痰，呼吸略促，听诊双肺呼吸音粗，双肺可闻及干鸣音，肺底可闻及湿啰音；检查：血气 pH7.345、动脉氧分压 60.2 mmHg、二氧化碳分压 39.7 mmHg；血常规：白细胞计数 22.69×10^9/L、中性粒细胞百分比 87.9%；C 反应蛋白 35.3 mg/L、降钙素原 10.11 ng/ml；病毒抗体、支原体、军团菌、真菌抗原、结核菌素试验阴性、痰查结核分枝杆菌阴性，痰一般细菌涂片见 G^+ 球菌、G^- 杆菌；复查肺 CT：双肺及胸膜陈旧病变，左肺局限支气管牵拉扩张，左肺下叶背段条片影，纵隔淋巴结略增大；给予莫西沙星 0.4 g，1/24 h，静脉滴注抗感染治疗。入院第 21 天，患者咳痰症状好转，体温下降至正常，痰培养结果示铜绿假单胞菌，细菌半定量（++），药敏结果提示阿米卡星、头孢他啶、环丙沙星、头孢吡肟、庆大霉素、左氧氟沙星、妥布霉素敏感，氨苄西林、头孢曲松、头孢替坦、头孢呋辛酯、头孢唑啉、亚胺培南、美罗培南、呋喃妥因、头孢呋辛、氨苄西林/舒巴坦、复方新诺明耐药。入院第 28 天，复查血常规：白细胞计数 9.2×10^9/L、中性粒细胞百分比 61.6%；C 反应蛋白 4.49 mg/L、降钙素原 0.34 ng/ml。停用莫西沙星，出院。

入院第 16 天出现肺内感染，属于医院感染：

（1）出现发热，咳嗽、咳黄绿色痰等症状。

（2）查体：听诊双肺呼吸音粗，双肺可闻及干鸣音，肺底可闻及湿啰音。

（3）血常规：白细胞计数 22.69×10^9/L、中性粒细胞百分比 87.9%，C 反应蛋白 35.3 mg/L，降钙素原 10.11 ng/ml。

（4）肺部 CT：双肺及胸膜陈旧病变，左肺局限支气管牵拉扩张，左肺下叶背段条片影。

（5）痰培养结果示铜绿假单胞菌。

（三）医院感染原因分析

1. 此患者为老年男性，原发病为肾病综合征，随着大量蛋白尿，免疫球蛋白亦大量流失，导致免疫力下降。肾病综合征最常见并发症为感染，严重感染常见于儿童及老年人。临床上常见的感染有：原发性腹膜炎、蜂窝织炎、呼吸道感染和泌尿道感染。

2. 患者接受激素、雷公藤多甙治疗，为免疫抑制人群。糖皮质激素可抑制巨噬细胞对抗原的吞噬和处理；阻碍淋巴母细胞的增殖，使血中淋巴细胞迅速降低；抑制 B 淋巴细胞转化为浆细胞，而使抗体生成减少。雷公藤多甙片可抑制辅助性 T 细胞、B 细胞的活化及抗体分泌作用，可抑制淋巴细胞转化，对细胞免疫及体液免疫均有一定程度的抑制作用。激素及雷公藤均可导致患者免疫功能抑制状态，是医院感染的高危人群[1,4-5]。

3. 患者既往 40 年前患肺结核，虽经抗结核治疗后病情平稳，但肺内遗留陈旧性病变，导致牵拉性支气管扩张，易导致肺内痰液引流不畅，引发感染。

（四）经验教训及防控措施

1. 经验教训

（1）患者 40 年前曾患肺结核并遗留陈旧病变，本次因肾病综合征入院后应用激素及免疫抑制药治疗，发生发热应注意是否诱发结核分枝感染。结核分枝杆菌也可出现发热、咳嗽等表现。但患者无午后低热、盗汗、咯血等结核中毒表现，结核菌素试验阴性、痰查结核分枝杆菌阴性，结合临床表现及肺CT检查均不支持结核病诊断。结合患者咳黄绿色痰、有支气管扩张、发热等临床表现，兼顾既往有结核病史，临床医生根据经验选择了喹诺酮类药物莫西沙星治疗。经治疗发热、咳嗽、咳痰等临床症状好转，且痰培养结果回报为铜绿假单胞菌，药敏结果提示喹诺酮类敏感，继续应用。此对于肺内感染患者应注意完善痰涂片、痰培养、痰查结核分枝杆菌等检查。

（2）铜绿假单胞菌是一种常见的条件致病菌，是医院感染的主要病原菌之一。对于老年，长期酗酒，患代谢性疾病、血液病和恶性肿瘤的患者，以及术后或某些治疗后的患者易感染本菌。铜绿假单胞菌可以在正常人群呼吸道中存在，导致机会感染，尤其是有支气管扩张，痰液引流不畅的患者。老年、免疫功能低下的患者发生医院感染时，临床应注意考虑到铜绿假单胞菌感染；一旦确诊本病，应注意痰液引流，可应用化痰、解痉药物，促进患者咳痰；同时合并咳痰量增加或性质改变、浓痰增加、咯血、喘息、发热等全身症状时，应使用抗菌药物。许多支气管扩张症患者频繁应用抗菌药物，易造成细菌对抗菌药物耐药，且支气管扩张症患者气道细菌定植部位易形成生物被膜，阻止药物渗透，因此推荐对急性加重期开始抗菌药物治疗前应送痰培养，在等待培养结果时即应开始经验性抗菌药物治疗。

铜绿假单胞菌感染的危险因素：①近期住院；②频繁（每年4次以上）或近期（3个月以内）应用抗菌药物；③重度气流阻塞（FEV1<30%）；④口服糖皮质激素（最近2周每日口服泼尼松）。至少符合4条中的2条即应考虑铜绿假单胞菌感染。对有铜绿假单胞菌感染高危因素的患者，应选择有抗铜绿假单胞菌活性的抗菌药物，还应根据当地药敏试验的监测结果调整用药，并尽可能应用支气管穿透性好且可降低细菌负荷的药物。同时，应及时根据病原体检测及药敏试验结果和治疗反应调整抗菌药物治疗方案；若存在一种以上的病原菌，应尽可能选择能覆盖所有致病菌的抗菌药物。临床疗效欠佳时，需根据药敏试验结果调整抗菌药物，并即刻重新送检痰培养。若因耐药无法单用一种药物，可联合用药，但没有证据表明两种抗菌药物联合治疗对铜绿假单胞菌引起的支气管扩张症急性加重有益。急性加重期不需常规使用抗病毒药物。建议所有急性加重治疗疗程均应为14 d左右。

2. 肾病综合征患者肺内感染的防控措施

（1）医院应加强空气消毒力度，保持室内空气流通，保持适宜的温湿度，降低患者感染概率。

（2）随天气的变化及时增减衣物，尽量少带或不带患者去人员密集的场所，防止中暑、受凉及交叉感染。

（3）给予低盐、适量蛋白质和热量的饮食，并鼓励患者多吃新鲜水果、蔬菜，通过合理饮食来增强患者的体力和精力，这样可以有效减轻疲乏和劳累症状，并有利于增强患者机体的防御能力。

3. 合并肺部支气管扩张的肾病综合征患者肺内感染的防控措施

（1）戒烟。

（2）适当运动，注意锻炼，提高机体免疫力。

（3）季节变换时注意增减衣物，避免去人员密集的场所，避免感染发生。

（4）注意痰液引流，鼓励患者叩背排痰，可应用化痰、舒张气道药物帮助患者排痰。

病例六　原发性肾病综合征并发肺部感染

（一）病历摘要

患者男，31岁，以“全身水肿、尿检异常3个月，加重6 d”为主诉，于2014年2月8日入某三甲医院肾内科。2014年1月12日，患者因受凉发热，就诊于当地医院，接受青霉素等药物（具体剂量不详）治疗，之后逐渐出现全身水肿，遂住院治疗，化验尿蛋白增多(3.7 g/24 h)，经过相关检验、检查及肾活检，诊断为“原发性肾病综合征（微小病变型)”，随后接受激素治疗，甲泼尼龙48 mg，1/24 h，口服。口服激素1周后，患者出现胸背部皮肤明显瘙痒感，后局部出现小米粒样红色丘疹，激素未减量。入院查体：体温36.3 ℃，全身浅表淋巴结无肿大，眼睑水肿，咽部无充血红肿，扁桃体无肿大，双肺呼吸音清，双肺叩诊清音，未闻及干湿啰音及胸膜摩擦音；胸背部散在米粒大小红色丘疹，皮肤无破溃；双下肢凹陷性水肿。辅助检查：尿蛋白（＋＋＋）。入院诊断：原发性肾病综合征（微小病变型)。

（二）医院感染发生及诊疗经过

入院第8天，患者无明显诱因出现尿量减少、全身水肿加重，尿量约900 ml/24 h。入院第9天，患者出现发热，体温38.6 ℃，血压135/90 mmHg，同时伴有咳嗽、咳白痰，偶有胸闷、憋气，夜间尚可平卧。查体：胸背部可见散在分布的小米粒样大小红色丘疹，无破溃，无渗液。听诊：胸部呼吸音粗，双肺可闻及大量哮鸣音及湿啰音，双下肺叩诊浊音。腹膨隆，移动性浊音（＋），无压痛、反跳痛。双下肢重度凹陷性水肿，阴囊中度水肿。考虑患者可能存在呼吸道感染，给予头孢呋辛钠1.5 g，1/12 h，静脉滴注。入院第11天，患者咳嗽咳痰未减轻，体温38.4 ℃，给予痰培养加药敏，并行肺部CT检查，CT显示双肺斑片状影，双侧胸腔积液，肺部感染可能性大。当天夜间，患者出现端坐呼吸，诉胸闷、憋气情况较前加重，咳嗽、咳白痰，无胸痛，给予持续低流量吸氧，心电监护。入院第12天凌晨，患者出现咯血，痰中带暗红色血性液体，约15 ml，无粉红色泡沫样痰，急查血生化、凝血功能，血常规：白细胞计数14×10^9/L，中性粒细胞百分比85%，血红蛋白135 g/L，血小板计数178×10^9/L；血钾3.55 mmol/L；C反应蛋白16 mg/L；白蛋白22.3 g/L，纤维蛋白5.2 g/L，凝血功能仍为高凝状态，床旁B超未见双下肢静脉血栓及左肾静脉血栓形成。遵该院呼吸科会诊意见更换抗菌药物为头孢哌酮钠/舒巴坦钠4 g，1/12 h，静脉滴注，甲磺酸左氧氟沙星0.5 g，1/24 h，静脉滴注。入院第14天，痰细菌培养＋鉴定＋药敏结果：草绿色链球菌、嗜麦芽窄食单胞菌生长；对亚胺培南耐药，对复方新诺明、米诺环素、左旋氧氟沙星敏感，继续头孢哌酮钠/舒巴坦钠＋甲磺酸左氧氟沙星的抗炎方案。入院第17天，患者体温逐步恢复正常，电解质紊乱逐渐纠正，水肿明显缓解，体重较入院时减轻约12 kg，咳嗽、咳痰逐渐减轻。

入院第9天出现呼吸道感染，属于医院感染：

（1）患者出现发热，体温38.6 ℃，伴有咳嗽、咳白痰，偶有胸闷、憋气，夜间尚可平卧；随着病情加重，患者出现咯血，痰中带暗红色血性液体。

（2）听诊：胸部呼吸音粗，双肺可闻及大量哮鸣音及湿啰音，双下肺叩诊浊音。

(3) 血常规：白细胞计数 14×10^9/L，中性粒细胞百分比 85%，血红蛋白 135 g/L，血小板计数 178×10^9/L，血钾 3.55 mmol/L；C 反应蛋白 16 mg/L。

(4) 痰细菌培养＋鉴定＋药敏结果：草绿色链球菌、嗜麦芽窄食单胞菌生长；对亚胺培南耐药，对复方新诺明、米诺环素、左旋氧氟沙星敏感。

(三) 医院感染原因分析

该患者原发病为肾病综合征，而感染是肾病综合征的并发症之一。肾病综合征患者感染发生率高可能与下列因素有关。

(1) 低球蛋白血症：球蛋白随尿液丢失，伴球蛋白合成减少和分解代谢增强，导致血中球蛋白水平降低，机体免疫功能下降。

(2) 血清补体和调理素随尿液的排除而丢失。

(3) 细胞免疫功能异常：T 细胞数量减少，白细胞趋化能力降低。

(4) 低白蛋白血症：营养不良，低转铁蛋白血症。

(5) 低锌血症：锌随尿液排出体外，造成血中锌含量降低，影响机体免疫系统功能。

(6) 浆膜腔积液，皮下积液。

(7) 免疫抑制药治疗。另外，患者在住院期间睡眠较差、思想负担较重，可能进一步降低其抵抗力，增加合并感染的风险[6]。

不同年龄肾病综合征患者合并感染的可能性不同，其中，儿童患者感染的发生率为 8%～38%，成人为 19%。感染部位以上呼吸道感染最常见，其次为腹泻、肺部感染、皮肤感染、腹膜炎、尿路感染和其他病毒感染等。腹膜炎的发生率在儿童远比成人高，是患儿并发感染的常见致死原因之一。

(四) 经验教训及防控措施

1. 肾病综合征患者的休息原则

(1) 肾病综合征患者如有全身严重水肿、胸腔积液和腹水，应绝对卧床休息，并取半卧位。

(2) 水肿减轻后，患者可进行简单的室内活动；当尿蛋白定量下降到 2 g/d 以下时，患者可进行适当的室外活动；恢复期的患者应在其体能范围内适当运动。

(3) 在整个治疗、护理及恢复阶段，患者应避免剧烈运动，如跑、跳、提取重物等。

2. 肾病综合征患者合并感染的防控措施

(1) 保持水肿皮肤清洁干燥，避免皮肤受摩擦或损伤，指导患者进行鼻腔黏膜、口腔黏膜及阴部的清洁。

(2) 定期做好病室的消毒工作，用消毒药水拖地板、湿擦桌椅等，尽量减少病区的探视人次，对有上呼吸道感染者应限制探访，同时指导患者少去公共场所等人多的地方。

(3) 遇上寒冷季节，嘱患者减少外出，注意保暖。

(4) 监测生命体征，注意体温有无升高，有无咳嗽、咳痰、肺部湿啰音等。

(5) 出现感染时，按医嘱正确采集患者的血、尿、痰、腹水等标本送检，根据培养结果和药物试验使用有效的抗菌药物，观察用药后感染有无控制。

病例七 原发性肾病综合征并发肺孢子菌肺炎、病毒性肺炎

（一）病历摘要

患者男，76岁，以“间断出现双下肢水肿8个月”为主诉，于2015年3月18日入住某三甲医院肾内科。2个半月前，患者曾就诊于该院，诊断为“原发性肾病综合征、高血压2级、Ⅰ型呼吸衰竭、肝功能异常、早期肝硬化”，住院期间应用醋酸泼尼松60 mg，1/24 h，口服，后因肝功能异常改为甲泼尼龙48 mg，1/24 h，口服；出院后，患者自行将激素逐渐减量至甲泼尼龙20 mg，1/24 h，口服。患者因自觉水肿症状未见明显缓解，为进一步诊治再次入该院肾内科。既往：否认高血压、糖尿病史。入院查体：一般状态可，体温36.3 ℃，脉率98/min，呼吸20/min，血压137/63 mmHg；眼睑无水肿，结膜无苍白，口唇无发绀，咽不赤，颈静脉无怒张；双肺呼吸音清，左肺底可闻及少量湿啰音；心率98/min，律齐，各瓣膜听诊区未闻及病理性杂音；双下肢指压痕（－）。入院诊断：原发性肾病综合征；高血压2级；肝功能异常、早期肝硬化。入院后将甲泼尼龙改为36 mg，1/24 h，口服，配合降蛋白尿、保肝、调节免疫等支持对症治疗。

（二）医院感染发生及诊疗经过

入院第7天，患者出现发热，体温37.9 ℃，经物理降温后体温正常，血气分析结果：pH7.39，氧分压71.3 mmHg，二氧化碳分压44.6 mmHg，血氧饱和度93.9%；血常规：白细胞计数14.23×10^9/L，中性粒细胞百分比84.9%。肺部CT示：双肺磨玻璃密度影、斑片影，炎症改变可能大，双肺及胸膜陈旧病变，肺气肿改变，双肺局限性支气管扩张。临床诊断：支气管肺炎。因患者对青霉素、头孢菌素均过敏，结合其肝功能异常，故临床给予美罗培南1.0 g，1/12 h，静脉滴注抗感染治疗。入院第11天，患者再次出现发热，最高体温39.2 ℃，双肺听诊呼吸音弱，可闻及帛裂音，常规抽血培养，复查血常规：白细胞计数9.43×10^9/L、中性粒细胞百分比83.6%；C反应蛋白127.00 mg/L，降钙素原0.07 ng/ml；肺炎支原体抗体＜1∶40。辅助性T细胞CD4为575个/微升。肺部CT示：双肺透过度减低，呈磨玻璃密度改变，双肺可见多发囊状透光影、小斑片影，双肺散在索条影，双肺部分支气管管壁增厚，管径增加。血气分析结果：pH7.51，氧分压52.20 mmHg，二氧化碳分压38.50 mmHg，血氧饱和度88.70%。经感染科专家会诊考虑肺孢子菌肺炎可能性大，予复方新诺明2.0 g，1/8 h，口服。入院第13天，人巨细胞病毒DNA定量回报：2.97E3 copies/ml，临床考虑病毒性肺炎不除外，予更昔洛韦250 mg，1/12 h，静脉滴注，同时辅以丙种球蛋白提高免疫力治疗。入院第15天，复查血气（吸氧状态下）pH7.43，氧分压73.70 mmHg，二氧化碳分压38.60 mmHg，血氧饱和度94.60%，血常规：白细胞计数8.17×10^9/L、中性粒细胞百分比56.6%、血红蛋白92 g/L、血小板117×10^9/L。肺CT提示双侧肺野透过度减低，呈磨玻璃样改变。痰真菌涂片找到真菌孢子，真菌培养结果为热带假丝酵母菌，真菌抗原36.540 pg/ml。该院感染科、呼吸科及ICU会诊，考虑肺孢子菌肺炎、病毒性肺炎，建议继续应用复方新诺明2.0 g、1/8 h、口服，更昔洛韦250 mg、1/12 h、静脉滴注，加用卡泊芬净50 mg、1/24 h，甲泼尼龙40 mg、1/8 h，静脉输注。入院第18天，复查血气（未吸氧状态下）pH7.39，氧分压79.70 mmHg，二氧化碳分压

37.5 mmHg，血氧饱和度 97.60%，体温 36.9 ℃。患者未再发热。

入院第 7 天出现肺部感染，属于医院感染：

（1）入院第 7 天，患者出现发热，体温 37.9 ℃；入院第 11 天，再次出现发热，最高体温 39.2 ℃。

（2）双肺听诊呼吸音弱，可闻及吊裂音。

（3）血常规：白细胞计数 9.43×10^9/L、中性粒细胞百分比 83.6%，C 反应蛋白 127.00 mg/L，降钙素原 0.07 ng/ml。

（4）血气分析：氧分压由入院时的 71.3 mmHg 下降至 52 mmHg。

（5）肺部 CT 示：双肺透过度减低，呈磨玻璃密度改变，双肺可见多发囊状透光影、小斑片影，双肺散在索条影，双肺部分支气管管壁增厚，管径增加。

（6）痰真菌涂片找到真菌孢子，真菌培养结果为热带假丝酵母菌，真菌抗原 36.540 pg/ml；人巨细胞病毒 DNA 定量回报：2.97×10^3 copies/ml。

（三）医院感染原因分析

1. 肾病综合征患者，因体内大量蛋白质随尿液排出，出现低蛋白血症，造成自身免疫功能低下；加之，患者接受激素治疗，使机体补体成分减少、免疫球蛋白浓度下降、淋巴细胞转化率降低，又进一步降低患者的免疫能力，成为医院感染的高危人群。该患者为老年男性，原发性肾病综合征患者，且接受激素治疗长达 2 个月，属于免疫力低下人群，容易合并机会性致病菌感染[7]。

2. 卡氏肺孢子菌肺炎多以阴性、亚临床或潜在性感染多见，健康人感染后一般不发病，在以下情况下可能引起显性感染：

（1）早产儿或营养不良的乳幼儿，多在出生后 10～24 周发病。

（2）先天性免疫缺陷，包括体液免疫、细胞免疫或两者兼有。

（3）获得性免疫缺陷，多见于获得性免疫缺陷综合征（艾滋病）、白血病、淋巴瘤和其他恶性肿瘤、结缔组织病或器官移植、肾病而大量长期应用肾上腺皮质激素、细胞毒药物或放射治疗，以上均可造成机体免疫功能抑制，为诱发肺孢子菌肺炎的重要原因。该患者长期应用糖皮质激素，为诱发及加重 PCP 的最主要原因；同时，再合并尿 IgG 大量丢失；加之肝硬化时，机体存在异常球蛋白升高，且免疫球蛋白功能较差，补体减少，淋巴细胞功能下降，均可能增加患者合并感染的概率[8]。

（四）经验教训及防控措施

1. 经验教训

卡氏肺孢子菌广泛存在于人和哺乳动物（如鼠、兔、犬、猫等）的肺组织内，主要通过空气飞沫传播。血清流行病学调查显示，多数健康儿童幼年即已暴露于卡氏肺孢子菌，2/3 以上可检出 IgG 抗体。通常，健康人感染后不发病，而免疫缺陷的患者易发生显性感染。该患者为老年男性，原发病为肾病综合征，自身免疫力低下，有感染倾向，因此，临床医师应积极加强支持治疗，尤其是肺 CT 示双肺磨玻璃影、斑片影，更应高度怀疑合并卡氏肺孢子菌肺炎及病毒性肺炎的可能，如能预防性应用复方新诺明及抗病毒治疗，可能会延长患者生命，降低死亡率[10]。

2. 防控措施

（1）对免疫力低下易并发感染的患者，在病情允许情况下，适当、规律地减少激素用量，同时应用免疫调节药物，一旦发生感染，及时治疗。

（2）对老年患者，免疫力低下人群，向患者家属交代应用激素合并感染的相关风险，告知其在日常生活中注意防护，一旦合并感染，及时诊治。

（3）注意免疫抑制者与普通患者的隔离，防止交叉感染，其中，PCP患者应予呼吸道隔离；对高危人群应给予密切观察，尤其是有发生卡氏孢子菌感染危险的患者，可应用药物预防，从而有效地防止潜在感染转变为临床疾病和治疗后复发。预防方案包括：①SMZCO（复方磺胺甲噁唑），剂量为每日TMP（甲氧苄啶）5 mg/kg、SMZ（磺胺甲噁唑）25 mg/kg，2次分服，每周服3日；②喷他脒：气雾给药每月300 mg；③氨苯砜：每日或每周50～200 mg，单独应用或与双氢叶酸脱氢酶抑制剂合用；氨苯砜亦可与乙胺嘧啶合用。

病例八　肾病综合征并发肺孢子菌肺炎

（一）病历摘要

患者男，43岁，以“间断水肿6个月，加重1周”为主诉，于2015年7月13日入院。6个月前，患者无明显诱因出现双下肢水肿，为间断性，未诊治；3个月前，就诊于某三甲医院，查尿蛋白（+++），血肌酐值升高（具体值不详），诊断为“肾小球肾炎”，给予降尿蛋白、降肌酐药物口服治疗，症状未见明显缓解；2个半月前，患者于该三甲医院肾内科住院治疗，查尿蛋白（+++），血肌酐257 μmol/L，2015年4月23日行肾活检术，病理示：局灶节段性肾小球硬化症（塌陷型），予甲泼尼龙注射液80 mg，1/d，静点3 d后，序贯醋酸泼尼松60 mg，1/d，口服，辅以保胃、补钙治疗，病情好转后出院。近一周，患者水肿加重再次入院。既往：否认高血压、冠心病、糖尿病病史。入院查体：体温36.7 ℃，神清语明，心肺听诊未闻及异常杂音。辅助检查：24 h尿蛋白定量4.35 g；尿常规：蛋白（+++），白细胞2个/高倍视野；肝功：白蛋白22 g/L，总蛋白45 g/L，血常规未见异常。血细胞分化抗原CD4为367个/微升。肺CT：双肺多发小结节、微小结节。入院诊断：局灶节段性肾小球硬化症（塌陷型）；慢性肾衰竭（G4期）；右肾囊肿。入院后继续口服泼尼松，辅以降肌酐、补钙、保胃、降压、纠正贫血、调节免疫力等对症治疗。

（二）医院感染发生及诊疗经过

入院后第7天，患者出现发热，体温最高39.4 ℃，听诊左下肺闻及少量小水泡音，对症物理降温及口服退热药物，血常规：白细胞计数5.26×10^9/L、中性粒细胞百分比78.3%；C反应蛋白40.2 mg/L，降钙素原0.8 ng/ml。予以头孢替安2.0 g，1/12 h，静滴，并完善双侧血培养、肺炎支原体、病毒抗体系列等相关检查。入院第10天，患者仍有发热，逐渐出现气短，结果回报：肺炎支原体抗体、军团菌抗体、真菌抗原、病毒抗体系列（－）；肺部CT：双肺弥漫磨玻璃密度改变，肺水肿，肺孢子菌肺炎，结合患者激素使用病史及临床症状考虑肺孢子菌肺炎可能性大，予以吸氧、复方磺胺甲噁唑片2.0 g，1/6 h，口服；莫西沙星400 mg，1/d，口服。入院第15天，体温38.7 ℃，双肺底可闻及帛裂音，双侧血培养回报：未见细菌生长；临床加用卡泊芬净，首次70 mg，此后50 mg，1/d，静滴，同时将激素改为甲泼尼龙40 mg，1/12 h，静滴，并予以人免疫球蛋白10 g，1/d，静滴（共5d）。

入院第 18 天，患者诉有痰并咳出困难，完善痰培养，予以化痰治疗。入院第 21 天，复查血常规：白细胞计数 $3.64 \times 10^9/L$，中性粒细胞百分比 80.3%，红细胞 $2.07 \times 10^{12}/L$，血小板 $27 \times 10^9/L$；肺 CT：双肺弥漫磨玻璃密度影及斑片影，纵隔淋巴结略增大，两肺及胸膜陈旧病变；化验：痰一般细菌培养＋涂片：肺炎克雷伯杆菌肺炎亚种，ESBLs 阴性，细菌半定量（＋），对阿米卡星、氨曲南、头孢他啶、头孢噻肟、头孢吡肟、庆大霉素、亚胺培南、美洛培南、哌拉西林/他唑巴坦敏感，对氨苄西林、氯霉素、环丙沙星、头孢唑林、左氧氟沙星、哌拉西林、氨苄西林/舒巴坦、复方新诺明、四环素耐药。因患者血三系呈下降趋势，不除外药物不良反应，鉴于患者病情趋于平稳，停用复方磺胺甲噁唑片，暂停莫西沙星及头孢替安，改为美洛培南 0.5 g，1/8 h，静滴，甲泼尼龙加至 40 mg，1/8 h，静滴减轻肺部炎症渗出，继续卡泊芬净 50 mg，1/d，静点。入院第 24 天，体温恢复正常，继续原方案治疗。入院第 32 天，患者气短咳嗽症状较前明显好转，体温正常，血细胞分化抗原 CD4 为 746 个/微升；停用美洛培南，改为头孢替胺 2.0 g，1/12 h，静滴。入院第 39 天，复查血常规白细胞计数 $9.80 \times 10^9/L$，中性粒细胞百分比 66.9%，血红蛋白 81 g/L，血小板 $236 \times 10^9/L$；肺 CT：双肺间质性改变，炎性病变可能性大，右肺小结节影，左侧胸腔少量积液。C 反应蛋白 1.68 mg/L，降钙素原 0.17 ng/ml。停药出院。

1. 入院第 7 天肺部出现卡氏肺孢子菌感染，属于医院感染：

（1）有长期口服激素病史。

（2）出现发热，体温最高 39.4 ℃。

（3）听诊左下肺闻及少量小水泡音，并出现进行性呼吸困难。

（4）血常规：白细胞计数 $5.26 \times 10^9/L$，中性粒细胞百分比 78.3%；C 反应蛋白 40.2 mg/L，降钙素原 0.8 ng/ml。

（5）巨细胞病毒抗体阴性，血培养未生长细菌。

（6）肺 CT：双肺弥漫磨玻璃密度改变，肺水肿，PCP 肺炎。

（7）临床按卡氏肺孢子菌感染治疗有效。

2. 入院第 21 天肺部出现肺炎克雷伯杆菌感染，属于医院感染：

（1）出现发热，体温 38.7 ℃。

（2）咳痰费力。

（3）痰一般细菌培养＋涂片：肺炎克雷伯杆菌肺炎亚种，ESBLs 阴性，细菌半定量（＋）。

（4）肺 CT：双肺弥漫磨玻璃密度影及斑片影，纵隔淋巴结略增大，两肺及胸膜陈旧病变。

（三）医院感染原因分析

1. 患者为肾病综合征患者，机体蛋白质大量丢失、疾病影响食欲以及胃肠功能紊乱等因素造成机体蛋白质营养不良、组织水肿，可能导致免疫功能下降，从而造成感染的易感性增加。肾病综合征患者血清内存在免疫抑制因子，T 细胞、B 细胞免疫功能下降；高脂血症影响细胞吞噬功能；长期应用激素及免疫抑制药，激素通过多种途径导致免疫异常，可降低白细胞的趋化和吞噬功能，T 细胞和 B 细胞减少，迟发反应减少或消失，细胞的抗原反应降低，利于肺孢子菌定植；肾功能损害也会引起免疫功能低下[9]。

2. 肺孢子菌肺炎（pneumocystis carinii pneumonia，PCP，又称卡氏肺孢子虫肺炎）是一种机会性感染，多发生于免疫功能缺陷或长期接受免疫抑制药治疗的患者，肾病综合征合并 PCP 多发生于糖皮质激素及细胞毒药物治疗后。该患者长期使用激素及免疫抑制药，为合并 PCP 的高危人群。

3. 研究表明，医院感染发病率与患者住院时间成正比，患者住院时间长，易产生接触性传播，导致病原菌在体内定植或发生医院交叉感染[10]。

（四）经验教训及防控措施

1. 经验教训

（1）肾病综合征患者需长期应用激素及免疫抑制药治疗，同时，由于机体免疫功能低下，易合并各种机会性感染，感染易导致病情加重甚至危及生命。由于 PCP 临床表现不典型、病情进展速度快，病死率极高，所以对于存在 PCP 易感因素的患者出现感染症状且经普通抗感染治疗无效者，应警惕 PCP 的可能。PCP 没有特异性的临床表现，最常见的表现为干咳伴发热、进行性呼吸困难，肺 CT 表现以双肺弥漫性、对称性细小结节和网状影为主。目前，病原学诊断方法主要是在痰、肺支气管灌洗液中找到病原体，但阳性率较低，所以 PCP 的诊断主要依据病史、临床表现、实验室检查及肺 CT 改变。该患者针对普通细菌感染抗感染治疗后仍有发热，结合患者激素使用病史及临床症状，及时考虑肺孢子虫肺炎感染，并予以对症治疗，从而避免了病情恶化。早期诊断及早期治疗对肾病综合征合并 PCP 者的预后有决定性意义。

（2）PCP 治疗首选复方磺胺甲噁唑片，疗程为 2～3 周，怀疑 PCP 者不必等确诊即可应用，可降低死亡率至 12%，但复方磺胺甲噁唑片存在皮疹、发热、中性粒细胞下降、贫血、血小板下降等并发症。长期大量应用糖皮质激素是罹患 PCP 的危险因素，但大量研究证明糖皮质激素可以减少药物治疗时皮疹的发生，改善低氧血症，减少肺纤维化、病死率，对于严重低氧血症患者，予以糖皮质激素可以减轻肺间质炎症，改善低氧血症。肾病综合征合并 PCP 时应监测肾功能，及时调整药物剂量，调整糖皮质激素剂量，合理减量，减少免疫抑制药不良反应，达到抗感染治疗效果。该患者入院第 10 天予以复方磺胺甲噁唑片、入院第 21 天患者血三系呈下降趋势，不除外药物不良反应，停用复方磺胺甲噁唑片，继续科赛斯治疗。经积极治疗后患者病情好转，治疗有效。

（3）对于肾病综合征患者，应注意宣教提高预防感染的意识。每日观察患者状态，注意有无感染表现，积极监测感染指标如血常规、C 反应蛋白、降钙素原等，争取早期发现感染症状。

2. 肾病综合征患者肺内感染的防控措施

积极治疗肾病综合征原发病：经上述分析，肾病综合征患者存在 PCP 易感因素，且并发 PCP 感染致死率较高，所以需积极治疗肾病综合征原发病，同时应防治感染。

（1）医院应加强空气消毒力度，保持室内空气流通，保持适宜的温湿度，降低患者感染概率。

（2）随天气的变化及时增减衣物，尽量少带或不带患者去人员密集的场所，防止中暑、受凉及交叉感染。

（3）低盐、适量蛋白和热量，并鼓励患者多吃新鲜水果、蔬菜，通过合理饮食来增强患者的体力和精力，这样可以有效减轻疲乏和劳累症状，并有利于增强患者机体的防御能力。

3. 卡氏肺孢子菌病的防控措施

增强机体免疫功能：研究表明，发病前患者机体免疫功能对 PCP 预后有重要影响；既往存在免疫功能紊乱的患者死亡率极高，免疫功能正常者在 PCP 诱因得到控制后，结合及时、合理的临床治疗，预后较好；该患者入院前免疫功能尚在正常范围内，治疗效果较好。

（1）积极治疗导致免疫抑制的原发病，慎用激素及免疫抑制剂药。

（2）对免疫抑制人群存在感染高危因素的应预防性应用复方磺胺甲噁唑片。

（3）适当应用胸腺肽、免疫球蛋白等增强免疫力药物。

（4）避免去人口密集场所。

病例九　肾病综合征并发上呼吸道感染

（一）病历摘要

患者男，55 岁，以“发现尿化验改变 5 年，间断双下肢水肿 8 个月余”为主诉入院。5 年前，患者于体检时发现尿蛋白阳性，当时未系统诊治。2 年余前，因阴囊疼痛，就诊于某医院泌尿外科，当时化验尿常规提示尿蛋白波动在（＋）～（＋＋），口服金水宝胶囊对症治疗，但尿蛋白持续存在。10 个月前，患者因双眼视力下降，就诊于某医院眼科，当时化验尿常规提示尿蛋白（＋＋＋），尿微量蛋白四项提示：尿微量白蛋白 2750 mg/L、尿免疫球蛋白 G93.3 mg/L、尿转铁蛋白 168 mg/L、尿 α_1 微球蛋白 20.5 mg/L，24 h 尿蛋白定量为 1.66 g/d（24 h 尿量为 1500 ml）。8 个月前，患者出现双下肢水肿，化验尿常规提示尿蛋白（＋＋＋），24 h 尿蛋白定量为 8.25 g/d，诊断为“肾病综合征”，并住院治疗，住院期间给予完善肾活检，病理诊断为“膜性肾病Ⅱ期”，并于 2014 年 4 月 22 日给予口服甲泼尼龙片，40 mg，1/24 h，规律复查，逐渐减量甲泼尼龙片，14 mg，1/24 h（2014 年 10 月 11 日），联合静脉应用环磷酰胺，至本次住院前，环磷酰胺累计达 4.0 g。既往：双手小关节肿痛 10 余年，风湿免疫科明确诊断骨性关节炎；否认高血压、糖尿病、心脏病病史。入院查体：体温 36.3 ℃，全身浅表淋巴结无肿大，眼睑无水肿，咽部无充血红肿，扁桃体无肿大，双肺叩诊清音，双肺呼吸音清，未闻及干湿啰音及胸膜摩擦音；心率 83/min，心律规整；腹部平坦，无压痛及反跳痛，未触及包块，双下肢轻度水肿。血常规：白细胞计数 8.27×10^9/L、中性粒细胞百分比 66.0%、血红蛋白浓度 129 g/L、红细胞计数 3.93×10^{12}/L、血小板计数 200×10^9/L；C 反应蛋白 2.80 mg/L；血脂：三酰甘油 3.52 mmol/L、总胆固醇 5.24 mmol/L、低密脂蛋白胆固醇 2.83 mmol/L、高密脂蛋白胆固醇 1.58 mmol/L；总蛋白 51.6 g/L、白蛋白 38.1 g/L、白蛋白/球蛋白 2.82、球蛋白 13.5 g/L；肾功能：血肌酐 61.0 μmol/L、血清胱抑素 C0.96 mg/L、血尿素 8.01 mmol/L、血尿酸 452 μmol/L；T 细胞亚群：$CD4^+$ 2685/μl、$CD8^+$ 2571/μl、$CD3^+$ 5682/μl、淋巴细胞百分比 76.4%、$CD3^+$ 85%；尿常规均正常。入院诊断：肾病综合征；膜性肾病Ⅱ期；骨性关节炎；高脂血症；高尿酸血症。

（二）医院感染发生及诊疗经过

入院后，患者继续激素联合环磷酰胺治疗膜性肾病，给予注射用环磷酰胺，400 mg，1/

48 h。入院第 3 天，患者出现流涕，咳嗽，无咳痰，伴发热；查体：体温 37.5 ℃，双肺听诊呼吸音粗，无干湿啰音；完善血常规：白细胞计数 6.38×10^9/L、中性粒细胞百分比 62.5%、红细胞计数 2.35×10^{12}/L、血红蛋白浓度 134 g/L、血小板计数 314×10^9/L；C 反应蛋白 2.80 mg/L；考虑为上呼吸道感染，给予双黄连口服液、蒲地蓝口服液对症治疗。入院第 8 天，患者流涕、咳嗽症状仍未见明显改善，无发热，肺部听诊未见异常。胸部 DR 未见异常。因头孢类抗生素皮试阳性，给予阿奇霉素 0.5 g，1/24 h，静脉滴注。次日，患者体温恢复正常，流涕、咳嗽症状缓解，继续抗病毒治疗。此时环磷酰胺已应用 3 次，本次入院累计 1.2 g，已达治疗剂量。考虑其可出院继续口服药物治疗，准予其出院。

入院第 3 天出现上呼吸道感染，属于医院感染：

（1）患者出现流涕，咳嗽，无咳痰，伴发热，体温 37.5 ℃。

（2）肺部听诊：呼吸音粗，无干湿啰音。

（3）血常规：白细胞计数 6.38×10^9/L、中性粒细胞百分比 62.5%、红细胞计数 2.35×10^{12}/L、血红蛋白浓度 134 g/L、血小板计数 314×10^9/L；C 反应蛋白 2.80 mg/L。

（三）医院感染原因分析

1. 该患者诊断明确，为膜性肾病，感染为膜性肾病常见并发症。在肾病综合征的病程中，由于肾小球基底膜损伤，大量的免疫球蛋白排出体外，造成机体免疫功能下降，增加患者发生感染的风险[11]。

2. 患者长期应用激素联合环磷酰胺治疗肾病综合征，可能诱发感染的发生。烷化剂虽是治疗膜性肾病有效的药物，但随着剂量的积累，肿瘤及感染的发生率也逐渐升高。长期应用免疫抑制药，可使 $CD4^+$、$CD8^+$ 及 NK 细胞的数量减少、功能下降，有研究证明，当 $CD4^+$ 细胞下降至 400/μl 以下时，不仅外源性感染如医院感染的发生率明显增加，肺部侵袭性真菌感染的概率也明显上升。另外，应用皮质类固醇可能会掩盖一些感染的征象，如体温升高等，还可能出现少见的病原体感染，如病毒（巨细胞病毒）、真菌、原生动物或蠕虫（卡氏肺囊虫）等。

（四）经验教训及防控措施

1. 经验教训

入院第 2 天，完善炎症相关指标未见异常。入院 3 d，患者出现上呼吸道感染症状，无发热，咳嗽，无咳痰，故未完善病原学检查，未急查感染相关指标，只给予双黄连口服液、蒲地蓝口服液对症治疗。在抗感染治疗 5 d，临床症状未见明显改善时，临床医师改用阿奇霉素抗感染治疗。整个抗感染治疗过程，临床医师仅结合患者的临床症状和自身的经验应用抗感染药物，未及时完善感染相关指标的检查和病原学培养，抗菌药物应用过晚，导致病程延长，医疗费用增加。因此，当患者有感染征象时，临床医师应及时完善感染相关检查，尤其是微生物培养，以明确感染诊断，指导抗菌药物的合理应用。

2. 加强对免疫功能缺陷患者的监测力度

大剂量使用皮质类固醇激素及联合烷化剂治疗，可使患者免疫功能降低而易继发感染，故监测机体免疫状态显得十分重要。

（1）每月监测血常规、C 反应蛋白和球蛋白水平，在使用烷化剂前，要对细胞免疫功能进行评估（如查淋巴细胞亚群），即使未出现感染，如发现细胞免疫功能缺陷，如 $CD4^+$、

NK 细胞下降，球蛋白下降，均应给予调节免疫球蛋白治疗，如给予胸腺五肽，必要时给予丙种球蛋白。

（2）一旦出现发热，应积极完善病原学检查及相关药敏试验，明确感染的性质，选择合适的抗菌药物治疗。

（3）加强病区通风换气，定期进行空气消毒，保持病室清洁，空气新鲜，温度适宜，并减少探视。

（4）加强手卫生，重视皮肤护理，每日用温水擦洗全身皮肤，按摩受压部位，保持床单位清洁干燥，避免机械性刺激；若为重症感染，可停用环磷酰胺，并将激素减量。

病例十　肾病综合征并发肺部感染

（一）病历摘要

患者男，62 岁，主因“双下肢水肿 5 个月，呼吸困难 1 d”，于 2014 年 9 月 10 日入院。5 个月前，患者无明显诱因出现尿泡沫增多，自觉双下肢水肿，未在意。2 个月前，自觉周身乏力，同时伴有夜尿频、夜间排尿 2～3 次，于外院检查发现：尿蛋白（＋＋＋）、24 h 尿蛋白定量 7.68 g/d，血清白蛋白 29.4 g/L，继而就诊于某三甲医院，完善相关检查并诊断为“肾病综合征”；2014 年 4 月 24 日，患者于该三甲医院完善肾活检检查，病理诊断为“膜性肾病Ⅱ期”，给予甲泼尼龙片 48 mg，1/24 h，口服＋雷公藤多甙 20 mg，1/8 h，口服治疗原发病。本次入院时，药量已减至甲泼尼龙片 32 mg，1/24 h，口服＋雷公藤多甙 20 mg，1/8 h，口服，复查尿蛋白（＋）～（＋＋），24 h 尿蛋白 3 g/d。入院前 1 天，患者无明显诱因出现双下肢水肿加重，呼吸困难明显，无明显尿量减少，伴有活动后心悸、气短。病来患者无发热，无明显咳嗽、咳痰，恶心，未呕吐，无腹痛、腹泻，无光过敏，无关节肿痛，饮食及睡眠尚可，大便正常。既往史：高血压病史 13 余年，平素口服硝苯地平缓释片控制血压。入院查体：体温 38.6 ℃，脉搏 110/min（窦性心律），血压 112/75 mmHg，神志清楚，全身浅表淋巴结无肿大，咽部无红肿，扁桃体无肿大，双肺呼吸音粗，可闻及散在帛裂音；腹部平坦，无压痛及反跳痛，无肌紧张；双肾区无叩痛，季肋点、上输尿管点、中输尿管点、肋脊点、肋腰点无压痛，肋脊角无叩击痛，双下肢中度水肿。血常规：白细胞计数 9.9×10^9/L、中性粒细胞绝对值 8.81×10^9/L、中性粒细胞百分比 89.2%、淋巴细胞绝对值 0.73×10^9/L、单核细胞百分比 2.9%、红细胞计数 4.79×10^{12}/L、血红蛋白浓度 152 g/L。尿常规：红细胞 65.72 个/高倍视野、蛋白质（＋＋＋）、白细胞 2.52 个/高倍视野、尿红细胞形态 70%畸形。血尿素 8.03 mmol/L，血肌酐 56.0 μmol/L，血清胱抑素 C1.46 mg/L，空腹血糖 6.80 mmol/L。血气分析：酸碱度（pH）7.5130、乳酸浓度（LAC-A）4.900 mmol/L、氧分压（PO_2）88.900 mmHg、氧饱和度（SO_2）98.20%、实际碳酸氢根浓度24.30 mmol/L、二氧化碳分压（PCO_2）35.400 mmHg。C 反应蛋白 69.20 mg/L。T 细胞亚群：白细胞计数 9.8×10^9/L、抑制性 T 淋巴细胞百分比（$CD8^+$）24%、辅助性 T 淋巴细胞百分比（$CD4^+$）23%、辅助性 T 淋巴细胞绝对值（$CD4^+$）191/μl、T 淋巴细胞绝对值（$CD3^+$）401/μl、自然杀伤细胞绝对值（$CD16^+CD56^+$）21/μl、自然杀伤细胞百分比（$CD16^+CD56^+$）3%、淋巴细胞百分比 8.3%、T 淋巴细胞百分比（$CD3^+$）49%、辅助性T淋巴细胞/抑制性T淋巴细胞（CD4/CD8）0.97。胸部CT平扫：双肺泡性气肿；左上肺陈旧性病变；主动脉及冠脉硬化；双侧胸膜增厚、钙化；轻度脂肪肝。入院诊断：肾病综合征，膜性肾病Ⅱ期，高血压。

（二）医院感染发生及诊疗经过

入院当天，患者出现活动后心悸、气短，给予补充白蛋白、利尿、吸氧等对症治疗。入院第5天，患者出现发热，体温最高达39℃，偶有咳嗽，无咳痰，有寒战，伴有明显呼吸困难及气短，颜面潮红，间断窦性心动过速，心率多为120/min，呼吸24～34/min，血中性粒细胞升高，C反应蛋白60 mg/L，降钙素原0.09 ng/ml。患者长期应用激素及雷公藤多甙片，查免疫球蛋白IgG及IgM下降，T细胞亚群提示存在免疫妥协。患者呼吸困难明显，查体双肺可闻及大量湿啰音和帛裂音，双肺间质性炎症较重，故考虑为重症间质性肺炎合并Ⅰ型呼吸衰竭，（卡氏肺孢子菌肺炎）不能除外，经验性给予哌拉西林钠/他唑巴坦钠联合复方新诺明，并给予丙种球蛋白治疗。因抗感染治疗效果不佳，将哌拉西林钠改为美罗培南，停用雷公藤多甙片，同时考虑肺部真菌感染的可能性大，故加用氟康唑抗真菌治疗。入院第8天，患者仍有发热，呼吸困难未见明显好转；痰培养生长肺炎克雷伯杆菌（产ESBLs，即产超广谱β内酰胺酶），美罗培南敏感，故加用乙酰半胱氨酸改善肺间质病变，并应用甲泼尼龙40 mg，1/12 h，静脉滴注。入院第13天，患者无发热，轻度恶心，未呕吐，偶有轻咳，活动后气短，二便正常。查体：指尖氧饱和度93%（未吸氧状态下），双肺湿啰音消失，仍可闻及帛裂音；心率101/min，律齐，无杂音，双下肢无水肿。入院第15天，患者上午再次发热，体温达37.3℃，活动后仍感呼吸困难，恶心，未呕吐，偶有轻咳，二便正常。查体：指尖氧饱和度96%（未吸氧状态下），双肺仍可闻及帛裂音；心率110/min，律齐，无杂音，双下肢无水肿，痰培养克柔念珠菌生长（＋＋＋），（1-3）-β-D葡聚糖检测202.9 pg/ml、C反应蛋白65.10 mg/L；复查胸部CT较前片部分病变范围有所缩小，下叶病变略有吸收，将氟康唑改为伊曲康唑口服，其后体温基本正常，呼吸困难逐渐好转。入院第28天，患者无发热，晨起咳嗽，少许棕黄色黏稠痰，呼吸困难减轻，可下床活动，无恶心，二便正常。查体：体温正常，口唇无发绀，双肺可闻及帛裂音；心率86次/分，律齐，无杂音；双下肢无水肿；患者当前症状明显减轻，化验指标较前明显改善，已达出院标准，准其出院。

1. 入院第5天出现肺部细菌感染，属于医院感染：

（1）患者住院期间出现发热，体温最高达39℃，偶有咳嗽，无咳痰，有寒战，伴有明显呼吸困难及气短，颜面潮红。

（2）听诊：双肺可闻及大量湿啰音和帛裂音。

（3）血中性粒细胞升高，C反应蛋白60 mg/L，降钙素原0.09 ng/ml。

（4）痰培养生长肺炎克雷伯杆菌（产ESBLs），美罗培南敏感。

2. 入院第15天出现肺部真菌感染，属于医院感染：

（1）患者上午再次发热，体温达37.3℃，活动后仍感呼吸困难，偶有轻咳。

（2）听诊：双肺未闻及湿啰音，但仍有帛裂音。

（3）（1-3）-β-D葡聚糖检测202.9 pg/ml、C反应蛋白65.10 mg/L。

（4）痰培养克柔念珠菌生长（＋＋＋）。

(三) 医院感染原因分析

患者规律使用激素联合雷公藤多甙片，使用上述药物有诱发感染的风险。

患者在应用皮质类固醇期间，药物可诱导大量炎症细胞的活化、增殖、分化和存活，促进炎性细胞特别是未成熟和活化 T 细胞凋亡；同时，能明显降低周围循环中的淋巴细胞，使淋巴细胞短期内从血循环转移至脾、淋巴结、胸导管和骨髓。皮质类固醇对单核细胞也有类似的作用，但对中性粒细胞的作用则相反，它可促进骨髓及附壁中性粒细胞进入血液循环，同时抑制中性粒细胞在炎症部位聚集，并减低其趋化性，抑制中性粒细胞与内皮细胞黏附。此外，糖皮质激素还可减少嗜酸细胞和嗜碱细胞，并能通过促进淋巴细胞凋亡，影响 T 细胞、B 细胞及单核巨噬细胞功能抑制免疫[1]。

雷公藤多甙能抑制免疫细胞的功能和 T 细胞增殖，促进活化 T 细胞的凋亡；并能抑制巨噬细胞、树突状细胞等抗原呈递细胞的活化，抑制白细胞介素 2、肿瘤坏死因子等细胞因子的产生，从而抑制细胞免疫的进一步活化；同时，雷公藤多甙还能明显抑制抗体的产生，具有多方面、多靶点的免疫抑制效应[4]。

由此可见，激素和雷公藤多甙的应用可诱导机体抵抗力下降，导致感染容易发生或感染不易局限化；而且，应用类固醇还可能会掩盖一些感染的征象，延误感染的治疗，加重病情。在机体任何部位由病原体引起的感染，如：细菌、病毒、真菌、卡氏肺孢子虫、原生动物或蠕虫等，都可能与单独使用皮质类固醇或联合使用其他能影响细胞免疫、体液免疫的免疫抑制药物有关。这些感染可能是中度、重度，偶尔是致命性的。随着皮质类固醇的剂量增加，发生感染的概率也会随之增加[5]。

超广谱抗生素的应用通常也是导致菌群失调及真菌感染的很重要原因，机体本身是一个菌群平衡的系统，比如当机体被有害细菌感染时，不当使用抗生素或大量、长期使用超广谱抗生素会使大量有害细菌被杀死的同时有益菌和正常菌群也同样被杀灭，但抗生素对真菌无效，这样就导致机体严重菌群失调，真菌大量繁殖，使用抗生素杀菌力度越强、时间越久，真菌感染率就越高，这些风险不仅仅存在于抗生素滥用的患者，同时存在于规律应用抗生素治疗的患者；另外，许多病原性较弱或非病原性真菌，由于长期大量应用抗生素而导致某些菌株变异，使原来不致病菌株最后转变成致病菌株；该患者因细菌合并真菌感染，且细菌为产 ESBLs，根据药敏结果给予哌拉西林钠/他唑巴坦钠其后改为美罗培南，以上两种均为杀菌力度及级别较高的抗生素，在周身炎症及感染较重的情况下，较长时间的抗菌疗程在所难免，极可能导致二重感染或菌群失调的发生。

(四) 经验教训及防控措施

激素联合雷公藤多甙治疗的患者应积极预防感染。

大剂量使用皮质类固醇激素联合免疫抑制药可能使机体免疫功能降低，而继发感染。因此，加强感染的防控显得至关重要。

(1) 一旦患者出现发热，临床医师应积极完善病原学检查及相关药敏实验，明确感染的性质，选择适当药物治疗。

(2) 保持病室清洁，空气新鲜，温度适宜，并严格探视制度，限制病室人员流动。

(3) 加强手卫生，加强皮肤护理，每日用温水擦洗全身皮肤，按摩受压部位，保持床铺清洁干燥，避免机械性刺激。

（4）一旦发生感染，应积极治疗，定期复查淋巴细胞亚群、免疫球蛋白、补体、炎症因子、葡聚糖、病毒抗体、痰培养及胸部 CT、肺泡灌洗等检查项目，有助于感染的合理治疗。

（5）卡氏肺孢子菌感染症状严重，但肺部体征较少，多数患者肺部听诊无异常，部分患者可闻及散在湿啰音；临床医务人员应注意免疫抑制者与普通患者的隔离，防止发生交叉感染；对卡氏肺孢子虫感染的高危人群，可预防性应用药物，从而有效防止潜在感染转变为临床疾病。

（6）合理用药：患者原有肺部感染不可仅凭感觉和经验使用抗菌药物，应根据患者自身条件、感染的严重程度，微生物培养和药敏试验结果，有针对性地合理使用抗菌药物，不宜长期用药或无适应证的情况下预防性用药，以免引起正常菌群失调，诱发真菌感染。

（7）改善自身内环境：对于有类似肺部原发感染的患者，在针对原发感染积极治疗的同时，加强对症、支持治疗，改善机体营养状态和免疫功能，增强患者抵抗力，使自身内环境稳定，从而降低继发真菌感染的风险。

病例十一　慢性肾衰竭并发肺部感染

（一）病历摘要

患者男，65 岁，主因“尿泡沫增多，伴尿化验异常 2 年余，周身水肿 1 个多月”，于 2015 年 10 月 8 日入院。2 年前，患者发现尿泡沫增多，随即就诊于当地医院，查尿常规提示蛋白阳性，24 h 尿蛋白定量 1.05 g/d，血肌酐 115 μmol/L，诊断为“肾小球肾炎，慢性肾衰竭”，当时因其拒绝肾活检，故经保肾、降肌酐、降尿蛋白、改善微循环等对症治疗，病情平稳后出院。院外间断应用百令胶囊、海昆肾喜胶囊等保肾药物，未定期复查尿常规及肾功能。1 个月前，患者无明显诱因出现双眼及双下肢水肿，呈凹陷性，以右侧为重，多于休息后可缓解，有夜尿频，3～4 次/晚，有尿急，有尿泡沫，经久不散，无肉眼血尿，尿量无明显变化，随后于外院门诊查尿常规：尿蛋白（＋＋＋）。病来无发热，无咳嗽、咳痰，有恶心，无呕吐，无胸闷、气短，无腹痛、腹泻，无皮疹，无口干，有眼干，无口腔溃疡，无光过敏，无关节疼痛及肿胀，有乏力，无盗汗，无脱发，饮食、睡眠正常，体重无明显变化。既往：高血压病史 20 年余，血压最高达 220/130 mmHg，曾应用硝苯地平控释片，现应用马来酸氨氯地平片＋琥珀酸美托洛尔缓释片，血压控制不佳；糖尿病病史 8 年余，曾应用拜糖平，现未应用降糖药物，血糖控制不佳；脑梗死病史 8 年余，未遗留后遗症。入院查体：体温 36.5 ℃，呼吸 16/min，血压 181/94 mmHg，脉搏 64/min，神志清晰，检查配合，全身浅表淋巴结无肿大及压痛，眼睑水肿，咽部无充血，扁桃体无肿大；颜面部正常，无畸形，双肺叩诊清音，听诊呼吸音清，双肺可闻及少许啰音；心率 78/min，心律齐；腹部软，无压痛及反跳痛，未触及包块，平卧位双肾未触及；双侧肾区无叩击痛，双侧季肋点、上输尿管点、中输尿管点、肋脊点和肋腰点无压痛；肋脊角无叩击痛；耻骨上区无膨隆、无压痛，未触及包块，双下肢水肿。入院诊断：慢性肾小球肾炎；慢性肾衰竭（尿毒症期）；高血压 3 级（很高危）；2 型糖尿病。

（二）医院感染发生及诊疗经过

入院后第 16 天，患者因着凉出现发热，有喘息，端坐位，咳嗽、咳痰，无恶心、呕吐，无腹痛、腹泻，周身水肿。查体：体温 37.9 ℃，血压 152/74 mmHg，脉搏 86/min，双肺呼吸音粗，双肺可闻及少许湿啰音，双手及双下肢水肿。查双肺 CT：双侧肺内感染；左肺下叶陈旧性病灶；主动脉及冠状动脉硬化；降主动脉夹层动脉瘤。建议必要时行胸腹联合 CTA 检查；双侧胸腔积液并双肺下叶含气不良；胆囊多发结石；腹腔积液；双肾多发低密度灶，囊肿。血常规：白细胞计数 5.14×10^9/L、中性粒细胞百分比 76.0%、血红蛋白浓度 61 g/L；C-反应蛋白 144.6 mg/L；降钙素原测定 0.91 ng/ml。临床予以注射用美罗培南 50 mg，1/8 h，静脉滴注，联合氟康唑 50 mg，1/24 h，口服，积极抗感染治疗。抗感染治疗后复查炎症指标，血常规：白细胞计数（WBC）5.07×10^9/L、中性粒细胞百分比 73.5%、血红蛋白浓度 95 g/L；降钙素原测定 0.46 ng/ml；C 反应蛋白 43.8 mg/L；血气分析（未吸氧）：酸碱度（pH）7.3730、氧分压（PO_2）70.100 mmHg、阴离子隙（AG）2.70 mmol/L、二氧化碳分压（PCO_2）43.900 mmHg；肺炎支原体抗体阴性。患者病情平稳，准予出院。

入院第 16 天出现肺内感染，属于医院感染：

（1）患者因着凉出现发热，体温达 37.9 ℃，有喘息，端坐位，咳嗽、咳痰。

（2）查体：双肺呼吸音粗，双肺可闻及少许湿啰音。

（3）血常规：白细胞计数 5.14×10^9/L、中性粒细胞百分比 76.0%、血红蛋白浓度 61 g/L；C 反应蛋白 144.6 mg/L；降钙素原测定 0.91 ng/ml。

（4）双肺 CT：双侧肺内感染；左肺下叶陈旧性病灶；双侧胸腔积液并双肺下叶含气不良。

（三）医院感染原因分析

（1）该患者处于慢性肾衰竭尿毒症期，易发生代谢性酸中毒、内分泌紊乱、营养不良，引起患者免疫功能下降，易合并感染。尤其是在维持性透析期间，机体细胞因子、基因表达、免疫应答等功能受损，混合 T、B 淋巴细胞数量减少、功能缺陷，进一步增加患者发生感染的可能性[12]。

（2）该患者有喘息，端坐呼吸，心力衰竭较重，为呼吸道感染的易感人群。心力衰竭患者呼吸道感染最为常见，这是由于心力衰竭患者存在不同程度的肺淤血、肺水肿、支气管黏膜充血和水肿，对入侵病原菌的防御、抵抗能力下降，而且更有利于细菌的生长繁殖；再者，由于患者心功能差，卧床多，活动受限，不利于呼吸道分泌物引流；部分心力衰竭患者还需长期吸氧，若湿化液不及时更换，湿化瓶、吸氧管道消毒不严格，即使含少量细菌的气溶胶被吸入，沉积于肺部的毛细血管和肺泡，都会增加呼吸道感染的危险性。

（3）医疗环境是医院感染传播的重要途径，其质量的好坏与医院感染的发生有着密切的联系，并直接影响着患者的身心健康。医疗机构是患者聚集的场所，人员密度大、微生物（尤其是病原微生物）含量高；而且随着住院时间的延长，患者接受医疗操作的次数增加，其发生感染的风险逐渐升高。该患者此次住院时间较长，暴露危险因素的机会较多，可能是其合并医院感染的原因之一。

（4）糖尿病患者蛋白质合成减少、分解加快，使得免疫球蛋白、抗体、补体合成减少，淋巴细胞转化率降低；同时，糖尿病患者血中白细胞的游走、吞噬、调理、趋化和杀菌能力明显降低；另外，高糖环境利于细菌生长繁殖。因此，糖尿病是患者合并感染的危险因素之一。该患者糖尿病病史长达8年多，血糖控制不佳，属于感染发生的高危人群。

（5）患者贫血，同时合并多种慢性病，基础状态差，免疫力低下，为易感人群。

（四）经验教训及防控措施

1. 慢性肾疾病医院感染防控措施

（1）提高机体免疫力，积极维持水、电解质平衡，改善患者全身情况。

（2）控制感染源如定期空气消毒，尽量避免患者与存在感染者接触及到人员密集之处，对有创伤性检查及治疗操作应严格无菌操作。

（3）缩短住院时间，减少病房内交叉感染。

（4）积极治疗原发疾病，如糖尿病患者控制血糖水平，高血压患者控制血压水平，预防其并发症发生。

（5）合理使用抗菌药物和激素，选用针对性敏感药物，严格掌握疗程，严禁滥用及频繁换药，同时根据病情尽量缩短激素及免疫抑制药的疗程，防止盲目使用抗菌药物和长期激素治疗而导致病情加重或伴发真菌感染。

2. 加强培训、管理，提高手卫生依从性

（1）手卫生的管理与基本要求

1）医疗机构应制定并落实手卫生管理制度，配备有效、便捷的手卫生设施。

2）医疗机构应定期开展手卫生的全员培训，医务人员应掌握手卫生知识和正确的手卫生方法，保障洗手与手消毒的效果。

3）医疗机构应加强对医务人员工作的指导与监督，提高医务人员手卫生的依从性。

4）手消毒效果应达到如下相应要求。

①卫生手清毒，监测的细菌菌落总数应≤10 cfu/cm^2。

②外科手消毒，监测的细菌菌落总数应≤5 cfu/cm^2。

（2）洗手与卫生手消毒设施

1）设置流动水洗手设施。

2）手术室、产房、导管室、层流洁净病房、骨髓移植病房、器官移植病房、重症监护病房、新生儿室、母婴室、血液透析病房、烧伤病房、感染疾病科、口腔科、消毒供应中心等重点部门应配备非手触式水龙头；有条件的医疗机构在诊疗区域均宜配备非手触式水龙头。

3）应配备清洁剂：肥皂应保持清洁与干燥；盛放皂液的容器宜为一次性使用，重复使用的容器应每周清洁与消毒；皂液有浑浊或变色时及时更换，并清洁、消毒容器。

4）应配备干手物品或者设施，避免二次污染。

5）应配备合格的速干手消毒剂。

6）手卫生设施的设置应方便医务人员使用。

（3）洗手与卫生手消毒

1）洗手与卫生手消毒应遵循以下原则：

①当手部有血液或其他体液等肉眼可见的污染时，应用肥皂（皂液）和流动水洗手；

②手部没有肉眼可见污染时，宜使用速干手消毒剂消毒双手代替洗手。

2）在下列情况下，医务人员应根据洗手与卫生手消毒的原则选择洗手或使用速干手消毒剂：

①直接接触每位患者前后，从同一患者身体的污染部位移动到清洁部位时。

②接触患者黏膜、破损皮肤或伤口前后，接触患者的血液、体液、分泌物、排泄物、伤口敷料等之后。

③穿脱隔离衣前后，摘手套后。

④进行无菌操作、接触清洁、无菌物品之前。

⑤接触患者周围环境及物品后。

⑥处理药物或配餐前。

3）医务人员在下列情况时应先洗手，然后进行手卫生消毒。

①接触患者的血液、体液和分泌物及被传染性致病微生物污染的物品后。

②直接为传染病患者进行检查、治疗、护理或处理传染病患者污物之后。

4）消毒应遵循以下方法：

①取适量的速干手消毒剂于掌心。

②严格按照六步洗手法搓揉消毒剂。

③揉搓时保证手消毒剂完全覆盖手部皮肤，直至手部干燥。

病例十二 慢性肾衰竭并发肺部感染

（一）病历摘要

患者女，73岁，主因“间断乏力、恶心、呕吐1年，加重1个月”，于2014年8月4日入院。1年前，患者无明显诱因出现心慌、乏力，间断恶心，呕吐，呕吐物为胃内容物，当时就诊于某三甲医院，经查诊断为“轻度胃炎，肺结核不除外”，给予保护胃黏膜及诊断性抗结核治疗，出院后未坚持用药。1个月前，患者上述症状再次出现，并加重，伴有食欲缺乏，尿量减少，就诊于某医院，经查为“慢性肾衰竭、失代偿期；肾性贫血”，经对症治疗，病情缓解出院。病来患者无发热，有食欲缺乏，体重下降，偶有恶心，无明显呕吐，偶有胸闷、气短，无头痛，无明显咳嗽咳痰，尿量有所减少（具体未知）。入院查体：生命体征平稳，左颌下可触及0.5 cm×0.5 cm淋巴结，触痛明显，双肺下野可闻及少许细湿啰音，双下肢散在黑色苔藓样变。尿常规：蛋白质（＋＋）、红细胞303.43个/高倍视野、尿红细胞形态70％畸形。血钙2.01 mmol/L、血尿酸422 μmol/L。血常规：白细胞计数3.79×10^9/L、血红蛋白浓度80 g/L、血小板计数162×10^9/L。血钾3.1 mmol/L、血钠133 mmol/L，血尿素16.43 mmol/L、急诊血酐282 μmol/L、二氧化碳结合力29 mmol/L，三酰甘油2.16 mmol/L、总胆固醇6.10 mmol/L，血浆白蛋白28 g/L，脑钠肽15 000 pg/ml。尿微量蛋白四项：尿微量白蛋白528.00 mg/L、免疫球蛋白G（尿）124.00 mg/L、尿α_1微球蛋白58.50 mg/L。全腹CT平扫：肝内胆管扩张；脾小梗死灶；腹主动脉硬化。胸部CT平扫：慢性支气管炎、肺气肿并双肺间质性病变；左侧多发陈旧性病灶；双侧胸膜增厚；主动脉及冠状动脉硬化。入院诊断：慢性肾衰竭，失代偿期；慢性肾小球肾炎；肾性贫血；心功能不全，心功能Ⅲ级；低钾血症；低钙血症；粒细胞减少症；糜烂性胃炎；陈旧性肺结核；湿疹。

（二）医院感染发生及诊疗经过

入院第 14 天，患者出现发热，体温最高达 38.5 ℃，伴有寒战，咳嗽咳痰明显，为黄痰，无明显呼吸困难。查体：双肺下野可闻及散在湿啰音。查血常规：白细胞计数 3.71×10^9/L、中性粒细胞百分比 79.7%、血红蛋白浓度 63 g/L、血小板计数 96×10^9/L；血尿素 15.71 mmol/L，B 型钠尿肽 21 300 pg/ml，急诊血肌酐 320 μmol/L；C 反应蛋白 64.80 mg/L，降钙素原测定 83.00 ng/ml。胸部 CT 提示双肺感染，双肺小斑片状浸润影。应用哌拉西林钠/他唑巴坦钠 2.5 g，1/12 h，静滴，抗感染治疗。入院第 15 天，患者出现高热，寒战、呼吸困难、心悸（新发心房颤动），补充诊断为全身炎症反应综合征，将哌拉西林钠/他唑巴坦钠改为美罗培南 0.5 g，1/8 h，静滴，同时加用甲泼尼龙 40 mg，1/d，静滴抗炎治疗。复查 T 细胞亚群：白细胞计数 3.7×10^9/L、辅助性 T 淋巴细胞百分比（$CD4^+$）29%、辅助性 T 淋巴细胞绝对值（$CD4^+$）188/μl、抑制性 T 淋巴细胞绝对值（$CD8^+$）167/μl、T 淋巴细胞绝对值（$CD3^+$）362/μl、自然杀伤细胞绝对值（$CD16^+CD56^+$）80/μl、淋巴细胞百分比 17.4%、B 淋巴细胞百分比（$CD19^+$）29%、B 细胞绝对值（$CD19^+$）184/μl。痰培养为屎肠球菌生长 8 万 cfu/ml、产 β-Lac 株 HLAR 菌株阳性、酵母样真菌（++），加用盐酸莫西沙星片覆盖非典型致病菌，氟康唑胶囊防治真菌感染，其后患者体温正常。入院第 25 天后，患者无发热，无胸闷气短，无明显咳嗽、咳痰，无肉眼血尿，无尿量减少，无头晕、头痛，食欲及精神状态明显好转，出院。

入院第 14 天出现肺部感染，属于医院感染：

（1）患者出现发热，体温最高达 38.5 ℃，伴有寒战，咳嗽咳痰明显，为黄痰。

（2）查体：双肺下野可闻及散在湿啰音。

（3）血常规：白细胞计数 3.71×10^9/L、中性粒细胞百分比 79.7%、血红蛋白浓度 63 g/L、血小板计数 96×10^9/L，C 反应蛋白 64.80 mg/L，降钙素原测定 83.00 ng/ml。

（4）胸部 CT：双肺炎症改变，双肺小斑片状浸润影。

（5）痰培养为屎肠球菌生长 8 万 cfu/ml、产 β-Lac 株 HLAR 菌株阳性、酵母样真菌（++）。

（三）医院感染原因分析

慢性肾病患者发生肺部感染的易感因素包括：老年，存在糖尿病、老年痴呆、截肢、瘫痪、营养不良等并发症，低蛋白血症，疫苗低反应性，激素和免疫抑制治疗，尿毒症状态，透析通路和透析相关操作等。此外诊疗过程中慢性肾病患者接触病原体的概率增加。这些都可能增加其发生急性感染的机会。

此患者是医院感染的高危人群：

（1）该患者为高龄、慢性肾疾病、慢性肾功能不全、贫血、低蛋白血症，免疫功能下降而易导致感染。有研究表明慢性肾功能不全和维持性血液透析患者存在体液免疫和细胞免疫缺陷，其中以细胞免疫功能低下尤为明显。一般认为，血液中肾衰竭所致的毒素蓄积对 T 淋巴细胞免疫功能的抑制作用是一个重要因素，同时有研究发现血液透析患者淋巴细胞计数明显减少，本患者查辅助性 T 淋巴细胞绝对值（$CD4^+$）188/μl，与艾滋病患者免疫状态类似，故免疫状态明显受抑制，同时随着病程的延长及加重，患者的细胞免疫功能逐渐下降，同时淋巴细胞亚群功能也存在明显的失衡，加之该患者粒细胞减少，感染较重时白细胞仍低于正常，免疫应答反应较差。

（2）该患者存在慢性胃炎，有食欲缺乏，进食不佳，体重下降，在此基础上存在慢性肾炎，尿蛋白（＋＋）～（＋＋＋），长期丢失蛋白，合并低蛋白血症及营养不良，合并负氮平衡，导致免疫球蛋白、补体、抗体等生成减少。

（3）容量负荷较重：与正常人体在保持水钠动态平衡相比慢性肾病及慢性肾衰竭患者存在很大差异，水钠潴留是影响患者心肺功能的重要因素，容量负荷较重或合并心力衰竭时多并发感染，该患者入院时存在尿量减少、水肿、容量负荷加重、心力衰竭，感染时心力衰竭加重，心力衰竭加重导致肺淤血同时又反过来使心脏负荷进一步加重，如此恶性循环。

（4）肾性贫血：患者因慢性肾衰竭合并肾性贫血导致组织出现乏氧状态，也使细菌容易滋生。

（四）经验教训及防控措施

1. 合并多种慢性病人群预防感染，目前能够应用的方法主要是接种疫苗和减少不必要的住院和接触病原体。

（1）接种疫苗：终末期肾病人群接种流感疫苗的应答率为7%～44%，而疫苗的保护率可以达到46%～93%。慢性肾疾病和终末期肾病患者接种肺炎球菌疫苗后，其应答率和保护性抗体产生的数量均低于正常人群，同时抗体有效滴度持续的时间也较短。现有研究显示，虽然CKD患者对疫苗的反应较低，但接种肺炎球菌疫苗、流感疫苗总体可以降低肺炎的发生率[13]。

（2）减少患者暴露于病原体的机会：医务人员的手常有革兰氏阴性菌和金黄色葡萄球菌定植，正确的洗手方法与规则可减少致病菌传播。透析室的医务人员进入病室时应戴口罩、帽子，勤换手套。透析室、透析器等设备应按规定消毒。

2. 合理使用抗菌药物、积极完善病原学检查

该患者经验抗感染治疗后效果欠佳，此时为避免感染进一步加重肾病情，及时升级抗菌药物，且选择肾毒性较小的抗菌药物积极抗感染治疗。慢性肾衰竭合并肺部感染的治疗与普通患者有所不同：

（1）抗生素选择：初期应做到对革兰氏阴性、革兰氏阳性菌的全面覆盖，重点是革兰氏阴性杆菌，必要时还应注意对厌氧菌的治疗。如进行透析的患者需考虑到透析治疗对药物的清除作用，药物用量应充足。

（2）并发症处理：患者感染后引起心功能负担加重，这在本患者病情中有所体现，常很快出现心力衰竭症状。因此应严格限制容量摄入，限制低盐、低钠饮食，利尿，减轻水钠潴留，减低心脏负荷。病情及条件允许者可给予连续性血液净化，能连续而恒定地调节水、电解质平衡，并能清除炎症介质。

（3）辅助治疗：慢性肾病及慢性肾功能不全患者多存在营养不良和贫血，本病例合并慢性胃炎及心力衰竭时营养不良及进食差尤为突出，因此，输注和补充白蛋白、血浆、新鲜全血及不加重心功能的情况下的肠外营养等支持治疗也很有必要。

（4）积极抗感染同时积极完善病原微生物学检查，根据检查结果有效覆盖抗感染治疗，做到了有效抗感染的同时，尽量减少反复更换抗菌药物，避免人为制造耐药菌，有效减少了

抗感染病程。

病例十三　慢性肾衰竭尿毒症期并发肺部感染

（一）病历摘要

患者男，83 岁，以“肾功能异常 9 年”为主诉，于 2014 年 11 月 17 日入院。9 年前，患者因糖尿病就诊于地方医院，经查诊断为“糖尿病肾病、肾衰竭代偿期”，未在意，此后肌酐逐渐升高。2014 年 10 月 28 日，患者因慢性肾功能不全尿毒症期行腹膜透析管置入术，术后规律腹膜透析治疗。既往：高血压、糖尿病、冠心病多年，反复住院期间，明确诊断肾性贫血、心功能不全Ⅱ级、继发性甲状旁腺功能亢进、肾性骨病。入院查体：慢性病容，贫血貌；腹式呼吸，双肺叩诊呈清音，两肺呼吸音清，未闻及干湿啰音；腹部膨隆，左下腹可见腹膜透析管，耻骨上 10 cm，左侧腹直肌长约 4 cm 的纵行切口，愈合良好；腹部软，无压痛、反跳痛及肌紧张。移动性浊音（+），肠鸣音每分钟 5 次。肾功能四项：尿素氮 22.77 mmol/L、血肌酐 491.0 μmol/L、血清胱抑素 C4.21 mg/L、血尿酸 496 μmol/L；血常规：白细胞计数 7.51×10^{9}/L、中性粒细胞百分比 83.9%、红细胞计数 1.98×10^{12}/L、血红蛋白浓度 58 g/L、血小板计数 21×10^{9}/L；C 反应蛋白 17.60 mg/L；尿常规：潜血（++）、蛋白质（+++）、葡萄糖（+++）、白细胞 1.73 个/高倍视野、红细胞 0.68 个/高倍视野、细菌定量 1152 个/微升；钙 2.01 mmol/L、磷 1.80 mmol/L；甲状旁腺激素 255.60 pg/ml；空腹血糖 10.20 mmol/L。入院诊断：慢性肾衰竭，尿毒症期；高血压 3 级、极高危组；2 型糖尿病；冠心病；肾性贫血；心功能不全Ⅱ级；继发性甲状旁腺功能亢进；肾性骨病。临床给予腹膜功能评估及透析治疗，胰岛素控制血糖，空腹血糖波动于 6.5～10 mmol/L，餐后 2 h 血糖波动于 7.3～15 mmol/L。

（二）医院感染发生及诊疗经过

患者入院后继续行腹膜透析，透析方案为持续非卧床腹膜透析（continuous ambulatory peritoneal dialysis，CAPD）方案：日间进行 3 次，晚间留腹 1 次，腹膜透析液 1000 ml 注入。入院第 9 天早晨，患者出现胸闷、气短，咳嗽，咳白色黏痰，痰液不易咳出。当时查体：体温 37.3 ℃，双下肺可闻及少量湿啰音，余未见明显异常。血常规：白细胞计数 9.88×10^{9}/L、中性粒细胞百分比 80.8%、红细胞计数 2.88×10^{12}/L、血红蛋白浓度 59 g/L、血小板计数 293×10^{9}/L；C 反应蛋白 29.00 mg/L。X 线提示肺部感染，腹膜透析液未见异常。给予头孢哌酮钠/舒巴坦钠 1.5 g，1/12 h，静脉滴注，抗感染治疗；同时给予盐酸氨溴索 15 mg，1/24 h，静脉输注，化痰。次日，患者胸闷、气短略缓解，咳嗽、咳痰症状略好转，咳白色黏痰；查体：体温 36.5 ℃，肺部听诊湿啰音已减少，未闻及哮鸣音。入院第 12 天，患者咳嗽、咳痰症状缓解，肺部查体无阳性体征，考虑尿毒症患者，同时患有心力衰竭、糖尿病，继续抗感染序贯治疗至 1 周；在抗感染治疗过程中，给予输滤白红细胞悬液 2 次，共 4 单位。

入院第 9 天出现下呼吸道感染，属于医院感染：

（1）出现发热，胸闷、气短，咳嗽，咳白色黏痰，痰液不易咳出。

（2）听诊：双下肺可闻及少量湿啰音，余未见明显异常。

（3）血常规：白细胞计数 9.88×10^{9}/L、中性粒细胞百分比 80.8%、红细胞计数 2.88×10^{12}/L、血红蛋白浓度 59 g/L、血小板计数 293×10^{9}/L；C 反应蛋白 29.00 mg/L。

（4）X 线提示肺部感染。

（三）医院感染原因分析

1. 血糖升高可增加住院患者感染性疾病发生的可能。有研究证明，血糖控制不佳的患者，在住院期间发生穿刺部位感染、肺部链球菌感染及柯萨奇病毒、真菌等感染的概率增加。同时，高糖状态可损伤机体免疫功能，引起氧化应激，增加患者在应激状态下并发感染的可能[14]。该患者糖尿病病史长达 10 余年，住院期间行腹膜透析治疗，属于医院感染高危人群。

2. 该患者为慢性肾衰竭尿毒症期。尿毒症患者毒素易残留体内，引起代谢紊乱、营养不良，使机体体液免疫及细胞免疫功能障碍。尤其是在维持性透析期间，机体会对滤过膜及透析液发生反应，处于慢性微炎症状态，导致免疫应答受损，混合 T、B 淋巴细胞数量减少、功能缺陷，增加患者发生感染的风险。

3. 严格卧床，易诱发吸入性肺炎。吸入性肺炎是由于痰液聚积至喉，吸入肺部所致，常常发生在高龄、长期卧床的患者身上。该患者 83 岁，全身和局部防御机制下降，各项生理功能退化，喉黏膜萎缩变薄，喉的感觉减退，咽喉肌运动功能减弱，加之脑血管意外后多数患者存在不同程度的吞咽功能障碍，大大增加了吸入性肺炎的发生概率[15]。

4. 患者贫血、血浆白蛋白进行性下降，基础状态差，免疫力低下，为易感人群。

（四）经验教训及防控措施

1. 积极治疗糖尿病，严格控制血糖

（1）患者心力衰竭较重，严格卧床，无餐后运动辅助降糖，嘱患者根据自身情况，遵守糖尿病饮食，进食碳水化合物限量，尽量少进食粥类等易快速升高血糖食物，限制糖类摄入。

（2）尿毒症患者易发生胰岛素蓄积，临床在应用胰岛素等药物积极降糖的同时，应密切监测血糖及患者进食情况，预防低血糖发生。

2. 充分腹膜透析，清除体内毒素，纠正基础代谢状态，提高免疫力，减少感染诱因

原发病为终末期肾疾病是患者发生医院感染的重要因素之一，故充分的透析可清除体内毒素，减轻其对免疫系统的抑制；同时，选择生物相容性好的透析液和滤过膜可减少微炎症状态，减轻免疫异常。另外，当患者心力衰竭、贫血较重，伴有血浆白蛋白进行性下降的情况下，临床医师在积极抗感染治疗的同时，还应注重缓解心力衰竭症状，改善肺通气，间断输血纠正贫血，临时补充血浆白蛋白等治疗，提高患者免疫力，减少加重感染诱因。

3. 严格遵守腹膜透析日常卫生要求

（1）病房内每日紫外线消毒，紫外线至少照射 30 min/d。

（2）腹膜透析操作人员做好手卫生，操作前清洁操作台。

（3）操作时患者及操作人员均应戴口罩。

（4）严格按照无菌操作流程进行腹膜透析，且做好患者培训工作。

4. 长期卧床者护理相关要求

（1）调整病床位置，有利于患者排痰，有研究证实，床头在 30°～45°倾斜时，患者不会表现出膀胱压迫，且能减少痰液误吸入肺的发生。

（2）定期翻身、叩背，辅助排痰，降低吸入性肺炎的发生率。

(3) 加强对患者家属的护理指导，使之掌握喂食、清痰的正确方法，减少肺部感染的发生。

病例十四　慢性肾衰竭尿毒症期并发肺部感染

(一) 病历摘要

患者女，84岁，以“肾功能异常7年，恶心、呕吐1个月”为主诉，于2014年11月27日入院。2007年，患者因糖尿病就诊于某三甲医院，发现血肌酐升高，确诊为“糖尿病性肾病”，此后规律治疗，血肌酐仍逐渐升高。入院前1个月，患者出现恶心、呕吐，呕吐物为胃内容物，于外院查肾功能：肌酐745 μmol/L，尿素31.38 mmol/L。既往史：2型糖尿病15年，目前口服降糖药，血糖未监测；血压升高10余年，最高达220/100 mmHg，口服降压药控制血压，控制尚可；腔隙性脑梗死2个月，偶有四肢麻木，四肢运动欠灵活。入院查体：贫血貌，胸式呼吸，双肺叩诊呈清音，呼吸音清，未闻及明显干湿啰音；腹软，全腹未触及包块，中上腹轻压痛，无反跳痛，胆囊轻压痛，平卧位未触及肾，双肾区无叩痛；季肋点、上输尿管点、中输尿管点、肋脊点和肋腰点无压痛，肋脊角无叩击痛；耻骨上区无膨隆、无压痛，未触及包块，双下肢无水肿；足背动脉搏动减弱。血常规：白细胞计数2.98×10^9/L、中性粒细胞百分比46.1%、红细胞计数2.68×10^{12}/L、血红蛋白浓度93 g/L、血小板计数65×10^9/L；C反应蛋白2.80 mg/L。尿常规：潜血（－）、蛋白质（＋＋＋）、葡萄糖（＋＋）、白细胞0.72个/高倍视野、红细胞0.40个/高倍视野、细菌定量2951个/微升。血肌酐602 μmol/L、血尿素29.96 mmol/L，血钾5.91 mmol/L、血白蛋白35.1 g/L。空腹血糖9.8 mmol/L。入院诊断：慢性肾衰竭尿毒症期；糖尿病性肾病；2型糖尿病；高血压3级（很高危）；肾性贫血；代谢性酸中毒；高钾血症；血小板减少症。

(二) 医院感染发生及诊疗经过

入院后第6天，患者行腹膜透析管置入术；术后第3天，腹部切口及腹膜透析管隧道外口愈合良好，均未见出血、红肿及流脓，腹膜透析管皮下隧道走行区无压痛。术后第4天，患者接受腹膜透析治疗，方案为日间非卧床腹膜透析（daytime ambulatory peritoneal dialysis，DAPD）：腹膜透析4次，留腹3 h，800 ml，腹腔注射。入院第13天（即术后第7天）19：00左右，患者出现发热，体温达37.8 ℃，咳嗽，咳痰费力，肺部听诊呼吸音粗，双肺未闻及明显干湿啰音，后续治疗中逐渐出现双下肺散在湿啰音。查血常规：白细胞计数4.03×10^9/L、中性粒细胞百分比66.5%、红细胞计数2.49×10^{12}/L、血红蛋白浓度80 g/L、血小板计数209×10^9/L；C反应蛋白2.80 mg/L，降钙素原测定0.41 ng/ml；肺炎衣原体阴性，痰培养阴性。腹透液常规、生化检查未见明显异常。肺部CT结果显示：双肺多发感染并左下肺实变，双侧胸腔积液，主动脉及冠脉硬化。给予哌拉西林钠/他唑巴坦钠2.5 g，1/12 h，静脉滴注，抗感染治疗；同时给予多索茶碱缓解气管痉挛，盐酸氨溴索化痰等治疗。抗感染治疗2 d后，患者仍有咳嗽、咳痰，痰液较前易咳出，留取痰培养；双肺听诊可闻及散在湿啰音及哮鸣音；给予多索茶碱缓解气道痉挛。入院第16天，患者体温降至正常，咳嗽、咳痰症状缓解，肺部听诊湿啰音及哮鸣音消失；复查血常规：白细胞计数5.53×10^9/L、中性粒细胞百分比64.3%、红细胞计数2.64×10^{12}/L、血红蛋白浓度89 g/

L、血小板计数 420×10^9/L，C 反应蛋白 3.01 mg/L。炎症指标好转，体温正常，予抗感染序贯治疗共 8 d，停抗菌药物，因患者要求未再复查胸片，病情缓解后出院。

入院第 13 天出现肺部感染，属于医院感染：

(1) 出现发热，体温达 37.8 ℃，咳嗽，咳痰费力。

(2) 肺部听诊呼吸音粗，且双下肺逐渐出现散在湿啰音。

(3) 查血常规：白细胞计数 4.03×10^9/L、中性粒细胞百分比 66.5%、红细胞计数 2.49×10^{12}/L、血红蛋白浓度 80 g/L、血小板计数 209×10^9/L；C 反应蛋白 2.80 mg/L，降钙素原测定 0.41 ng/ml。

(4) 肺部 CT 结果显示：双肺多发感染并左下肺实变，双侧胸腔积液，主动脉及冠脉硬化。

(三) 医院感染原因分析

1. 该患者为老年，且长期卧床，是吸入性肺炎好发人群。同时，患者于入院第 6 天行腹膜透析管置入术，因腹部手术使其腹式呼吸及胸廓运动受限，肺通气量下降，进一步增加了患者发生肺部感染的可能性[16]。

2. 该患者糖尿病病史 15 年。糖尿病患者蛋白质合成减少、分解加快，使得免疫球蛋白、抗体、补体合成减少，淋巴细胞转化率降低；同时，糖尿病患者血中白细胞的游走、吞噬、调理、趋化和杀菌能力明显降低；另外，高糖环境利于细菌生长繁殖。因此，基础疾病糖尿病是该患者发生医院感染的危险因素之一。

3. 医院是一个特殊的场所，它既是医疗保健服务的重地，又是易感人群聚集的地方。因此，医疗环境质量的好坏与医院感染的发生有着密切的联系，并直接影响着患者的身心健康。由于医院里患者相对集中，工作人员较多，医疗环境尤其是空气中含有大量的微生物，这其中不仅包括一般大气中的自然微生物，还包括病原微生物，而后者在医院空气中的含量显著高于普通环境，这无疑会增加住院患者呼吸道感染的发生率。该患者本次入院时间较长(时间长达 21 d)，长期暴露于医院环境，可能是其肺部感染的发生原因。

(四) 经验教训及防控措施

1. 加强围术期管理。

加强围术期管理，即术前加强健康教育，缓解患者的紧张情绪；术中注意保暖，严格执行无菌操作技术；术后适当止痛，鼓励患者早下床，并适当给予呼吸运动训练，从而减少因手术应激带来的免疫功能下降及呼吸功能减退。

2. 及时完善相关辅助检查。

该患者首发症状为发热、咳嗽、咳痰费力，双下肺逐渐出现少量湿啰音，肺部 CT 明确提示肺部感染。临床医师在积极抗感染治疗的同时，还应及时完善微生物学培养和影像学检查，做到早诊断、早治疗，缩短病程，避免加重心脏、肾的病情。

3. 积极治疗糖尿病，严格控制血糖，防治糖尿病各种并发症。

对糖尿病患者进行健康教育，合理、均衡饮食，开展有规律的运动；同时，进行血糖监测，通过口服降糖药物或胰岛素注射，使血糖达标。

4. 透析操作室每日进行紫外线消毒，腹透操作人员严格执行手卫生，并按照无菌操作规范进行腹膜透析。

病例十五 慢性肾衰竭尿毒症期并发肺部感染

(一) 病历摘要

患者男，87 岁，以“肾功能异常 1 年余，胸闷气短伴尿量减少 1 周”为主诉，于 2015 年 4 月 13 日入院。1 年余前，患者因“冠心病”就诊于某三甲医院心内科时发现肾功能异常，当时血肌酐波动于 140 μmol/L 左右，诊断为“慢性肾衰竭代偿期、充血性心力衰竭、心功能Ⅳ级、冠心病”，此后未定期监测肾功能。本次入院前 1 周，患者自觉尿量减少，自行口服利尿药后 24 h 尿量仍不足 1000 ml，胸闷、气短再次出现，并进行性加重。既往：高血压病史 30 余年，血压最高达 220/125 mmHg，长期口服降压药物，血压控制在正常范围；冠心病、不稳定型心绞痛病史 10 年，间断出现心前区不适；高血压心脏病病史 1 年。入院查体：体温 36.2 ℃，脉搏 66/min，血压 137/67 mmHg；眼睑无水肿，扁桃体无肿大；双下肺呼吸音弱，可闻及湿啰音；心率 66/min，律齐，心脏各瓣膜听诊区未闻及病理性杂音；腹部平坦，无压痛及反跳痛，无肌紧张；平卧位肾未触及，双肾区无叩痛，季肋点、上输尿管点、中输尿管点、肋脊点和肋腰点无压痛，肋脊角无叩击痛；耻骨上区无膨隆、无压痛，未触及包块，双下肢轻度水肿。血常规：白细胞计数 6.69×10^9/L、中性粒细胞百分比 77.6%、血红蛋白浓度 91 g/L；C 反应蛋白 13.90 mg/L；血尿素 17.72 mmol/L、急诊血肌酐 173 μmol/L、血钾 4.37 mmol/L、血钠 137 mmol/L、B 型钠尿肽 34600 pg/ml、氯 103.0 mmol/L；尿微量蛋白四项：免疫球蛋白 G（尿）14.80 mg/L、尿微量白蛋白 60.50 mg/L、尿 α_1 微球蛋白 11.30 mg/L、尿转铁蛋白 4.99 mg/L；尿常规：尿潜血（—）、尿蛋白（+）、白细胞 50.09 个/高倍视野；血沉 40 mm/h，肌钙蛋白 I 0.0850 ng/ml，血尿酸 711 μmol/L、肌酸激酶 79 U/L、肌酸激酶同工酶 12 U/L；血白蛋白 36.9 g/L、无机磷 1.79 mmol/L、钙 2.28 mmol/L、糖类抗原 125 为 41.34 U/ml、甲状旁腺激素 94.64 pg/ml；尿涂片查细菌阳性球菌，尿培养：屎肠球菌生长 10 万 cfu/ml。痰培养未见异常。胸部 CT 提示：双肺纹理增粗、紊乱，双肺内可见多发斑片状高密度影，边缘模糊，以双肺下叶为著双肺见多发散在条索影及斑点状致密影，心影增大，双侧胸腔内可见大量液性密度影，以右侧为著。主动脉硬化，心影增大；腹水。心脏彩超：①左心系增大，右房增大；②左室壁运动幅度普遍减低；③室间隔膜部增厚；④主动脉硬化，主动脉瓣钙化并反流（中量）；⑤二尖瓣反流（中至大量），三尖瓣反流（大量）；⑥左室收缩、舒张功能减低；⑦提示肺动脉高压（中度）；⑧室间隔中下段变薄。泌尿系彩超：双肾回声异常，双肾囊肿；前列腺增大伴钙化，腹水，双肾彩色血流减少，双肾动脉血流速度减低，双肾动脉硬化样改变。心电图：窦性心律，陈旧性前侧壁心肌梗死；T 波改变。入院诊断：慢性肾衰竭、失代偿期；缺血性肾病；冠心病，不稳定型心绞痛；心功能Ⅳ级；缺血性心肌病；高血压 3 级（极高危组）；高血压性心脏病；肺内感染；多浆膜腔积液；泌尿系感染；贫血；高尿酸血症；低蛋白血症；低氧血症；继发性甲状旁腺功能亢进。

(二) 医院感染发生及诊疗经过

入院第 18 天，患者胸闷、气短症状较前缓解，咳嗽、咳痰症状减轻，但体温最高点略升高，最高可达 37.4 ℃。查体：双肺呼吸音粗，右下肺可闻及湿啰音。复查血常规：白细

胞计数 8.04×10^9/L、中性粒细胞百分比 78.1%、血红蛋白浓度 78 g/L，急诊 C 反应蛋白 33.7 mg/L。当时的抗菌药物方案为：注射用头孢哌酮钠/舒巴坦钠 1.5 g，1/12 h，静脉滴注，联合盐酸莫西沙星片 400 mg，1/24 h，口服。痰培养回报为金黄色葡萄球菌生长（＋＋＋），耐甲氧西林金黄色葡萄球菌（MRSA 株）mecA 阳性。患者体温有逐渐升高趋势，最高可达 37.8 ℃，故根据药敏结果选用抗菌药物利奈唑胺 0.6 g，1/12 h，口服，抗感染治疗。更换抗菌药物后，患者体温最高点逐渐下降。抗感染治疗第 5 天（即入院第 23 天），患者体温降至正常，37 ℃以下。

入院第 18 天出现下呼吸道感染，属于医院感染：

（1）患者住院第 18 天出现发热，最高可达 37.8 ℃。

（2）查体：双肺呼吸音粗，右下肺可闻及湿啰音。

（3）血常规：白细胞计数 8.04×10^9/L、中性粒细胞百分比 78.1%、血红蛋白浓度 78 g/L，急诊 C 反应蛋白 33.7 mg/L。

（4）痰培养回报金黄色葡萄球菌生长（＋＋＋），为耐甲氧西林金黄色葡萄球菌（MRSA 株）mecA 阳性。

（三）医院感染原因分析

1. 慢性肾衰竭、慢性心力衰竭患者易发生低蛋白血症，而低蛋白血症时，患者会出现营养的缺乏，导致淋巴细胞数量减少、功能减退，中性粒细胞功能异常，造成患者容易合并感染。此外，心力衰竭患者还不同程度地存在肺淤血、肺水肿，使肺毛细血管通透性增加，易合并机体循环不佳，进一步增加感染发生的可能性。该患者处于慢性肾衰竭尿毒症期，同时伴有心功能异常，基础状态较差，是医院感染的高危人群。

2. 坠积性肺炎的发病机制比较复杂，主要是因为老年患者随着年龄的增长，呼吸系统功能逐渐降低，支气管黏膜纤毛运动功能下降，气管、支气管的分泌物不易排出或咳出，相反容易坠入气管、支气管，从而引发感染；另外，老年患者往往活动受限，长期卧床，容易引发肺充血水肿，从而有利于细菌的生长、繁殖。该患者高龄，呼吸系统功能降低，机体活动能力下降，一些条件致病菌或原本致病性弱的细菌容易乘虚而入，是坠积性肺炎的高危人群。

3. 该患者本次住院时间较长（长达 23 d），一方面反映病情较重，另一方面接触医疗设备的机会较多，增加了患者暴露在医院各种病原微生物下的时间，增加了发生交叉感染的机会。

4. 医院感染的致病微生物，以革兰氏阳性球菌最为常见，其次为革兰氏阴性杆菌和真菌。提示在医院内物体表面附着的致病菌，由于消毒灭菌、隔离措施不够完善，医务人员播散及抗菌药物治疗可引起二次感染。

（四）经验教训及防控措施

1. 慢性肾病老年患者医院感染的风险增高

（1）积极治疗原发病，纠正低白蛋白血症，提高免疫力。

（2）合理使用抗菌药物治疗，积极送检微生物学检查，根据药敏结果精确抗感染治疗。

（3）加强护理，做好患者日常生活培训。

2. 肺部感染的防控措施

（1）翻身拍背：对于长期卧床的患者，要协助患者翻身及拍背，每 2 h 一次；将患者床头摇高 30°～45°，半卧位与卧位变换，有利于排痰及呼吸道分泌物的引流；拍背时，患者取侧卧位或坐位，由外向内、由下向上，有节奏地轻轻拍打背部或胸前壁，不可用掌心或掌根，拍打时力度应均匀一致，每次 3～5 min；通过拍背，使支气管、细支气管内痰液因振动而产生咳嗽反射，同时鼓励患者进行咳嗽及深呼吸，使痰液由小气管到大气管，随即咳出。

（2）湿化气道：雾化吸入是治疗呼吸系统疾病的有效手段之一，可以将药物直接输送到支气管及肺泡，达到抗感染、解痉平喘、稀释痰液及扩张支气管等目的，因而是临床治疗呼吸系统疾病的一种有效手段。在雾化吸入过程中，护士须注意患者的病情变化，严密观察其反应、面色、心率、呼吸情况。对于年老体弱的患者，雾量不宜过大，以免发生窒息。雾化吸入后必须协助患者拍背，帮助排痰，因为患者痰呈胶状，雾化后使其溶解松动，由于痰液从支气管向气管流动需一定时间，叩背能使气管振动，可有效地使分泌物向大气管移动，有利于排痰。

（3）体位引流：采用体位引流，可使呼吸系统分泌物或痰液在重力作用下流入大气道排出。引流期间配合拍胸拍背的措施，可通过叩击震动胸背部，使附着在肺泡周围及气管内的痰液松动脱落排出体外。早期使用体位引流，能够使肺内分泌物及时排出体外，减少了深部吸痰的次数，减少将细菌带入肺内的机会，同时减少了深部感染率。而且体位引流操作简便可行，节省经济费用，临床效果较好。

（4）吸痰：对于昏迷患者来说，吸痰是预防并发肺部感染的关键。吸痰时，操作要轻柔，插管深度不宜过长，吸引时负压渐增，并缓慢向上提升，左右旋转，吸引时间以不超过 10 s 为宜。气管切开患者吸痰时应严格遵守无菌操作原则，切口局部应定期更换敷料、气管套管进行高压灭菌处理，并注意观察切口有无渗血或管道堵塞、脱落情况，从而降低坠积性肺炎的发生。

（5）口腔护理：对长期卧床患者应加强口腔护理，做好意识障碍患者的口腔护理是预防下呼吸道感染的前提和基础。一般选用生理盐水，也可以根据 pH 选用漱口液，以达到改变口腔酸碱环境、抑制细菌生长的作用。进行口腔护理时，棉球不可过湿，并注意棉球不可遗留在口腔内，防止误吸。

（6）健康教育：坠积性肺炎的防治，有效控制感染和促进排痰、保持呼吸道畅通是关键。应告知患者勤翻身拍背的重要性，取得患者及家属的理解和配合。对于意识清醒的患者，尽量鼓励其自行翻身、床上活动；上肢肌力正常的患者，可以让其用上肢支撑坐起，做些力所能及的活动，如吃饭、洗漱、穿衣服、功能锻炼等；上肢肌力稍差的患者，可以利用吸管吸水或漱口。寒冷可使患者气管血管收缩，黏膜上皮抵抗力下降，细菌容易侵入呼吸器官。因此，病室温度应保持在 20～24 ℃，告知患者注意保暖，尽量减少病室人员进出。

病例十六　慢性肾衰竭尿毒症期并发肺部感染

（一）病历摘要

患者女，54 岁，主因“间断恶心、乏力 2 年，伴神志不清 1 d”，于 2015 年 1 月 18 日入院。2012 年 11 月，患者因恶心、呕吐就诊于某三甲医院，查血肌酐升高，具体数值不详，未系统诊治，未定期监测肾功能。2014 年 10 月，因病情加重，再次就诊于该三甲医院，明确诊断为“慢性肾衰竭尿毒症期”，行右侧颈内静脉置管术及左前臂动静脉造瘘术，开始维持血液透析治疗，每周2次。2015年1月17日，患者行透析治疗后，出现意识不清，于急诊查头部CT提示多发脑梗死；全血细胞分析：白细胞计数$6.25\times10^9/L$，中性粒细胞百分比71.0%，血红蛋白浓度118 g/L；血气分析提示pH 7.43，HCO_3^- 23.8mmol/L；尿淀粉酶30 U/L；急诊肾功能：肌酐608 μmol/L，尿素氮13.63 mmol/L，钾4.24 mmol/L，钙2.36 mmol/L。临床诊断为“代谢性脑病；多发脑梗死”，请神经内科及肾内科会诊，经神经内科指导治疗后，意识恢复，为行腹膜透析转入肾内科。转科时患者无发热，无咳嗽、咳痰，尿量约400 ml/d。既往：高血压病史8年，血压最高260/140 mmHg，应用盐酸贝尼地平及福辛普利降血压治疗，血压维持在150～180/60～80 mmHg。查体：血压190/80 mmHg，脉搏90/min，神清语明，贫血貌，平车推入病房，自动体位，查体合作；双眼结膜无充血及水肿，口唇无发绀，无颈静脉怒张；双肺呼吸音粗，未闻及明显干湿啰音；心律整齐，各瓣膜听诊区未闻及杂音；腹部平软，无压痛、肌紧张及反跳痛；双下肢轻度水肿。入院诊断：慢性肾衰竭尿毒症期；高血压3级（极高危）；肾性贫血；冠心病；代谢性脑病；多发脑梗死。

（二）医院感染发生及诊疗经过

入院后给予维持性血液透析。入院第6天，患者于着凉后出现咽痛、流涕，咳嗽、咳痰，发热，体温最高达38.2℃，伴有寒战，肺部听诊未闻及明显干湿啰音。暂给予口服头孢丙烯胶囊0.5 g，1/12 h，抗感染，口服布洛芬缓释混悬液10 ml，退热。血常规：白细胞计数$12.69\times10^9/L$，中性粒细胞百分比81.3%，血红蛋白浓度114 g/L；C反应蛋白6.80 mg/L，降钙素原测定0.41 ng/ml；肺炎衣原体阴性。入院第8天，痰培养结果提示铜绿假单胞菌生长（＋＋＋），导管血培养回报未见细菌生长。肺部CT提示双下肺感染，建议治疗后复查。考虑为肺部感染，根据药敏给予头孢哌酮钠/舒巴坦钠1.5 g，1/12 h，静脉滴注，抗感染治疗，此后患者体温逐渐控制，咳嗽、咳痰好转，无寒战，于入院后第20天出院。

入院第6天出现肺部感染，属于医院感染：

（1）患者于着凉后出现咽痛、流涕，咳嗽、咳痰，发热，体温最高达38.2℃，伴有寒战。

（2）血常规：白细胞计数$12.69\times10^9/L$，中性粒细胞百分比81.3%，血红蛋白浓度114 g/L；C反应蛋白6.80 mg/L，降钙素原测定0.41 ng/ml。

（3）肺部CT提示双下肺感染。

（4）痰培养结果提示铜绿假单胞菌生长（＋＋＋）。

（三）医院感染原因分析

1. 现有研究表明，维持性血液透析患者恶性肿瘤及感染的发生率很高，提示患者存在免疫缺陷[17]。维持性血液透析患者体内可产生一系列复杂的免疫异常。

（1）体液免疫异常：国外研究结果显示，患者血液透析6个月和12个月后，血浆免疫球蛋白水平发生变化，IgG从（11.5±0.9）g/L下降至（8.1±0.8）g/L，而IgM从（1.4±0.1）g/L降至（0.8±0.2）g/L；血液透析患者接种流感或乙肝病毒疫苗后反应低下，抗体滴度较非尿毒症患者显著降低。

（2）细胞免疫异常：维持性血液透析患者T淋巴细胞功能明显障碍[18]，表现为T细胞总数下降，尤其是辅助性T细胞显著下降。该患者处于慢性肾衰竭尿毒症期，自2014年起行维持性血液透析，机体可能存在免疫异常，容易合并感染。

2. 尿毒症患者往往存在心力衰竭，同时伴有不同程度的肺淤血、肺水肿、支气管黏膜充血、水肿，并对入侵病原菌的防御、抵抗能力下降，甚至有利于细菌的生长繁殖；再者，由于患者心、肾功能差，卧床多，活动受限，不利于呼吸道分泌物引流；加之，患者存在多发脑梗死，可能因意识不清而出现误吸及痰液难以排出，以上情况均可诱发及加重尿毒症患者发生肺部感染。

（四）经验教训及防控措施

1. 接受血液透析治疗的患者是一组免疫功能低下的特殊群体。做好其医院感染预防显得尤为重要。因此，医疗机构需要加强医护人员的培训，严格护理人员准入制度，医院规定血液净化中心的护理人员必须具备＞5 年临床护理工作经验，并有扎实的专业基础及出色的静脉穿刺能力。

2. 加强医院感染相关知识培训。血液净化中心有针对性的组织科室内工作人员学习并掌握医院感染相关法规；医院每季度组织感染相关知识测试；以期通过培训有效地增强工作人员的责任意识，提高其医院感染防控技能。

3. 血液净化中心需每日进行空气消毒，即每日紫外线照射＞2 h，照射后及时登记；地面和工作台用 1000 mg/L 有效氯消毒液进行擦拭；重视消毒液质量监测，用测氯试纸和戊二醛化学指示卡分别对使用中的含氯消毒液和使用前的 2％戊二醛消毒液浓度进行监测，并记录监测结果。

4. 加强健康宣教，引导血液透析患者在治疗中保持安静的睡眠状态，透析治疗中不饮水进食；鉴于血液透析患者易发生呼吸道感染，嘱患者保持呼吸道通畅，指导有效咳嗽、咳痰方法，及时祛痰、排痰；引导患者家属将血液透析患者治疗中的生活垃圾和排泄物分类存放到指定的存放袋中。

5. 手的清洗和消毒。据报道，医务人员手革兰氏阴性杆菌的携带率为 20％～30％，且 25％普通医院护士的手上可分离到金黄色葡萄球菌，由此可见，提高医护人员手卫生意识，提高手卫生依从性是预防医院感染最基本、最有效的措施之一。

6. 严格执行无菌技术操作规程。为了避免患者与医务人员之间发生交叉感染，医务人员必须采取防护措施；在操作中，医务人员必须穿工作服，戴口罩、帽子等，尽量做到“轻、快、稳、准”，避免血液飞溅污染或锐器刺伤，防止医务人员职业暴露。

7. 一次性使用医疗器械的管理。为防止一次性医疗用品反复使用及流入社会，有效预防与控制医疗废物对人体健康和环境产生危害，医院应制定严格的医疗废物回收管理制度和管理措施；临床工作人员将使用后的各种血液透析器、血液滤器、体外循环管路、穿刺针、中心静脉插管等一次性医疗用品分类放置，并按规定予以销毁。

8. 对医院感染实施监控。血液净化中心设立感染监督机制，定期监测科室内各项细菌指标，并及时上报医院感染控制办公室，有效地预防医院感染的发生及暴发。

病例十七　慢性肾衰竭尿毒症期并发肺部感染

（一）病历摘要

患者，男，64 岁，以“发现血肌酐升高 4 年，血透后发热 4 d”为主诉，于 2015 年 3 月

17 日入某三甲医院。4 年前，患者因“冠心病”就诊于某医院，发现肾功能异常，血肌酐为 160 μmol/L，出院后长期口服肾衰宁、肾复康等药物，定期监测肾功能示血肌酐进行性增高。1 个半月前，复查肾功能示血肌酐为 1084 μmol/L，于当地医院经右颈静脉临时置管行血液透析治疗。4 d 前，患者出现透析后发热，体温最高为 40 ℃，伴有畏寒、寒战，当地医院给予头孢地嗪抗感染治疗，效果欠佳，完善血培养提示金黄色葡萄球菌感染，诊断为败血症，并拔除右侧临时管。为求进一步诊治就诊于某三甲医院。既往：冠心病心肌梗死反复发作 4 年，分别于外院行冠脉支架 5 枚；高血压病史 8 年，血压最高可达 200/100 mmHg，现口服苯磺酸氨氯地平（络活喜）5 mg，1/24 h，血压控制在 140/85 mmHg 左右；痛风反复发作 10 年；脑梗死 6 年，现无肢体活动不利；2 型糖尿病 6 年，经饮食控制，目前血糖控制尚可；左前臂动静脉人工内瘘形成术后 24 d；肾结石 10 年，分别于多家医院反复激光碎石；8 年前出现右输尿管粘连，于当地行手术治疗。入院查体：体温 36.5 ℃，脉搏 78/min，呼吸 18/min，血压 140/80 mmHg；神清，对答切题，步入病房，查体合作；全身皮肤及巩膜无黄染，结膜无苍白，颜面无水肿，周身无皮疹，口唇无发绀；双肺呼吸音清，未闻及明显干湿啰音；心律齐，各瓣膜区未闻及明显杂音；腹平软，全腹无压痛、无反跳痛及肌紧张；肝脾肋下未触及，肝肾区叩痛（—），双下肢水肿；左前臂可触及血管震颤，可闻及血管鸣音。血气分析：实际碳酸氢盐 21.0 mmol/L，标准碳酸氢盐 21.8 mmol/L，血液剩余碱 −3.2 mmol/L，细胞外液剩余碱 −3.9 mmol/L；贫血系列：促红细胞生成素 43.06 mU/ml，铁蛋白1086.0 ng/ml；甲状腺功能三项：游离三碘甲状腺素＜1.54 pmol/L；血常规：白细胞计数 6.3×10^9/L，中性粒细胞百分比 79.0%，淋巴细胞百分比 8.6%，红细胞计数 2.3×10^{12}/L，血红蛋白 65 g/L；血清补体检测＋免疫球蛋白定量测定＋风湿三项：免疫球蛋白 M 0.179 g/L，补体 C4 为 0.380 g/L；C 反应蛋白 181.00 mg/L，降钙素原＞100 ng/ml。入院诊断：慢性肾衰竭，尿毒症期；中心静脉置管相关感染；败血症；冠心病陈旧心肌梗死支架置入术后；慢性心功能不全，心功能Ⅳ级；2 型糖尿病，糖尿病肾病；高血压 3 级（极高危）。

（二）医院感染发生及诊疗经过

入院后予患者胸腺五肽调节免疫，慢性肾病一体化治疗；同时，依据当地药敏试验结果，给予患者盐酸莫西沙星注射液 0.4 g，1/24 h，静脉滴注抗感染，患者仍有间断发热，体温最高为 38.5 ℃，伴有畏寒、寒战，复查血常规示白细胞计数 8.2×10^9/L、中性粒细胞百分比 75.8%，C 反应蛋白 99.2 mg/L，降钙素原＞100 ng/ml。入院后第 3 天，临床调整抗菌药物为利奈唑胺注射液 0.6 g，1/12 h，静脉滴注抗炎。入院第 4 天，患者夜间突起呼吸困难，端坐呼吸，咳嗽、咳痰，予利尿、扩冠治疗后呼吸困难较前好转，因利奈唑胺注射液为 600 ml/24 h，为减少液体摄入量，调整为利奈唑胺片 0.6 g，1/12 h，口服。此时，患者左前臂内瘘已成熟，可进行穿刺，安排每周 3 次血液净化治疗减轻机体容量负荷。入院第 5 天起，患者体温平稳，无发热、畏寒。入院第 11 天夜间，患者突起发热，体温最高为 39.5 ℃，伴有咳嗽、咳痰，咳黄白色痰，无腹泻，无尿频、尿急、尿痛等尿路刺激症状。复查血常规：白细胞计数 21.1×10^9/L、中性粒细胞百分比 96.0%、血红蛋白 74 g/L、血小板计数 261×10^9/L；急诊 C 反应蛋白 56.60 mg/l，降钙素原 85.20 ng/ml；铁蛋白＞1500.0 ng/ml；脑钠肽 92.9 pg/ml；血尿素 17.25 mmol/L，血肌酐 774.3 μmol/L，尿酸 480 μmol/L，血钾 4.13 mmol/L；三酰甘油 2.29 mmol/L，血糖（空腹）4.72 mmol/L，钙

1.99 mmol/L，肾小球滤过率（CKD-EPI）5.74 ml/（min·/1.73 m^2），肝功能未见明显异常。肺部CT示双肺多发炎性病变，左侧胸腔积液。经呼吸内科会诊，调整抗菌药物为注射用美罗培南静点，联合利奈唑胺片口服抗感染治疗。入院第14天起，患者体温平稳，咳嗽、咳痰较前明显好转。入院第17天，患者生命体征平稳。复查C反应蛋白6.20 mg/L，血常规：白细胞计数5.9×10^9/L、中性粒细胞百分比71.0%、血红蛋白72 g/L。血液净化治疗过程顺利，遂停用抗菌药物，患者出院。

1. 外院透析期间出现导管相关感染，属于医院感染：

（1）右颈静脉临时置管行血液透析治疗长达1月余。

（2）患者透析后出现发热，体温最高为40 ℃，伴有畏寒、寒战。

（3）血常规：白细胞计数6.3×10^9/L，中性粒细胞百分比79.0%，淋巴细胞百分比8.6%，红细胞计数2.3×10^{12}/L，血红蛋白65 g/L；C反应蛋白181.00 mg/L，降钙素原>100 ng/ml。

（4）血培养提示金黄色葡萄球菌。

（5）临床诊断为败血症。

2. 入院第4天出现肺内感染，属于医院感染：

（1）入院第4天，患者夜间突起呼吸困难，端坐呼吸，咳嗽、咳痰；入院第11天夜间，患者又突起发热，体温最高为39.5 ℃，伴有咳嗽、咳痰，咳黄白色痰。

（2）复查血常规：白细胞计数21.1×10^9/L、中性粒细胞百分比96.0%、血红蛋白74 g/L、血小板计数261×10^9/L，急诊C反应蛋白56.60 mg/L，降钙素原85.20 ng/ml。

（3）肺部CT示双肺多发炎性病变，左侧胸腔积液。

（三）医院感染原因分析

该患者为医院感染高危人群，其感染发生可能有以下原因：

（1）患者相关因素：该患者为老年尿毒症患者，合并有高血压、糖尿病、心脏病等多种慢性疾病，基础状态较差，免疫功能降低。

（2）病原相关因素：人体皮肤通常可携带金黄色葡萄球菌，医院环境及医务人员手也可被该菌污染。金黄色葡萄球菌是人类化脓性感染中最常见的病原菌，可引起局部化脓性感染、肺炎、伪膜性肠炎、心包炎等，甚至引起败血症、脓毒血症等全身感染。金黄色葡萄球菌致病力的强弱主要取决于其产生的毒素和侵袭性酶。该患者为行血液透析治疗，于外院留置右颈静脉临时导管，透析1个月后，出现高热、咳嗽、咳黄痰、畏寒、寒战、血中性粒细胞升高、C反应蛋白和降钙素原升高等全身症状，符合金黄色葡萄球菌感染的特征[19]。

（3）导管相关因素：作为一种侵袭性操作，导管留置会破坏人体的天然屏障，增加患者发生感染的概率。而且，随着导管留置时间的延长，血液透析操作次数的增加，必然会使皮肤菌群向导管尖端及皮下隧道移行的机会增加，进一步增加透析导管发生感染的机会。该患者为行血液透析治疗，留置右颈静脉临时导管时间长达1个月，容易并发导管相关感染。

（四）经验教训及防控措施

1. 血液透析导管相关感染的防治措施

（1）对进行插管和维护操作的相关人员进行培训和教育。

（2）在进行中心静脉置管时，采取最大无菌屏障措施。

(3) 用含氯已定(洗必泰)浓度超过0.5%的乙醇溶液进行皮肤消毒。

(4) 导管功能正常且没有证据显示存在局部及全身并发症时,定期更换中心静脉置管是没有必要的。

(5) 对于成人,避免选择股静脉作为穿刺点。

(6) 不推荐全身抗菌药物使用预防导管相关性血行感染发生。

(7) 对于血液透析或终末期肾病患者,应避免选择锁骨下静脉部位,以防锁骨下静脉狭窄。

(8) 对于须接受长期透析的慢性肾衰竭患者,应采用造瘘或置入等方式而非中心静脉导管。

(9) 使用超声引导进行中心静脉置管(如果这项技术可用的话),以减少反复插管试探次数和机械并发症,超声引导技术仅供接受过全面培训的人员使用。

(10) 在触摸插管部位前、后,以及插入、重置、触碰、维护导管及更换敷料前、后时,均应严格执行手卫生程序,可以是传统的皂液和水,或者用乙醇擦手液;在对插管部位进行消毒处理后,不应再触摸该部位,除非采用无菌操作。

(11) 在进行插管和维护操作时,须无菌操作;更换导丝操作时,在接触新的导管前,应更换无菌手套。

2. 血液透析导管相关感染的循证医学处理。

见图 2-1。

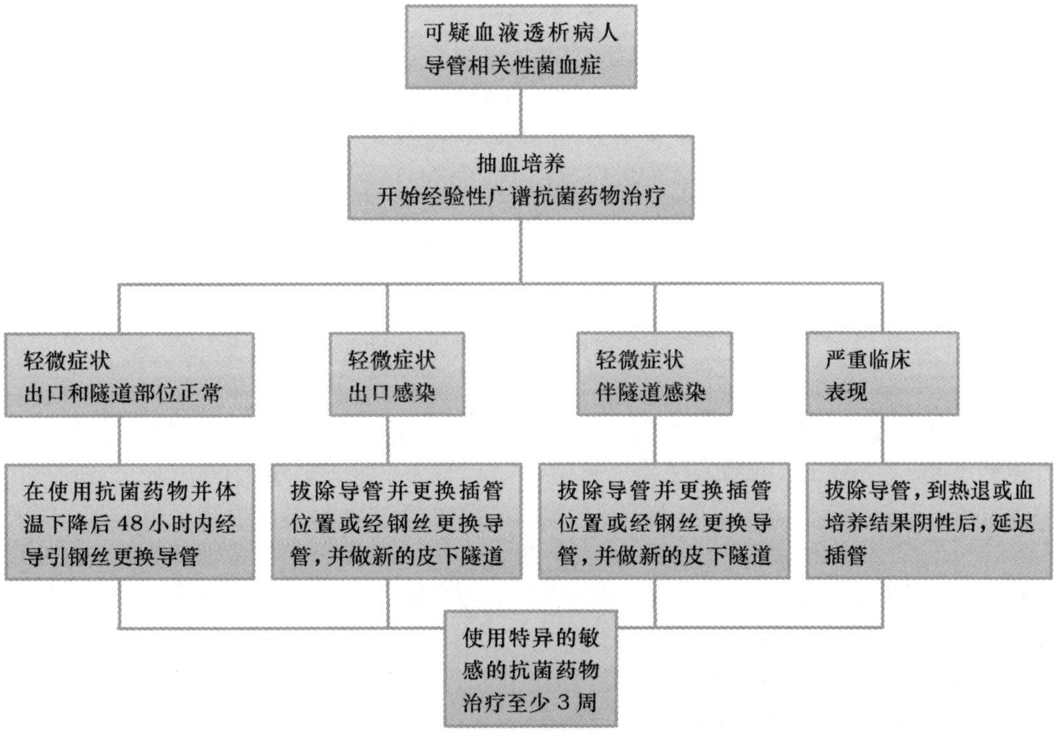

图 2-1 血液透析导管相关感染的循证医学处理

病例十八　慢性肾连续性血液净化并发肺内感染

（一）病历摘要

患者女，61 岁，以“间断恶心、乏力 6 年，加重伴胸闷、气短 1 周”为主诉，于 2015 年 7 月 16 日入院。2009 年，患者被诊断为“慢性肾衰竭”，此后口服肾康宁等多种药物治疗。2014 年 3 月，患者于某院诊断为“慢性肾衰竭尿毒症期”，行动静脉内瘘成型术及长期导管置入术，开始血液透析治疗。入院前 1 周，患者自觉胸闷、气短，夜间为重，轻度活动后加重。既往史：1991 年因急性粒细胞白血病行骨髓移植治疗，愈后较好；2007 年、2012 年因导管内乳头状瘤病行右乳腺区段切除术；丙型肝炎病史多年；否认高血压、心脏病、糖尿病病史。入院查体：体温 36 ℃，血压 126/80 mmHg，贫血貌，两肺呼吸音粗，未闻及干湿啰音；心率 76/min，律齐，各瓣膜听诊区未闻及杂音，右前臂可见长约2 cm 手术瘢痕，局部血管隆起于皮肤，可触及震颤，听诊血管杂音较弱。血常规：白细胞计数 12.21×10^9/L、中性粒细胞百分比 66.3%、血小板计数 221×10^9/L、红细胞计数 3.11×10^{12}/L、血细胞比容 259L/L、血红蛋白浓度 78 g/L。凝血：凝血酶原活动度 70.0%、国际标准化比率 1.28、纤维蛋白原 5.30 g/L。入院诊断：慢性肾衰竭，尿毒症期；心功能Ⅲ级；肾性贫血；低钙血症。

（二）医院感染发生及诊疗经过

入院第 8 天，患者于透析后出现发热，体温最高 38.4 ℃，无寒战，无咳嗽、咳痰，乏力，双肺听诊呼吸音粗。完善血常规：白细胞计数 7.13×10^9/L、中性粒细胞百分比 68.5%、血红蛋白浓度 66 g/L，C 反应蛋白 61.6 mg/L。患者长期接受血液透析治疗，间断住院，故目前发热不能除外与长期留置导管有关，故抽取导管血培养。入院第 9 天，患者再次出现发冷，无寒战，咳嗽，无咳痰，伴呼吸困难。查体：体温 38.9 ℃，听诊左下肺呼吸音减弱，双肺可闻及散在湿啰音，双下肢轻度水肿。再次完善血常规：白细胞计数 18.21×10^9/L、中性粒细胞百分比 86.3%、血红蛋白浓度 85 g/L，急诊 C 反应蛋白 75.8 mg/L。肺部 CT 提示：双肺感染，多发纵隔淋巴结肿大。临床诊断为肺部感染，同时不排除导管相关性感染，继续监测化验指标，给予抗感染、舒张支气管、化痰、退热治疗：头孢哌酮钠/舒巴坦钠 1.5 g，1/12 h，静脉滴注，抗感染治疗；多索茶碱注射液 0.2 g，1/12 h，静脉滴注；盐酸氨溴索注射液 15 mg，1/12 h，静脉输注；复方氨林巴比妥注射液 2 ml，肌内注射。随后导管血培养回报为阴性。入院第 14 天，患者发热症状缓解，但咳嗽明显，不能平卧，无明显咳痰。查体：体温 36.7 ℃，胸部听诊左下肺呼吸音减弱，右肺呼吸音粗，未闻及明显湿啰音，完善肺炎支原体血清学试验、肺炎衣原体抗体、军团菌抗体，结果均未见异常。痰培养回报：肺炎克雷伯杆菌生长（++）。

入院第 8 天出现肺内感染，属于医院感染：

（1）患者于透析后出现发热，体温最高 38.4 ℃，咳嗽，无咳痰，伴呼吸困难。

（2）听诊：左下肺呼吸音减弱，双肺可闻及散在湿啰音。

（3）血常规：白细胞计数 18.21×10^9/L、中性粒细胞百分比 86.3%、血红蛋白浓度 85 g/L，急诊 C 反应蛋白 75.8 mg/L。

（4）肺部 CT 提示：双肺感染，多发纵隔淋巴结肿大。

（5）痰培养回报：肺炎克雷伯杆菌生长（++）。

（三）医院感染原因分析

1. 该患者为慢性肾衰竭尿毒症期，容易出现酸中毒、内分泌紊乱、营养不良，使机体免疫功能下降而易发生感染。尤其是在维持性透析期间，机体细胞因子、基因表达、免疫应答受损，混合 T、B 淋巴细胞数量减少、功能缺陷，进一步增加患者合并感染的风险。

2. 慢性肾衰竭尿毒症患者除了因免疫功能受损而易合并感染外，其原发病引起呼吸系统改变也是患者合并肺部感染的重要原因之一。其机制主要包括：①体液过多时，可出现气短、气促；②酸中毒时，患者呼吸慢而深，严重时可见到酸中毒的特殊性 Kussmaul 呼吸(呼吸深大)；③体液过多、心功能不全可引起肺水肿或胸腔积液；④尿毒症毒素可诱发肺泡毛细血管渗透性增加、肺充血，引起“尿毒症肺水肿”。上述改变均为尿毒症患者合并肺部感染埋下隐患。该患者处于慢性肾衰竭尿毒症期，随着病情的进展，患者呼吸系统可能出现上述改变，增加其发生医院感染的概率[12]。

（四）经验教训及防控措施

1. 经验教训

（1）对症治疗同时，积极完善微生物学检查：该患首发症状为发热，临床症状出现时积极对症、抗感染等处置，及时完善微生物学检查，根据后续检查结果回报合理使用抗菌药物治疗。因患者为维持性血液透析患者，针对该类患者仍需注意：①应积极控制感染，避免感染加重，影响病情缓解；②需警惕导管相关感染，及时留取导管血培养。

2. 针对连续血液净化患者常规护理注意事项

（1）做好手卫生，加强透析操作室管理，严格按照无菌操作执行，做好患者及医护人员培训工作。

（2）做好静脉留置导管护理，定期换药。

（3）积极治疗肾相关并发症，纠正低蛋白血症、贫血、离子紊乱、心力衰竭。

（4）改善患者营养状态，提高免疫力。

（5）缩短住院时间，减少患者医院感染机会。

（6）监控透析室发生的感染患者，早发现，早隔离，避免暴发性感染。

3. 血液透析室的医院感染防控措施

（1）布局合理，分区明确、标识清楚，符合功能流程合理和洁污区域分开的基本要求。

（2）血液透析室应当分为辅助区域和工作区域，辅助区域包括工作人员更衣室、办公室等；工作区域包括普通透析治疗区、隔离透析治疗区、治疗室、水处理室、候诊区、接诊区、储存室、污物处理区。

（3）血液透析室的工作区域应当达到以下要求：

1）透析治疗区、治疗室等区域应当达到规定Ⅲ类环境的要求。

2）患者使用的床单、被套、枕套等物品应当一人一用一更换。

3）患者进行血液透析治疗时，应当严格限制非工作人员进入透析治疗区。

（4）医务人员进入透析治疗区应当穿工作服、换工作鞋；医务人员对患者进行治疗或者护理操作时应当按照医疗护理常规和诊疗规范，在诊疗过程中应当实施标准预防，并严格执行手卫生规范和无菌操作技术。

（5）血液透析室应当建立严格的接诊制度，对所有初次透析的患者进行乙型肝炎病毒、丙型肝炎病毒、梅毒、艾滋病病毒感染的相关检查，每半年复查1次。

（6）血液透析室应设有隔离透析治疗间或者独立的隔离透析治疗区，配备专门治疗用品和相对固定的工作人员，用于对需要隔离的患者进行血液透析治疗。

（7）乙型肝炎病毒、丙型肝炎病毒、梅毒螺旋体及艾滋病病毒感染的患者应当分别在各自隔离透析治疗间或者隔离透析治疗区进行专机血液透析，治疗间或者治疗区、血液透析机相互不能混用。

（8）血液透析室应当按照《医院感染管理办法》，严格执行医疗器械、器具的消毒工作技术规范；血液透析室使用的消毒药械、一次性医疗器械和器具应当符合国家有关规定；一次性使用的医疗器械、器具不得重复使用。

（9）每次透析结束后，应当对透析单元内透析机等设施表面、物品表面进行擦拭消毒，对透析机进行有效的水路消毒，对透析单元地面进行清洁，地面有血液、体液及分泌物污染时使用消毒液擦拭。

（10）如果血液污染到透析机，应立即用1500 mg/L浓度的含氯消毒剂的一次性布擦拭去掉血迹后，再用500 mg/L浓度的含氯消毒剂擦拭消毒机器外部。

（11）血液透析室应当根据设备要求定期对水处理系统进行冲洗消毒，并定期进行水质检测；每次冲洗消毒后应当测定管路中消毒液残留量，确保安全。

（12）严格进行卫生学监测，每月对透析室空气、物体、机器表面及部分医务人员手进行病原微生物的培养监测，透析液、透析用水应每月监测细菌数，内毒素检测至少每3个月1次。

参考文献

[1] 徐唯. 糖皮质激素与免疫功能的关系及在运动免疫学中的作用. 中国组织工程研究与临床康复，2008，12（5）：954-957.

[2] 张芮琪，陈正礼，罗启慧. 黄芪多糖干预环磷酰胺所致免疫抑制小鼠的免疫功能. 中国实验动物学报，2015，23（4）：389-394.

[3] 李惠，佟丽芳，郑福伟，等. 老年糖尿病患者医院感染危险因素分析. 中华现代临床护理学杂志，2014，7（3）：1643-1645.

[4] 冯先礼，岑国栋. 雷公藤多甙对小鼠细胞免疫功能的影响. 现代药物与临床，2009，24（5）：289-291.

[5] 邓明华，谢林伸. 雷公藤多甙联合糖皮质激素对肾病综合征调节性T细胞的影响和临床疗效分析. 现代医药卫生，2014，30（20）：3051-3052.

[6] 曲振瑞. 肾病综合征患者医院感染率与危险因素分析. 中国伤残医学，2014，22（4），30-31.

[7] 黄贵阳，陈雁威. 肾病综合征医院感染相关因素分析. 临床和实验医学杂志，2007，1（6）：83-84.

[8] 高卓，李建，伦立德，等. 应用免疫抑制剂的肾病综合征患者特殊肺部感染观察分析. 现代中西医结合杂志，2012，4（12）：1289-1290.

[9] 黄贵阳，陈雁威. 肾病综合征医院感染相关因素分析. 临床和实验医学杂志，2007，6（1）：83-84.

[10] 韦秀芳. 肾病综合征患者医院感染危险因素的 logistic 回归分析. 广西医学，2010，32 (3)：277-279.
[11] 周萍，蒋为，孙敏燕. 他克莫司联合泼尼松对特发性膜性肾病感染患者的预后. 中国临床药理学杂志，2015，31 (22)：2181-2183.
[12] 李玲，覃学勇，廖明. 慢性肾功能不全医院感染临床分析. 中国临床新医学，2010，03 (3)：255-257.
[13] 刘森炎，梅长林. 慢性肾脏病患者疫苗接种指南解读. 中华肾脏病杂志，2009，25 (11)：878-881.
[14] 杜秀，李兴，张润梅，等. 糖尿病患者医院感染病因分析. 临床医药实践杂志，2007，16 (3)：238-239.
[15] 王玉敏，高义，潘志刚，等. 老年人长期卧床情况分析. 中国老年学杂志，2003，23 (3)：163-165.
[16] 宦红美. 老年长期卧床患者坠积性肺炎的预防性护理. 实用医药杂志，2005，22 (12)：1117-1117.
[17] Vajdic CM, McDonald SP, McCredie MR, et al. Cancer incidence before and after kidney transplantation . JAMA, 2006, 296 (23): 2823-2831.
[18] 于文慧，马腾骧，王文成，等. 胸腺肽对维持性血液透析患者 T 淋巴细胞功能的影响. 中华泌尿外科杂志，1995，16 (5)：305-307.
[19] 邹琳，俞森洋. 导管相关感染的病原学及相关危险因素. 中华医院感染学杂志，2005，15 (4)：405-407.

第二节　泌尿系统疾病并发导管相关感染

病例十九　糖尿病肾病并发腹膜透析相关性腹膜炎、腹膜透析导管相关感染

（一）病历摘要

患者男，64 岁，以“尿检异常 4 年，气短 3 年”为主诉，于 2015 年 4 月 22 日入院。4 年前，患者因水肿于某三甲医院肾内科查尿蛋白（+++），血肌酐 173 μmol/L，肾活检诊断为“结节性糖尿病肾小球硬化症”，对症降肌酐治疗。3 年前，患者无明显诱因出现胸闷气短，不能平卧，无尿，于该三甲医院查血肌酐 1238 μmol/L，住院期间行腹膜透析置管，后规律腹透。半个月前，因血压控制欠佳，患者再次被收入该三甲医院肾内科。既往：高血压病史 3 年，冠心病病史 2 年，糖尿病病史 11 年。入院查体：体温 36.3 ℃，神清语明，心肺听诊未闻及异常杂音。辅助检查：空腹血糖 10.5 mmol/L，糖化血红蛋白 12%；尿常规：尿糖（+++），尿蛋白（+），白细胞（-）；血常规未见异常。入院诊断：慢性肾衰竭；糖尿病肾病；糖尿病，糖尿病伴高血压，糖尿病伴冠心病；糖尿病视网膜病变。入院后继续规律腹膜透析、控制血压和血糖治疗。

（二）医院感染发生及诊疗经过

入院后，患者行 1.5%低钙腹膜透析液 2000 ml 每日 3 次腹腔透析。入院第 7 天，患者腹膜透析管口皮肤出现红肿发痒，外用百多邦 3 d，未见明显好转。其后，患者有腹痛伴发

热，体温最高 37.8 ℃，黄色黏稠脓液伴血性液体溢出，自觉腹透液浑浊。查血常规：白细胞计数 $10.07\times10^9/L$，中性粒细胞百分比 88.2%；C 反应蛋白 13.0 mg/L，降钙素原 8 ng/ml。送检透出液标本行微生物学培养，并给予头孢曲松钠 2 g，1/12 h，静脉滴注。完善腹部隧道超声：左下腹壁引流口处扫查皮下表浅组织回声减弱欠均匀，局部近似网格状改变，范围较大，较厚处约 0.83 cm，内可见窦道样低回声，前缘与表皮相通，宽度约 1.15 cm，移动探头深部沿脂肪层与肌肉层走行，约脐左下方 3.0 cm 与腹腔相通，低回声内部不清晰，靠近外侧可见密集点状低回声及高回声堆积，范围约 1.91 cm×0.61 cm，探头挤压后有轻微流动感，偏右侧 2/3 管腔内可见多个等号状强回声走行，部分可延伸至腹腔内。透出液常规回报：白细胞计数 $1.44\times10^9/L$，中性粒细胞百分比 74%。入院第 15 天，腹透液培养结果回报为金黄色葡萄球菌，对头孢曲松钠耐药，对哌拉西林钠/他唑巴坦钠、万古霉素、替考拉宁和利奈唑胺等敏感，更换抗菌药物为哌拉西林钠/他唑巴坦钠静滴，同时给予万古霉素 500 mg 隔日 1 次腹透液放空后注入抗感染治疗。补充诊断：腹膜透析相关性腹膜炎，腹膜透析导管相关感染（出口处感染、隧道感染）。同时，临床医护人员意识到应每日观察患者的腹透液颜色、性状等，加强置管的消毒，加强患者腹膜透析相关感染防控措施的再培训，并立即对此患者留置腹透管进行每日评估。入院第 21 天，患者仍诉偶有腹痛，复查腹透液常规：白细胞计数 $0.88\times10^9/L$，中性粒细胞百分比 54%。入院第 27 天，复查腹透液微生物学检查，结果未见细菌生长，血常规未见异常，体温正常，腹透液变清，置管出口处皮肤红肿好转，停止流脓，出院。

入院第 7 天出现腹膜透析相关性腹膜炎和腹膜透析导管相关感染，属于医院感染：

（1）腹膜透析管留置长达 3 年。

（2）腹膜透析管口皮肤红肿发痒，其后有腹痛伴发热，体温最高达 37.8 ℃。

（3）腹膜透析管有黄色黏稠脓液伴血性液体溢出，腹透液浑浊。

（4）血常规：白细胞计数 $10.07\times10^9/L$，中性粒细胞百分比 88.2%；C 反应蛋白 13.0 mg/L，降钙素原 8 ng/ml。透析液常规回报：白细胞计数 $1.44\times10^9/L$，中性粒细胞百分比 74%。

（5）腹部隧道超声：左下腹壁引流口处扫查皮下表浅组织回声减弱欠均匀，局部近似网格状改变，范围较大，较厚处约 0.83 cm，内可见窦道样低回声，前缘与表皮相通，宽度约 1.15 cm，移动探头深部沿脂肪层与肌肉层走行，约脐左下方 3.0 cm 与腹腔相通，低回声内部不清晰，靠近外侧可见密集点状低回声及高回声堆积，范围约 1.91 cm×0.61 cm，探头挤压后有轻微流动感，偏右侧 2/3 管腔内可见多个等号状强回声走行，部分可延伸至腹腔内。

（6）腹透液微生物学检查结果显示金黄色葡萄球菌生长。

（三）医院感染原因分析

1. 该患者为老年男性，随着年龄的增长，机体各系统生理性老化，组织器官发生退行性变致多种生理功能减退，免疫功能降低、对周围环境的适应能力降低，易发生感染性疾病。同时，由于肾疾病本身及腹膜透析治疗，可使患者丢失大量的蛋白质和氨基酸，造成患者营养不良，从而进一步降低其免疫力。

2. 患者糖尿病病史 11 年，糖尿病患者蛋白质合成减少、分解加快，使得免疫球蛋白、抗体、补体合成减少，淋巴细胞转化率降低；另外，糖尿病患者血中白细胞的游走、吞噬、调理、趋化和杀菌能力明显降低；同时，高血糖环境利于细菌生长繁殖，葡萄糖是各种细菌的主要营养物质。因此，糖尿病是引起患者发生医院感染的重要原因之一。由于透析液含大量的葡萄糖，透析患者每天会额外增加 100～200 g 的葡萄糖负荷量[1]，使透析治疗期间血糖波动较大[2]；加之患者体型、饮食结构、运动量的影响，使血糖的控制更为困难。该患者糖尿病病史长达 11 年，同时接受腹膜透析治疗达 3 年，是医院感染的高危人群。

（四）经验教训及防控措施

1. 经验教训

（1）腹膜透析相关性感染是腹膜透析常见的并发症，严重时甚至需要拔除腹膜透析管，治疗不及时可导致感染加重，出现脓毒血症、感染性休克等一系列严重后果。所以临床医师一定要予以重视，尤其是长时间留置导管会增加患者发生医院感染的危险。临床医护人员要注意观察腹透液性状及置管部位的皮肤改变，对留置腹透管患者进行每日评估，加强局部护理。

（2）加强宣教，提高监测评估及监管力度：医护人员加强对患者及家属的培训，使患者及家属能够重视导管出口处的清洁、消毒等，掌握内容包括洗手方法、无菌技术、换药方法；操作环境要干净，操作前要洗手，采用正确的换药方法，洗澡时做好保护伤口和导管的措施；避免对导管出口有害的行为；指导患者保持良好的个人卫生习惯，勤换内衣内裤，勤淋浴（避免盆浴），淋浴前用塑料袋将透析管包扎好，淋浴后拭干周围皮肤，再用聚维酮碘消毒后重新包扎，防止细菌性腹膜炎的发生；密切监测留置导管处的感染情况，观察出口处周围皮肤的颜色及范围，有无结痂和肉芽组织，用手指按压隧道和出口处皮肤，看有无压痛，沿皮下隧道方向由内向外挤压，看出口处有无分泌物流出。

（3）操作者应接受正规培训并通过考核才可进行操作。操作时佩戴帽子、口罩和无菌手套。注意无菌操作，尤其是手卫生。

（4）在家庭腹膜透析管理中要求定期进行随诊，每次复诊要认真检查导管出口，对导管出口处进行评估。发现问题及时处理，如有感染，则每周重新评估 1 次。对腹透时间长的患者定期进行操作考核，对不规范行为给予纠正。住院患者注重现场查看患者，观察置管情况，是否有感染的相关临床表现，及时采取措施。

2. 糖尿病患者合并腹膜透析导管相关感染的防控措施

（1）积极治疗糖尿病，严格控制血糖，防治各种并发症。

（2）严格执行手卫生，遵循无菌操作技术原则：在触摸插管部位前后，以及插入、重置、触碰、护理导管及更换敷料前后时，均应严格执行手卫生程序，手卫生可使用传统的皂液和水，或者用乙醇擦手液；加强腹透管周围皮肤的消毒护理，按时更换敷料，保持干燥。

（3）注意个人卫生，人体皮肤常寄居着各种细菌，是发生腹膜透析导管相关感染的先决条件。因此，要经常注意个人卫生，勤洗澡，但不要使用池浴或盆浴，注意保持腹透管的清洁干燥。

（4）医疗机构应当健全规章制度，制定并落实预防与控制导管相关血流感染的工作规范和操作规程，明确相关部门和人员职责；医务人员应当评估患者发生导管相关血流感染的危险因素，实施预防和控制导管相关血流感染的工作措施；医疗机构应当逐步开展导管相关血流感染的目标性监测，持续改进，有效降低感染率。

（5）导致腹膜透析导管出口感染主要原因是无菌技术掌握不全面，个人卫生较差，导管局部皮肤污染严重，因此，对患者及家属进行培训，使其掌握正确的清洁、消毒和基本无菌技术是防止腹膜透析导管出口感染的主要防控措施。

（6）定期腹透门诊复查评估，早发现感染，早治疗。

病例二十　糖尿病肾病血液透析并发导管相关性感染

（一）病历摘要

患者，女，34岁，主因“周身水肿1个月”，于2015年8月25日入院。9年前，患者发现血糖升高，约20 mmol/L，无典型症状，诊断为“糖尿病”，未系统诊治。3年前，出现双眼视物模糊，眼底检查提示眼底出血，血糖明显升高，开始应用胰岛素联合阿卡波糖降糖治疗，未规律监测血糖变化。入院前1个月，患者开始出现双下肢凹陷性水肿，逐渐蔓延至全身，伴气短不能平卧。既往：左肱骨骨折病史9年。入院查体：体温36.0 ℃，血压160/80 mmHg，神清语明，心肺听诊未闻及异常杂音；腹部膨隆，无压痛、反跳痛及肌紧张，移动性浊音阳性，肝脾触诊不满意；双下肢凹陷性水肿。辅助检查：B型钠尿肽1768.60 pg/ml。血常规：白细胞计数6.18×10^9/L，血红蛋白96.30 g/L。肾功能：血肌酐309.00 μmol/L，血清白蛋白28.20 g/L，血钾5.40 mmol/L。血糖6.60 mmol/L。心脏彩超提示全心增大，室间隔及左室壁心肌对称性增厚，中等量心包积液，左室舒张功能减低，射血分数（EF）52%。入院诊断：慢性肾衰竭（CKD5期）；糖尿病；糖尿病肾病；心功能不全，心包积液。评估患者病情，已进入CKD5期，存在周身重度水肿，胸闷气短明显，故治疗上予以血液透析超滤脱水，同时予以单硝酸异山梨酯扩冠，降压、纠正贫血等对症治疗。

（二）医院感染发生及诊疗经过

入院第3天，患者开始血液透析治疗，因患者不能平卧，故行右股静脉临时管置入术，建立血液循环通路。由于患者周身水肿严重，存在低蛋白血症，导致深静脉置管处持续渗液，多次换药，避免感染。置管第13天（即入院第16天），患者在血液透析开始后30 min左右出现寒战、高热，测体温最高达39.1 ℃，予以查血常规、外周血培养、封管液培养及降钙素原，同时给予哌拉西林/他唑巴坦全身及局部封管抗感染治疗。临床检查结果回报如下，血常规：白细胞计数10.8×10^9/L；降钙素原测定93.59 ng/ml；外周血培养及导管血培养提示阴沟肠杆菌感染，对哌拉西林/他唑巴坦敏感，继续目前抗感染治疗。根据血液透析通路的专家共识指导建议，临时导管一旦出现感染，应立即拔除，故临床予以拔除右股静脉临时导管，更换为右颈内静脉带涤纶套导管继续进行血液透析治疗，同时加强医护人员无菌操作。抗感染治疗1周后（即入院第23天），患者未再出现寒战、高热；抗感染治疗2周后（即入院第30天），患者病情明显缓解，复查血培养阴性，出院，出院后继续口服抗菌药物治疗1周。

入院第 16 天出现导管相关血液感染，属于医院感染：

（1）右股静脉临时置管 13 d。

（2）出现寒战高热，体温最高达 39.1 ℃。

（3）血常规：白细胞计数 10.8×10^9/L；降钙素原测定 93.59 ng/ml。

（4）外周血培养及导管血培养提示阴沟肠杆菌生长，对哌拉西林/他唑巴坦敏感。

（三）医院感染原因分析

1. 该患者糖尿病病史 9 年，免疫功能受损，是诱发机体感染的危险因素。研究表明，高糖状态可以使多形核细胞化学趋化和吞噬作用减弱，补体 C4 水平下降，细胞因子分泌异常，同时，还可增强某些微生物的毒力，而且血糖越高，上述作用越明显。因此，糖尿病是引起该患者发生导管相关性感染的重要原因之一。

2. 肾衰竭患者免疫功能普遍低下，易导致感染。文献报道，慢性肾衰竭尿毒症患者 T 淋巴细胞计数减少，IL-2 产生减少；巨噬细胞吞噬功能和杀菌能力降低；中性粒细胞吞噬功能受抑制；胸腺及淋巴样组织萎缩；NK 细胞活性降低；B 淋巴细胞数量减少；抗体活性降低等，使患者易出现细胞免疫和体液免疫的全面受损，免疫应答缺陷。

3. 除了疾病本身因素所致患者机体免疫力低下易导致感染发生外，导管留置时间及部位也是诱发导管相关性感染的重要因素。据报道，导管留置 10 d 以内感染率为 8.3%，21 d 以上为 66.6%，导管留置 6 周以上细菌感染率可达 70%以上[3]。此外，就是导管留置的部位，目前常用的中心静脉导管途径包括股静脉置管、颈内静脉置管和锁骨下静脉置管。其中，股静脉置管部位易受到患者尿液、粪便、会阴部分泌物及腹股沟皮肤皱褶处污垢的污染，长期卧床易形成静脉血栓，故感染率最高。该患者留置股静脉导管时间长达 13 d，不论是导管留置时间还是部位均易合并感染。

（四）经验教训及防控措施

1. 合理规范的使用抗菌药物

根据我国《抗菌药物临床应用指导原则》所述，对于临床诊断为细菌性感染的患者，在未获知细菌培养及药敏结果前，或无法获取培养标本时，可根据患者的感染部位、基础疾病、发病情况、发病场所、既往抗菌药物用药史及其治疗反应等推测可能的病原体，并结合当地细菌耐药性监测数据，先给予抗菌药物经验治疗。但临床医师应对诊断为细菌性感染的患者在开始抗菌治疗前，及时留取相应合格标本（尤其血液等无菌部位标本）送病原学检测，尽早查明感染病原，根据病原种类及药物敏感试验结果选用抗菌药物。

在本病例中，患者于入院第 16 天出现寒战、高热的症状，除外其他部位感染，考虑为导管相关性感染，临床医师首先经验性地应用哌拉西林/他唑巴坦静滴全身及局部封管抗感染治疗，同时进行外周血和导管血培养，其感染的诊断和治疗过程均符合我国《抗菌药物临床应用指导原则》。

2. 加强监测评估，提高监管力度

该患者入院后为行血液透析治疗，需建立血液循环通路。因患者存在心力衰竭，不能平卧，故深静脉置管部位只能选择股静脉。由于股静脉距离会阴部较近，长时间留置导管，留置部位及导管感染的发生率极高，且该患者存在糖尿病、肾衰竭等基础疾病，为感染发生的高危人群。因此，针对此类留置导管患者，临床医护人员应做到以下三点：一是临床医护人员应严格无菌操作，严密观察置管部位情况，是否有感染的相关临床表现，及时采取措施；二是医护人员应认真填写《透析室中心静脉导管监测记录单》，及时发现患者导管相关问题；三是置管后加强患者的健康宣教，提高患者的自我护理意识，指导患者预防感染、保持局部皮肤清洁，敷料干燥，如出现局部红肿热痛及体温升高时，及时报告医师处理。

3. 糖尿病肾病血液透析患者预防导管相关性感染的防控措施

（1）积极治疗糖尿病，严格控制血糖，防治各种并发症。

（2）深静脉穿刺尽量选择在操作室进行，应提前进行室内环境的清洁和消毒，并限制室内人员的数量及流量。

（3）加强患者个人卫生，会阴部寄居着大量细菌，是发生股静脉置管相关感染的先决条件，因此，要经常注意会阴部的卫生，勤换内裤。

（4）注意观察置管部位有无红肿、渗血、渗液，并及时处理。

（5）观察导管有无移位，定期测量体外导管的长度并记录，切忌将脱出的导管回送。

（6）尽早建立血液透析患者的长期血液循环通路，尽量缩短临时导管的使用时间。

（7）提倡为即将进入血液透析患者提前建立自体动静脉内瘘，减少临时导管的置入。

4. 预防导管相关性感染的措施

中心静脉留置导管虽然容易引起感染，但却是动静脉内瘘无法建立或者无法长期维持的尿毒症患者的必备血管通路，因此必须认识到中心静脉导管相关性感染是医院感染的重要危险因素之一。

（1）严格掌握留置中心静脉导管的适应证。

（2）留置导管操作需由专业人员进行，所有操作人员必须戴口罩、帽子、手套或消毒双手，患者应该戴口罩，帽子包好头发，操作时禁止与工作人员交谈。

（3）在取下肝素帽前，严格消毒导管动静脉端表面，并用聚维酮碘纱布包裹直至透析结束，禁止用乙醇消毒导管表面。

（4）尽量避免留置导管接口开放在空气中，一旦卸下肝素帽立即接上注射器或血管路。

（5）肝素帽一次性使用，严格消毒导管皮肤出口并用无菌敷料妥善固定。

（6）透析室空气定期消毒，操作时避免人员走动。

（7）导管留置位置和体位得当可减少导管血流不畅的发生率，减少透析过程中导管反复接卸或溶栓干预环节，最终减少导管感染的机会。

（8）如为中心静脉临时导管，尽快建立长期通路，不需要时尽早拔除导管，尽可能缩短导管留置时间。

病例二十一　血液透析并发颈内静脉置管感染

（一）病历摘要

患者，男，54岁，以“发现动静脉内瘘血栓形成2个月”为主诉，于2013年9月16日入某三甲医院肾内科。3年前，患者出现恶心，乏力，呕吐，就诊于当地医院，查肾功能：血肌酐 1109 μmol/L，血尿素氮 34.6 mmol/L；血电解质：钾 6.5 mmol/L，碳酸氢根

13.4 mmol/L；双肾超声提示：双肾缩小，左肾 8.3 cm×4.7 cm×2.7 cm，右肾 8.5 cm×5.1 cm×2.4 cm，未见肾盂肾盏扩张，诊断为“慢性肾衰竭，尿毒症”，予维持性血液透析治疗，并行左上肢动静脉内瘘术。近 2 个月，患者在行血液透析时，动脉端血流量越来越小，血流量最多为 120 ml/min，行动静脉内瘘处超声检查提示动脉端血栓形成且已经机化。2 周前，行右侧颈静脉置管，当地医院建议转入上一级医院处理动静脉内瘘，遂转入某三甲医院肾内科。既往：高血压病史 30 年，脑出血 15 年。入院查体：体温 36.5 ℃，神清语明，面部晦暗，贫血貌，颜面轻度水肿；心肺听诊未闻及异常杂音，双侧肾区无叩痛，双下肢无水肿；左上肢可见动静脉内瘘血管走行。血常规：白细胞计数 5.6×10^9/L，中性粒细胞百分比 46.8%，血红蛋白 91 g/L，血小板计数 178×10^9/L；血钾 5.55 mmol/L；C 反应蛋白 1.8 mg/L。肾功能：血肌酐 1325 μmol/L，入院诊断：慢性肾病（CKD5 期）。考虑患者左上肢动静脉内瘘失功，应用患者颈静脉置管行血液透析治疗，并择期行动静脉内瘘修复术。

（二）医院感染发生及诊疗经过

入院后第 5 天，患者在行第二次血液透析 15 min 后突然出现寒战、发冷，持续 2 min 后寒战逐渐加重，立即给予还血，停止血液透析处理，患者寒战稍有缓解，随后出现发热、大汗，体温达 39.7 ℃，面部潮红，血压 168/98 mmHg，心率 115/min，呼吸 25/min，听诊呼吸音清，未闻及干湿啰音，心律齐，胆囊区无压痛，双肾区无叩痛，输尿管走行区无压痛，周身无皮肤出血点及红斑红疹出现。立即复查血常规提示：白细胞计数 15.7×10^9/L，中性粒细胞百分比 89.7%，血红蛋白 87 g/L，血小板计数 255×10^9/L；C 反应蛋白 23.6 mg/L。肺部 CT 提示双肺未见异常，腹部超声未见异常。暂予头孢呋辛钠 1.5 g，1/12 h，静脉滴注。当天晚上，患者体温恢复至正常，为 36.7 ℃。入院第 6 天，再次给予患者血液透析治疗，透析开始 20 min 后，患者再次出现以上症状。查心电图未见心肌缺血迹象，查心肌酶、肌钙蛋白均在正常范围。血气提示 pH 7.41，氧分压 83.3 mmHg，二氧化碳分压 41.8 mmHg，血氧饱和度 96.8%。便潜血及便球杆比均未见异常。考虑患者颈静脉导管感染可能性大，遂拔出右颈静脉导管，换左侧颈静脉置管，同时对导管末端行血培养，抗菌药物改为美罗培南 0.5 g，1/12 h，静脉滴注。当晚患者体温恢复至正常。入院第 8 天，行血液透析治疗期间，患者未再出现寒战及发热。入院第 9 天，抗菌药物改为阿莫西林 0.5 g，1/8 h，口服，患者好转。入院第 10 天，导管末端血培养提示金黄色葡萄球菌生长，对美罗培南有效。患者病情平稳后行动静脉内瘘术，过程顺利、出院。

入院第 5 天出现颈静脉导管感染，属于医院感染：

（1）患者在院期间应用右颈静脉导管行血液透析治疗，置管时间长达 19 d。

（2）行血液透析时，患者出现寒战、发冷，后发热，体温达 39.7 ℃，面部潮红。

（3）血常规提示：白细胞计数 15.7×10^9/L，中性粒细胞百分比 89.7%，血红蛋白 87 g/L，血小板计数 255×10^9/L；C 反应蛋白 23.6 mg/L。

（4）颈静脉导管末端血培养提示金黄色葡萄球菌生长，对美罗培南敏感。

（三）医院感染原因分析

该患者右颈静脉导管留置时间较长，为细菌的侵入和定植提供了条件，是导管相关感染的重要危险因素之一。静脉导管留置期间，医护人员需对导管进行置管消毒、日常护理等操作，如操作过程中未严格执行无菌操作；部分血液透析室医疗环境不佳，例如空气消毒不规范、消毒效果不合格，导致空气中细菌含量超标；另外，患者缺乏对导管护理重要性的认识，在日常生活中往往忽视对导管的保护，例如带着导管洗澡，不利于保持导管的清洁。上述情况均有可能造成导管污染，使得皮肤定植菌或环境污染菌能够沿着导管迁移至皮下，从而诱发导管相关感染的发生。

（四）经验教训及防控措施

1. 经验教训

研究表明，导管相关感染的病原菌多为球菌，因此，当怀疑患者发生导管相关感染时，建议选用针对球菌感染的抗菌药物进行经验性抗感染治疗，随后根据导管尖端培养和血培养结果及药敏试验结果，调整抗菌药物，进行有针对性的抗感染治疗。

2. 导管相关感染的防控措施

（1）人员的教育及培训：强调预防导管相关感染的重要性；着重导管的模拟操作和维护，根据标准化的记录表记录导管的维护情况；对患者及家属进行手卫生、家庭卫生知识的宣传；人员定期学习和评估导管感染的相关研究及指南；保持适当的护士和患者的人员比例及限制 ICU 护士的流动。

（2）避免不必要的导管留置，若动静脉内瘘可以应用，建议不要长时间留置导管。

（3）医生换药时，应注意观察导管与皮肤接口处有无红、肿，有无分泌物产生，在进行更换敷料前须用过氧化氢溶液（双氧水）、聚维酮碘或氯已定溶液（洗必泰）进行皮肤消毒，用无菌纱布或者半透明敷料覆盖插管位置。

（4）注意手卫生：在接触导管前后及重置、触碰、维护导管及更换敷料时均应严格执行手卫生程序，在对插管部位消毒后不应再接触该部位。

病例二十二　慢性肾衰竭并发导尿管相关感染

（一）病历摘要

患者女，64 岁，主因“颜面及四肢水肿伴乏力 1 个月”，于 2015 年 3 月 16 日入院。2 年前，患者因水肿就诊于当地医院，诊断为“慢性肾衰竭”，经对症治疗好转后出院。既往：高血压 6 年，口服硝苯地平缓释片治疗，血压未监测；否认糖尿病。2015 年 2 月 15 日起，患者再次出现水肿，尿量减少，每日尿量 600～700 ml，伴周身乏力，故就诊于某三甲医院。入院查体：体温 36.4 ℃，脉搏 61/min，血压 166/72 mmHg；眼睑水肿，睑结膜苍白，听力差，两肺呼吸音清，右下肺呼吸音弱，双肺底未闻及干、湿啰音；心界不大，心率 61/min，节律规整；腹软，全腹无压痛，肝脾肋下未触及；双肾区无叩痛，耻骨联合上 3 cm 叩呈浊音，双下肢略水肿。血常规：白细胞 7.9×10^9/L、中性粒细胞百分比 68.2%、血红蛋白 72 g/L、血小板计数 223×10^9/L。肝酶正常，血浆总蛋白 66.3 g/L，白蛋白 43.1 g/L。肾功能：血尿素 23 mmol/L、血肌酐 579 μmol/L、胱抑素 C4.4 mg/L。超敏 C 反应蛋白 9.8 mg/L。血气分析：pH7.33、$PaO_2$86.7 mmHg、$PaCO_2$45.8 mmHg、实际 HCO_3^- 24 mmol/L。甲状旁腺激素 344.6 pg/ml、血钙 2.29 mmol/L、血磷 0.94 mmol/L。尿液分析：蛋白（++）、红细胞 17.8 个/微升、白细胞 11.2 个/微升；B 型钠尿肽 2900 pg/ml。

完善泌尿系彩超：双肾略缩小（左肾 8.9 cm×4.8 cm，右肾 8.8 cm×4.9 cm，皮质回声粗糙，皮质厚度 0.9 cm），膀胱残余尿检查提示尿潴留（230 ml）。入院诊断：慢性肾小球肾炎；慢性肾衰竭（CKD4 期）；高血压 3 级（很高危）；冠心病、心力衰竭、心功能Ⅲ级；肾性贫血；继发性甲状旁腺功能亢进症；尿潴留。入院后给予降压、利尿、保肾、改善肾微循环、纠正肾性贫血（铁剂、促红素）等对症治疗，并留置尿管，引出淡黄色尿液 1200～1300 ml，尿管长期开放。

（二）医院感染发生及诊疗经过

入院第 7 天（即留置尿管第 7 天），患者尿液出现浑浊，呈乳糜状，体温正常，无腹痛。查体：腹部无压痛，双侧输尿管走行区无压痛，双肾区无叩痛。化验尿常规：白细胞 140 个/高倍视野。血常规：白细胞计数 8.0×10^9/L、中性粒细胞百分比 70.2%、血红蛋白 73 g/L、血小板计数 220×10^9/L；超敏 C 反应蛋白 9.8 mg/L，诊断为泌尿系统感染。临床留取尿液培养，并给予 0.9%氯化钠注射液 50 ml＋注射用头孢米诺钠 1 g，1/12 h，抗感染治疗。同时，临床医护人员每日观察患者尿色、体温情况。抗感染治疗 2 d（即入院第 9 天），患者尿色转清，考虑临床症状缓解；尿培养回报大肠埃希氏菌生长，头孢米诺为头霉素，对此菌有效。继续抗感染治疗 4 d，复查尿白细胞 13.4 个/高倍视野，之后分别于治疗第 7 天及停药后第 7 天，复查尿常规白细胞均为正常，出院。

入院第 7 天出现导尿管相关尿路感染，属于医院感染：

（1）入院时存在尿潴留，引出淡黄色尿液 1200～1300 ml。

（2）留置尿管 7 d。

（3）尿液出现浑浊，呈乳糜状。

（4）尿常规：白细胞 140 个/高倍视野。血常规：白细胞计数 8.0×10^9/L、中性粒细胞百分比 70.2%、血红蛋白 73 g/L、血小板计数 220×10^9/L；超敏 C 反应蛋白 9.8 mg/L。

（5）尿培养回报大肠埃希氏菌生长。

（三）医院感染原因分析

1. 留置导尿管是医院感染的常见危险因素。人体尿道是一个相对封闭的环境，其本身具备完整的黏膜以抵御病原菌的入侵，而留置导尿作为一种侵入性操作，会对尿道黏膜的完整性产生损伤，破坏尿道黏膜的屏障作用；而且，导尿管在留置期间会削弱宿主尿道的防御机制，易对尿道上皮造成机械性损伤，从而增加患者发生尿路感染的机会。该患者入院当日即留置尿管，直至出现尿路感染症状时，留置时间长达 7 d，而且留置期间临床医师未进行尿液相关检查、留取尿标本来监测患者是否存在发生尿路感染的征象，增加了患者合并尿路感染的概率。

2. 该患者患有慢性肾疾病，属于医院感染高危人群。原发病能够引起机体大量蛋白质丢失，胃肠道水肿，胃肠功能紊乱，导致患者营养不良，免疫功能降低。同时，因尿液生成减少，对泌尿道冲洗作用减弱，且随慢性肾实质损害，肾内瘢痕形成，引起肾单位尿液不畅，导致病原菌易潴留繁殖，为感染的发生创造条件。另外，慢性肾病患者粒细胞、淋巴细胞存在数量减少、功能障碍，对外源性病原菌的清除能力下降，更增加了患者发生医院感染的危险。

3. 该患者入院时存在尿潴留，经导尿引出淡黄色尿液 1200～1300 ml，其尿液动力学的异常增加了患者医院感染的风险。现有研究证实，尿潴留患者留置尿管后感染的发生风险明显升高。正常情况下，尿道括约肌收缩，能够防止细菌逆行进入膀胱；而当尿道括约肌收缩异常时，正常防御功能下降，增加感染概率。

（四）经验教训及防控措施

1. 明确尿管留置指征，加强尿管护理。

（1）尿管留置适应证：

1）各种下尿路梗阻所致尿潴留。

2）危重病人抢救。

3）膀胱疾病诊断与治疗。

4）进行尿道或膀胱造影。

5）留取未受污染的尿标本做细菌培养。

6）产科手术前的常规导尿。

7）膀胱内药物灌注或膀胱冲洗。

8）探查尿道有无狭窄，了解少尿或无尿原因。

（2）尽量保持整个导尿系统的密闭性，减少或避免膀胱冲洗。

（3）在置管过程中要严格无菌操作，按相关操作规程进行，操作人员严格执行手卫生。

（4）每日进行会阴部清洁，在大便后要对肛周及尿道口进行清洗。

（5）每日评估尿管留置的必要性，在病情允许的情况下，及早拔除尿管，尽量缩短尿管留置时间，减少感染的发生。

2. 对于尿动力学异常患者，要尽快查找并去除诱因，加强膀胱功能训练。

膀胱功能训练是根据学习理论和条件反射原理，通过患者的主观意识活动或功能锻炼来改善膀胱的储尿和排尿功能，训练内容包括：行为技巧、反射性排尿训练，代偿性排尿训练（Valsalva 屏气发和 Grede 手法），肛门牵张训练和盆底肌训练。

（1）行为技巧

1）习惯训练：习惯训练是基于排尿规律安排患者如厕时间的方法。这种训练方法不仅能提醒患者定时排尿，还可保持患者会阴部清洁、干燥。训练者应鼓励患者避免在安排时间以外排尿，但这在尿急时常会难以控制。

2）延时排尿：对于因膀胱逼尿肌过度活跃而产生尿急症状和反射性尿失禁的患者，可采用此法，部分患者在逼尿肌不稳定收缩启动前可感觉尿急，并能收缩括约肌阻断尿流出现，最终中断逼尿肌的收缩。治疗目标为形成 3～4 h 的排尿间期，无尿失禁发生。

（2）排尿意识训练：适用于留置导尿的患者，每次放尿前 5 min，患者卧于床上，指导其全身放松，想象自己在一个安静、宽敞的卫生间，听着潺潺的流水声，准备排尿，并试图自己排尿，然后由陪同人员缓缓放尿，强调患者利用全部感觉。开始时可由护士指导，当患者掌握正确方法后，可由患者自己训练，护士每天督促、询问训练情况。

（3）反射性排尿训练：在导尿前半小时，通过寻找刺激点，如轻轻叩击耻骨上区或大腿上三分之一内侧，牵拉阴毛或挤压阴蒂（茎）或用手刺激肛门诱发膀胱反射性收缩，产生排尿。

（4）代偿性排尿训练

1）Crede 按压法：用拳头于患者脐下 3 cm 深按压，并向耻骨方向滚动，动作缓慢柔和，同时嘱患者增加腹压帮助排尿。

2）Valsalva 屏气法：患者取坐位，身体前倾，屏气呼吸，增加腹压，向下用力做排便动作帮助排除尿液。

适应证：用于逼尿肌和括约肌均活动不足的患者。

禁忌证：括约肌亢进；逼尿肌括约肌失调；膀胱出口梗阻；膀胱-输尿管反流；颅内高压；尿道异常；患心律失常或心功能不全不适合行屏气动作者。

（5）肛门牵张训练：肛门牵张导致尿道括约肌活动的断续现象类似于正常的自主排尿方式。方法是先缓慢牵张肛门使盆底肌放松，再采用 Valsalva 屏气法排空膀胱。此方法适用于盆底肌痉挛的患者。

（6）盆底肌训练：盆底肌训练指患者有意识地反复收缩盆底肌群，增强支持尿道、膀胱、直肠和子宫的盆底肌肉力量，以增强控尿能力。适用于盆底肌尚有收缩功能的尿失禁患者。慎用于心律失常或心功能不全患者、膀胱出血（血尿）、尿路感染急性期和肌张力过高者。其训练方法：

1）患者在不收缩下肢、腹部、臀部肌肉的情况下，自主收缩盆底肌肉（会阴及肛门括约肌），每次收缩 5～10 s，重复 10～20 次/组，每日 3 组。

2）在指导患者呼吸训练时，嘱患者吸气时收缩肛门周围肌肉，维持 5～10 s，呼气时放松。

3）患者可在桥式运动下做收缩肛门的动作，这时可用一些引导式的话语帮助患者维持收缩肛门的动作（5～10 s），如让患者想象自己尿急，但还找不到卫生间，要先憋住尿（想象方法）。

4）患者坐在椅子上，由后向前缓慢地把肛门、阴道、尿道周围等盆底肌收缩上提，感觉想阻止肛门排气，从 1 数到 10，然后缓慢放松。

5）患者可以坐在马桶上，两腿分开，开始排尿，中途有意识地收缩盆底肌肉，使尿流中断，如此反复排尿、止尿，重复多次使盆底肌得到锻炼。

病例二十三　心力衰竭伴急性肾衰竭并发导管相关感染

（一）病历摘要

患者男，49 岁，主因“间断胸闷、气短、呼吸困难 1 年，加重半月”，于 2014 年 5 月 24 日入院。1 年前始，患者着凉后出现胸闷、气短、呼吸困难，伴咳嗽、咳痰，夜间不能平卧入睡，双下肢水肿，无心前区疼痛，无发热，就诊于某三甲医院，查心脏彩超提示全心增大，诊断为“心力衰竭”，给予强心、利尿、扩血管治疗后症状好转。平日长期服用地高辛、利尿药治疗，病情仍进行性加重，活动耐力逐渐减低。近 1 个月来，患者无明显诱因上述症状再发加重，胸闷、气短、呼吸困难明显，双下肢水肿，不能平卧，偶于夜间因呼吸困难而憋醒，坐起后可减轻，无发热，咳嗽、咳痰，急诊以“心力衰竭”收入院。入院诊断：充血性心力衰竭；心房纤维颤动；扩张型心肌病；慢性肾衰竭；低氧血症；压疮；左心房血栓；胸腔积液。入院查体：体温 36.7 ℃，脉搏 88 次/分，呼吸 25 次/分，双肺听诊呼吸音粗，双肺散在湿啰音，双下肢凹陷性水肿。辅助检查：B型钠尿肽 35 000 pg/ml，血肌酐 207 μmol/L、血尿素 19.46 mmol/L。心电图：心房纤颤；ST-T段异常。入院后给予纠正心功能，限制液体量，扩张血管、利尿及强心、抗炎、保肾等治疗。经对症治疗后，患者心功能好转，但大剂量不同作用机制的利尿药物治疗后反应差，利尿效果不明显，水钠潴留加重，故请血液净化科会诊，专科诊断：急性肾衰竭，心功能不全、心功能Ⅳ级。随即将患者转入血液净化科行血液超滤，加强利尿，减低肾负荷，改善心功能。

（二）医院感染发生及诊疗经过

患者转入血液净化科当晚（即入院第5天），即行右颈内静脉穿刺置管术，进行血液透析治疗。入院第8天，患者在行第3次血液透析治疗时出现寒战，伴周身发冷，当时测体温 36.7 ℃，半小时后复测体温达 37.3 ℃，完善全血细胞分析、急诊C反应蛋白测定、急诊肾功能六项，并分别抽取外周及颈部留置导管血液进行需氧及厌氧培养。化验结果回报，全血细胞分析：白细胞计数 9.62×10^9/L、中性粒细胞百分比 87.5%；急诊C反应蛋白 22.1 mg/L；急诊血肌酐 222 μmol/L、血尿素 22.46 mmol/L、血钾 4.36 mmol/L。患者当晚再次测体温 38.4 ℃，体温呈上升趋势。结合化验结果，不能除外导管相关感染，给予抗菌药物哌拉西林钠/他唑巴坦钠 2.5 g，1/12 h，静脉滴注，抗感染治疗，待血培养结果回报调整治疗方案。入院第9天，患者体温降至 37.2 ℃，偶有呼吸困难症状，可半卧位入睡，听诊双下肺呼吸音弱，心律不齐，心界扩大。复查全血分析：白细胞计数 15.12×10^9/L、中性粒细胞百分比 91.3%、血红蛋白浓度 119 g/L；急诊C反应蛋白 21.6 mg/L。入院第13天，导管血培养回报：阳性球菌生长。当前患者感染趋于控制，继续原有抗感染治疗方案，已拔除颈内静脉导管。入院第22天，患者病情平稳，体温恢复正常超过 72 h，出院。

入院第8天发生导管相关感染，属于医院感染：

（1）入院第5天，患者留置右颈内静脉导管，行血液透析治疗。

（2）在血液透析过程中，患者出现寒战，伴周身发冷，体温达 37.3 ℃。

（3）全血细胞分析：白细胞计数 9.62×10^9/L、中性粒细胞百分比 87.5%；急诊C反应蛋白 22.1 mg/L。

（4）导管血培养结果回报：阳性球菌生长。

（三）医院感染原因分析

1. 该患者为慢性肾衰竭尿毒症期，尿毒症患者出现代谢性酸中毒及内分泌紊乱、营养不良、免疫功能下降而易导致感染。尤其是维持性透析期，机体细胞因子、基因表达、免疫应答受损，混合T、B淋巴细胞数量减少、功能缺陷，易合并感染的发生。

2. 该患者于入院第5天行经皮选择性静脉置管术（右颈内静脉长期导管），是诱发导管感染的因素。其机制可能是：

（1）导管因素，与导管材质及光滑度相关。

（2）插管部位周围皮肤细菌移位生长。

（3）置管过程中导管受到污染。

（4）血栓形成，导管置入后，体表创面被血浆组织蛋白包裹，纤维蛋白在导管内面沉积，细菌可以附在其上，并迅速被生物膜包裹，免受机体吞噬，形成血栓，发展为细菌移位生长和感染。

（5）内源性污染，细菌来自体内其他部位的感染源，如果患者基础疾病是感染性病变，细菌可种植在管尖形成的纤维套中而导致感染。

3. 患者合并有充血性心力衰竭、低氧血症、压疮、左心房血栓、胸腔积液等多种慢性疾病，免疫力低下，且住院时间过长，增加了医院感染的机会。

（四）经验教训及防控措施

1. 提高导管相关感染的控制力度

（1）加强诊疗的准确性。临床上留置导管的患者，如果出现无法解释的发热、寒战、呼吸急促、意识模糊等中毒症状时，临床医师应参考实验室检查结果（血常规白细胞及中性粒细胞增高）、插管部位局部感染表现等，高度怀疑导管感染的可能。因此，要提高导管相关血流感染病例的治疗，首先应严格掌握导管相关血流感染的诊断标准，熟悉实验室诊断标准（包括快速诊断、导管培养诊断及血培养诊断）。

（2）做好预防静脉导管感染的相关措施。本病例患者为导管相关感染的高危人群，转科后发生感染，可能与医护人员执行导管相关血流感染预防与控制措施不当相关。因此，临床应加强置管专业队伍建设，实施严格培训，强化标准化和规范性的无菌操作，实行最大无菌屏障（包括置管部位铺大无菌单，置管人员戴帽子、口罩、无菌手套，穿无菌手术衣），同时加强预防消毒、手卫生、术后护理等规程。

（3）加强监测与质量管理。严格血管内导管应用的管理与监测制度，制定标准化操作流程，并对操作流程执行情况进行评估、随访、定期考核。管理人员依据监测数据，分析危险因素、提出整改措施并及时指导临床，以达到持续改进的效果。

2. 合理应用抗菌药物

葡萄球菌是导管相关感染最常见的病原菌，且存在耐药性，糖肽类抗菌药物通常作为经验性治疗的首选药物。在面对导管相关感染时，临床医师应严格依据《抗菌药物临床应用指导原则》要求用药，全面掌握抗菌药物的药动学和药效学的特点。同时，针对高危感染患者，尤其是长期置管患者，应结合患者具体情况，尽早制订出预防感染可行的用药方案，从而更好地为患者服务。

3. 提高病原学送检率

临床往往依赖经验性用药，导致抗感染治疗效果不佳。尤其对于感染高危人群和严重感染患者，感染控制不佳，不仅加重患者病情，甚至危及生命，还会增加患者的医疗费用，加重其经济负担。因此，提高临床病原学送检率、规范标本采集及送检，可有效提高病原学培养阳性率，从而指导临床抗菌药物的正确应用，有利于患者感染的控制。

4. 重视置管专业队伍的建设

采取有效方法对专业人员进行导管操作和预防感染相关知识的教育和培训，提高置管人员的操作水平。制订标准化置管前、置管中、置管后预防感染防控措施，对重点科室重点管理，如重症监护室、泌尿外科（血透室）、导管室等，并由专人跟踪执行情况。

病例二十四　慢性肾衰竭并发导管相关性感染

（一）病历摘要

患者女，56 岁，主因“乏力、恶心 7 年，长期置管，血流量不佳 1 月余”，于 2014 年

11月26日入某三甲医院。2007年初，患者无明显诱因出现周身乏力、恶心等不适症状，就诊于当地医院，查血肌酐达707 μmol/L，诊断为“慢性肾衰竭尿毒症期”，开始维持血液透析治疗。因血管条件较差，患者于2014年初在某医院行长久性带涤纶套深静脉导管置入术，术后导管血流量尚可。此次入院前1个月，患者发现导管流量不佳，经溶栓治疗后，症状未见明显改善，为重新建立静脉通路就诊于某三甲医院。患者病来无发热、咳嗽及咳痰，无明显恶心及呕吐，无胸闷气短，饮食及睡眠可，无尿，大便正常。既往：高血压病史10年余，血压最高200/100 mmHg，自服硝苯地平缓释片及美托洛尔（倍他乐克）降血压治疗，血压控制在150/80 mmHg左右。入院查体：体温36.2 ℃，脉搏84/min，血压151/67 mmHg，神清语明，贫血貌，步入病房，自动体位，查体合作；双眼结膜无水肿，口唇无发绀，无颈静脉怒张；双肺呼吸音粗，未闻及明显干湿啰音；心律整齐，心界向左扩大，各瓣膜区未闻及杂音；双下肢中度水肿；右侧长期导管敷料包扎不完整，导管口处未见明显红肿及流脓，长期导管血流量不佳。辅助检查：白细胞计数4.37×10^9/L、血小板计数162×10^9/L、中性粒细胞百分比69.6%、红细胞计数2.40×10^{12}/L、血红蛋白浓度67 g/L；血钾5.42 mmol/L、血钠141 mmol/L、血尿素26.39 mmol/L、急诊血肌酐1116 μmol/L；二氧化碳结合力22 mmol/L、钙2.46 mmol/L、纤维蛋白原4.93 g/L。入院诊断：慢性肾衰竭尿毒症期；肾性贫血；高血压3级（极高危组）。

（二）医院感染发生及诊疗经过

入院第2天，患者行经皮选择性静脉置管术（右颈内静脉长期导管）。入院第3天，深静脉置管处有渗血，已结痂，给予更换敷料，生理盐水冲洗，重新包扎固定。入院第4天，透析过程顺利。入院第5天，右颈内长期导管血流通畅，长期导管近导管开口处出现红肿，无分泌物，透析后患者出现发热，体温38.6 ℃，查全血细胞分析：白细胞计数10.93×10^9/L、中性粒细胞百分比81.1%、血红蛋白浓度70 g/L；导管血培养及药敏结果待回报。临床医师考虑存在导管相关感染，故给予经验性应用抗菌药物抗感染治疗，即注射用头孢哌酮钠/舒巴坦钠（1.5 g，合资）1.5 g，1/24 h，静脉滴注，另给予局部红肿处换药。入院第7天，导管血培养回报金黄色葡萄球菌生长，药敏提示目前应用抗菌药物敏感，继续原方案抗感染治疗共3周，患者病情好转出院。

入院第5天出现导管相关血流感染，属于医院感染：

（1）患者行经皮选择性静脉置管术（右颈内静脉长期导管），属于有创操作。

（2）透析后出现发热，体温38.6 ℃，置管处局部皮肤红肿。

（3）全血细胞分析：白细胞计数10.93×10^9/L、中性粒细胞百分比81.1%、血红蛋白浓度70 g/L。

（4）导管血培养：金黄色葡萄球菌生长，药敏提示对头孢哌酮敏感。

（三）医院感染原因分析

1. 该患者处于慢性肾功能不全尿毒症期，机体可能存在代谢性酸中毒及内分泌紊乱、营养不良、免疫功能下降而易导致感染。尤其是在维持性透析期间，机体内细胞因子、基因表达、免疫应答受损，混合T、B淋巴细胞数量减少、功能缺陷，进一步增加患者合并感染的风险[4]。

2. 该患者于入院第2天接受经皮选择性静脉置管术（即右颈内静脉长期导管），属于有创操作，破坏了机体的免疫屏障，可能是患者合并导管相关感染的原因之一。其感染机制可能为：①导管因素，与导管材质及光滑度相关；②插管部位周围皮肤细菌移位生长；③无菌操作不规范；④血栓形成，导管置入后，体表创面被血浆组织蛋白包裹，纤维蛋白在导管内表面沉积，细菌可以附在其上，并迅速被生物膜包裹，免受机体吞噬，形成血栓，发展为细菌移位生长和感染；⑤内源性污染，细菌来自体内其他部位的感染源，如果患者基础疾病是感染性病变，细菌可种植在导管尖端形成的纤维套中而导致感染。

（四）经验教训及防控措施

1. 结合导管感染的危险因素，正确留置透析导管

研究发现，血液透析导管感染的特点如下：①几乎100%的导管可检出生物膜形成，其中88%存在细菌；②带隧道和Cuff的导管在前两周内的导管相关性血流感染和出口部位感染显著低于无隧道的感染；③无隧道的导管相关性血流感染发生率由高到低为：股静脉插管、颈内静脉插管和锁骨下插管，但锁骨下插管发生中心静脉狭窄概率最高；④改善透析充分性并不影响透析相关性感染因素。因此，临床医师在为患者留置透析导管前应充分考虑上述危险因素，结合患者病情，正确留置导管，降低导管感染的风险。

2. 成立专业的医院感染防控队伍，加强感染的监控

终末期肾病患者免疫功能缺陷明显，且常常因病情需要进行各种侵袭性操作，为发生医院感染的高危人群。医院感染的发生，不仅延长了患者的住院时间，加重病情甚至可诱发多脏器功能衰竭，甚至导致患者死亡。因此，医院及科室应成立专门的医院感染控制小组，由经验丰富的医护人员承担，对科室内医院感染的高危人群加强监管，每日评估，及早发现高危因素，进行有针对性的防控措施。

3. 重视导管留置操作，加强导管护理

导管的留置时间、留置位置、留置导管的类型等是导管相关性血流感染的主要危险因素，因此，在留置导管前，临床医师应对患者病情、机体条件等实际情况进行综合评定，在适当时间选择合适的导管行导管置入。同时，在导管留置期间，医务人员应重视长期导管留置患者的日常护理工作，每日评估导管留置的必要性，保持导管的通畅及连接处的清洁，定期更换导管处敷料，并在护理工作中严格执行手卫生，减少导管污染的可能。

4. 对感染患者予以综合分析

尿毒症患者往往存在代谢性酸中毒及内分泌紊乱、营养不良、免疫功能下降等情况，尤其是在维持性透析期间，机体细胞因子、基因表达、免疫应答受损，混合T、B淋巴细胞数量减少、功能缺陷，导致患者免疫功能低下。因此，在尿毒症患者发生感染时，临床医师应结合患者的病情及其诊疗经过，除了考虑常见的革兰氏阴性杆菌、革兰氏阳性球菌感染外，还不应忽略真菌及其他少见病原体的感染，以免延误病情。

5. 血液透析患者导管感染的防控措施

（1）对进行插管和维护操作的相关人员进行培训和教育。

（2）在进行中心静脉置管时，采取最大无菌屏障措施。

（3）用含氯己定浓度超过0.5%的乙醇溶液进行皮肤消毒。

（4）导管功能正常且没有证据显示存在局部及全身并发症时，定期更换中心静脉置管是没有必要的。

（5）对于成人，避免选择股静脉作为穿刺点。

（6）不推荐全身抗菌药物使用预防导管相关性血流感染发生。

（7）对于血液透析或终末期肾病患者，应避免选择锁骨下静脉部位，以防锁骨下静脉狭窄。

（8）对于接受长期透析的慢性肾衰竭患者，应采用造瘘或置入等方式而非经皮穿刺中心静脉导管。

（9）使用超声引导进行中心静脉置管（若可行条件下），以减少反复插管试探次数和机械并发症；超声引导技术仅供接受过全面培训的人员使用。

（10）在触摸插管部位前、后、以及插入、重置、触碰、维护导管及更换敷料前、后时，均应严格执行手卫生程序，在插管部位进行消毒处理后，不应再触摸该部位，除非是无菌操作。

（11）在进行插管和维护操作时必须无菌操作，更换导丝操作时，在接触新的导管前应更换无菌手套。

参考文献

[1] Bergström J, Fürst P, Alvestrand A, et al. Protein and energy intake, nitrogen balance and nitrogen losses in patients treated with continuous ambulatory peritoneal dialysis . Kidney Int, 1993, 44 (5): 1048-1057.

[2] 常雪静，王宏，黄剑. 腹膜透析延缓残余肾功能的减退优于血液透析. 中国医药指南，2014，12（1）：158-160.

[3] 倪华芳，周琳，周娟，等. 不同敷料对长期深静脉置管血液透析患者导管相关性感染发生率影响的临床分析. 中国血液净化，2008，7（6）：344

[4] 何华妮. 尿毒症患者医院感染因素分析. 中华医院感染学杂志，2011，21（6）：1142-1144.

第三节　泌尿系统疾病并发腹部和消化系统感染

病例二十五　肾病综合征并发原发性腹膜炎

（一）病历摘要

患者男，56岁，以“双下肢水肿2周”为主诉，于2015年10月8日入院。2周前，患者无明显诱因出现双下肢水肿，当时未在意。8天前，因水肿加重，就诊于某三甲医院肾内科门诊，诊断为“肾病综合征”，为进一步诊治收入该三甲医院肾内科。既往：否认高血压、糖尿病病史，发现肠系膜动脉供血不足1个月。入院查体：体温36.5℃，神清语明，心肺听诊未见异常；腹平软无压痛，移动性浊音（+），双下肢指压痕（+），阴囊水肿，且下床活动受限。辅助检查：尿蛋白（++++），红细胞2.4个/高倍视野，白细胞2个/高倍视野；24 h 尿蛋白定量 12.74 g、11.88 g、9.8 g。血细胞分析：白细胞计数 7.66×10^9/L，中性粒细胞百分比 51.1%。总蛋白 43.3 g/L，白蛋白 14.6 g/L；血肌酐 106 μmol/L。入院诊断：肾病综合征，肾衰竭，肠系膜动脉供血不足。入院后行糖皮质激素及免疫抑制药治疗。

（二）医院感染发生及诊疗经过

入院第 5 天，患者开始应用醋酸泼尼松 60 mg/d，入院 11 d，应用异环磷酰胺 1 g 静脉滴注。入院第 24 天夜间，患者出现腹部隐痛，次日腹痛加重，呈阵发性绞痛，有排气、排便，无恶心、呕吐，无腹泻，下腹压痛明显，反跳痛（±），发热，体温最高 38.5 ℃。血常规：白细胞计数 17.77×10^9/L，粒细胞计数 15.26×10^9/L；C 反应蛋白 160 mg/L，降钙素原 2.22 ng/ml，血脂肪酶、淀粉酶正常，便隐血试验阳性。行全腹增强 CT 示腹水，余未见异常，CT 三维重建肠系膜血管检查提示较 1 个月前肠系膜血管狭窄程度好转，除外肠系膜动脉血栓。入院第 26 天，行腹穿抽出淡黄色黏稠液体，查细胞总数 17.11×10^9/L，蛋白 9 g/L，白细胞总数 17.05×10^9/L，红细胞总数 3×10^9/L，分叶核细胞百分比 91%，李凡他试验阴性，腹水乳酸脱氢酶 378 U/L。临床医师经验性予以甲硝唑 0.5 g，1/24 h，静脉滴注，美洛培南 0.5 g，1/12 h，静脉滴注抗感染治疗。入院第 29 天，患者体温降至正常，仍有腹胀，右下腹压痛、反跳痛减轻；腹水培养结果：需氧瓶、厌氧瓶均为大肠埃希氏菌 1×10^6 cfu/ml，ESBLs 阴性，氨苄西林、环丙沙星、庆大霉素、左氧氟沙星、复方新诺明、妥布霉素耐药，氨曲南、头孢他啶、头孢曲松、头孢替坦、头孢呋辛酯、头孢吡肟、亚胺培南、美洛培南、呋喃妥因、头孢呋辛、哌拉西林/他唑巴坦敏感；患者病情较前明显缓解，停用美洛培南，改为头孢哌酮/他唑巴坦钠 2.25 g，1/12 h，静脉滴注。入院第 34 天，患者无腹痛、腹胀，C 反应蛋白 13.7 mg/L，降钙素原 1.17 ng/ml，粪便隐血试验阴性，停用抗菌药物。

入院第 24 天出现腹腔感染，属于医院感染：

（1）出现腹痛，下腹压痛明显，反跳痛（±）；发热，体温最高达 38.5 ℃。

（2）血常规：白细胞计数 17.77×10^9/L，粒细胞计数 15.26×10^9/L；C 反应蛋白 160 mg/L，降钙素原 2.22 ng/ml。

（3）行腹穿抽出淡黄色黏稠液体，查细胞总数 17.11×10^9/L，蛋白 9 g/L，白细胞总数 17.05×10^9/L，红细胞总数 3×10^9/L，分叶核细胞百分比 91%，李凡他试验阴性，腹水乳酸脱氢酶 378 U/L。

（4）腹水培养结果：需氧瓶、厌氧瓶均为大肠埃希氏菌 1×10^6 cfu/ml，ESBLs 阴性。

（三）医院感染原因分析

1. 该患者为肾病综合征患者，原发病能够引起免疫球蛋白在内的大量蛋白质丢失，胃肠道水肿，胃肠功能紊乱，一方面导致患者营养不良，机体免疫功能降低；另一方面肠道的屏障功能减弱，肠道内的细菌可透过水肿的肠壁到达腹腔，发生感染。原发性腹膜炎是肾病综合征较严重的并发症之一，存在一定的病死率，反过来也会加重原发病。

2. 患者应用激素及免疫抑制药，为免疫抑制人群。糖皮质激素可以抑制巨噬细胞对抗原的吞噬和处理；阻碍淋巴母细胞的增殖，使血中淋巴细胞数量减少；抑制 B 淋巴细胞转化为浆细胞，使抗体生成减少，因此具有强大的免疫抑制作用。但是，糖皮质激素在有效抑制自身免疫的同时，也降低了自身的抵抗能力。尤其是与环磷酰胺等免疫抑制药联合应用时，使机体免疫功能进一步下降，增加肾疾病患者并发感染的风险。

3. 患者因水肿较重、阴囊水肿，较少下床活动，加之大量腹水、胃肠道水肿，肠道蠕动减弱，使得粪便在肠道排空时间延长。粪便长时间停留在肠道中，为细菌的繁殖、感染的发生提供了机会。

4. 以上诸多因素均可导致该患出现腹腔内感染。该患者属于内源性医院感染。根据感染来源的不同，医院感染可分为外源性感染和内源性感染，其中，外源性感染多为交叉感染，与医院环境、医疗器械、医务人员管理等因素有关；内源性感染与患者自身的状态有关。

（四）经验教训及防控措施

1. 经验教训

（1）该患者患有肠系膜动脉供血不足，因进食后食物进入肠道刺激肠道蠕动增加，使已经发生缺血的肠袢发生痉挛，从而引起疼痛，临床上可表现为进食后腹痛、消瘦、大便习惯的改变，易与腹膜炎症状相混淆，从而容易掩盖腹膜炎的症状，但临床医师早期发现了该患者病情变化并进行及时处理，避免了患者病情恶化。原发性腹膜炎可表现为发热、寒战、腹痛、恶心、呕吐，腹膜刺激征阳性，有移动性浊音，肠鸣音活跃，临床表现上常因与继发性腹膜炎相似而造成误诊，而原发性腹膜炎为肾病综合征严重并发症之一，存在一定的病死率，因此凡有肾病综合征的患者，出现弥漫性腹痛、反跳痛，伴白细胞升高，排除胃肠道穿孔等继发性因素后，均应首先考虑肾病综合征合并原发性腹膜炎，及时行腹水检查，早期治疗。

（2）研究表明[1]，1995—2007 年原发性腹膜炎腹水细菌以革兰氏阳性的溶血性链球菌及肺炎双球菌为主，而近年来革兰氏阴性的大肠埃希氏菌感染呈明显的上升趋势，尤其是行厌氧培养方法后，发现合并厌氧菌的病例越来越多。细菌谱的改变可能与抗菌药物的滥用有关，也可能与肾病综合征患者常接触医院环境有关。治疗原则：①经验性抗感染治疗。在细菌培养及药敏结果出来之前，应经验性地选择抗革兰阴性杆菌的抗菌药物治疗，以肾毒性小的三、四代头孢为佳，待细菌培养及药敏结果报告出来后调整用药。②避开细菌耐药机制。对于医院感染患者应避免使用头孢菌素、氨曲南等，可选择β-内酰胺＋酶抑制剂类药物，如头孢哌酮＋舒巴坦，哌拉西林＋他巴坦。③针对性抗感染治疗。抗感染治疗 48～72 h 后，可根据临床疗效及微生物学重新评估，选择窄谱抗菌药物。④疗程一般为 7～10 d。

（3）对于肾病综合征患者，应积极监测感染指标，如血常规、C 反应蛋白、降钙素原等，争取早期发现感染症状；加强护理操作规范化，减少感染机会；对于腹痛原因不明时，应尽早完善检查，明确是否存在腹膜炎症，避免因诊断不明延误抗感染治疗时机。

2. 原发性腹膜炎的防控措施

（1）免疫调节治疗：调节肠道微生态，纠正肠道菌群失调，抑制肠道有害细菌生长；补充益生菌、益生元，如双歧杆菌、乳果糖等，恢复肠道菌群平衡，修复肠道上皮屏障。

（2）支持治疗：对于进食困难、禁食的患者，应给予积极的静脉营养，补充富含支链氨基酸的蛋白质，对于提高免疫力、预防原发性腹膜炎也有重要作用。

（3）避免抗菌药物局部应用：腹腔内局部注射抗菌药物易造成细菌多重耐药，目前不建议使用。

3. 肾病综合征患者原发性腹膜炎的防控措施

积极治疗肾病综合征原发病：经上述分析，肾病综合征患者存在原发性腹膜炎易感因素，且原发性腹膜炎症状一般较重，存在一定的病死率，所以需积极治疗肾病综合征原发病。

（1）重点做好消化道、呼吸道、皮肤等部位的护理，尽量减少侵入性操作，加强护理操作规范化，减少感染机会。

（2）对于免疫功能降低的患者，尤其是使用激素及免疫抑制药的肾病综合征患者，需进行提升免疫功能、增强抵抗力的治疗。

（3）水肿较重的患者可予以白蛋白及利尿药减轻水肿，警惕腹腔脏器水肿，有利于预防原发性腹膜炎。

（4）对于存在原发性腹膜炎高危因素的患者，应给予预防性抗感染治疗。

（5）减少住院时间，患者病情稳定后，让患者及时出院、门诊随诊治疗。

病例二十六　尿毒症腹膜透析并发腹膜炎

（一）病历摘要

患者男，41 岁，主因“乏力、恶心，伴双下肢水肿 2 个月”，于 2014 年 3 月 13 日入院。既往：高血压病史 5 年，未系统检查及治疗，间断口服硝苯地平，血压未监测。入院查体：体温 36.6 ℃，脉搏 80/min，呼吸 18/min，血压 156/107 mmHg；发育正常，营养中等，慢性病容，轻度贫血貌，神清语明，自动体位，查体合作；全身皮肤黏膜无黄染、皮疹，浅表淋巴结未触及；头颅无畸形，眼睑水肿，睑结膜略苍白，巩膜无黄染，双瞳孔等大等圆，对光反射灵敏，鼻腔未见异常；口唇无发绀，无颈静脉怒张，颈软；胸廓无畸形，肺肝界位于右锁骨中线第五肋间，两肺呼吸音清，未闻及干、湿啰音；心率 80/min，节律规整，各瓣膜听诊区未闻及病理性杂音；腹部柔软，全腹无压痛及肌紧张；双下肢指压痕阳性。血常规：白细胞计数 8.9×10^9/L、中性粒细胞百分比 80.2%、血红蛋白 90 g/L、血小板计数 223×10^9/L；肝功能正常；肾功能：血尿素 23 mmol/L、血肌酐 1159 μmol/L、胱抑素 C3.5 mg/L；超敏 C 反应蛋白 9.8 mg/L；血气：pH7.32、PaO_2 90.5 mmHg、$PaCO_2$ 44 mmHg、HCO_3^- 33.6 mmol/L；甲状旁腺激素 273 pg/ml、血钙 2.0 mmol/L、血磷 1.7 mmol/L；尿液分析：蛋白（++）、红细胞 20.8 个/μl、白细胞 13.2 个/μl。入院诊断：慢性肾小球肾炎；慢性肾衰竭，尿毒症期（CKD5 期）；高血压 3 级（很高危）；肾性贫血；继发性甲状旁腺功能亢进症。入院后给予降压、利尿、纠正贫血、纠正钙磷代谢紊乱等对症治疗。

（二）医院感染发生及诊疗经过

入院第 4 天，患者行腹膜透析管置入术，术中应用头孢呋辛 0.75 g，置管过程顺利，术后腹透液常规冲洗顺利，透析液清亮。术后第 2 天（即入院第 5 天），行非卧床持续性腹膜透析治疗，使用 1.5%腹膜透析液每次 800 ml，每日 4 次，间断加用 2.5%腹膜透析液，腹透超滤量每日约 500 ml。同时对家属进行培训腹透操作。由患者操作换液后第 3 天（即入院第 7 天）晚间，患者自觉腹痛，观察放出腹透液浑浊，无发热，自行腹透液冲腹，腹痛症状较前略好转；查体：全腹压痛，无反跳痛及肌紧张。急查血常规：白细胞计数 10.6×10^9/L、中性粒细胞百分比 90.2%，超敏 C 反应蛋白 47.8 mg/L，腹膜透析液红细胞计数 10 个/μl、白细胞计数 1680 个/μl。补充诊断：腹膜炎。临床给予 1.5%低钙腹膜透析液 2000 ml+注射用头孢米诺钠 0.5 g（加入腹膜透析液中），1/8 h，抗感染治疗。临床医护人员每日观察患者的腹透液性状，腹痛及体温情况，发现腹透液浑浊时给予冲腹。治疗 2 d 后（即入院第 9 天）患者腹痛消失，腹透液转清。腹透液细菌培养结果回报：溶血性葡萄球菌生长，现抗感染治疗有效。入院第 11 天，复查腹透液：红细胞计数<10 个/μl、白细胞计数 75 个/μl、淋巴细胞百分比 30%、中性粒细胞百分比 70%。6 d 后，血白细胞计数 7.4×10^9/L、中性粒细胞百分比 71.2%、超敏 C 反应蛋白 9.8 mg/L，腹膜炎治愈，规律腹膜透析治疗，出院。

入院第 7 天出现腹膜炎，属于医院感染：

（1）行腹膜透析 3 d。

（2）出现全腹压痛，无反跳痛及肌紧张；行腹透液冲腹，腹痛症状略好转。

（3）血常规：白细胞计数 10.6×10^9/L、中性粒细胞百分比 90.2%，超敏 C 蛋白 47.8 mg/L。

（4）腹透液浑浊，腹膜透析液：红细胞计数 10 个/微升、白细胞计数 1680 个/μl。

（5）腹透液细菌培养结果回报：溶血性葡萄球菌生长。

（三）医院感染原因分析

1. 该患者为慢性肾衰竭患者，机体处于慢性微炎症状态，是医院感染的易感人群。慢性肾衰竭，尤其是尿毒症期，体内大量代谢废物堆积，其中一些多肽因子抑制体内白细胞活性，导致白细胞趋化性受损，中性粒细胞的功能下降；同时，慢性肾衰竭患者还存在淋巴细胞数量减少及功能障碍，使得患者并发感染的危险增加。

2. 手卫生不规范是腹膜透析患者发生腹膜炎的关键。该患者在自行操作腹膜透析换液期间，曾有洗手后打饭，而后未再洗手即行腹膜透析的经历，故考虑手卫生不合格可能是此次腹膜炎发生的原因。而且，患者腹透液培养结果提示溶血性葡萄球菌生长，该细菌广泛存在于空气、水、尘埃及皮肤上，因此，通过正确执行手卫生可减少腹膜炎的发生。

3. 预防性抗菌药物的使用时机、使用剂量不当。根据《抗菌药物临床应用指导原则》的规定：

（1）接受清洁手术者，在术前 0.5～2 h 给药，或麻醉开始时给药，总的预防时间不超过 24 h，个别可延长至 48 h；

（2）为预防术后切口感染，应针对金黄色葡萄球菌选择抗菌药物。患者选择头孢呋辛预防感染，该药属于二代头孢菌素，对革兰氏阳性球菌，如金黄色葡萄球菌、表皮葡萄球菌等均有较好的抑制作用。但该病例预防用药的时间和剂量存在不当，一方面预防用药选在术中应用，另一方面头孢呋辛预防性应用的使用剂量不足，可能增加患者发生医院感染的概率。

（四）经验教训及防控措施

1. 充分透析改善终末期肾病的慢性微炎症状态

积极地透析治疗，减少体内代谢产物和毒素的蓄积，改善外周血白细胞和淋巴细胞的功能。

2. 遵守腹膜透析换液卫生要求

（1） 房间紫外线消毒，每日至少 30 min。

（2） 操作人员做好透析前物品消毒及手卫生。

（3） 患者及操作者在操作前均应戴好口罩。

3. 加强腹膜透析护理知识培训，提高感染防控意识

（1） 早期出口处护理原则：早期是指腹膜透析管置入还不满 6 周，这时，患者手术切口还处于愈合期，护理原则如下。

1） 早期出口处护理只能由专业医生、腹透护士或接受培训的患者和家属完成。

2） 一般每周换药 1 次，操作过程必须严格遵守无菌原则，如戴口罩等。

3） 注意不要让消毒液流入出口处和隧道里，否则的话会延长切口的愈合时间。

4） 一定要坚持使用无菌敷料覆盖出口处。

5） 导管应用胶布固定完好，避免牵拉导管。

6） 切口愈合和拆线前不要洗澡。

7） 切口处如出现渗出、损伤、感染或出血，一定要立即和腹透中心联系。

（2） 长期出口处护理原则：长期是指患者腹膜透析管置入已超过 6 周，切口缝线已经拆除，而且出口处愈合良好，护理原则如下。

1） 不论长期出口处护理是由患者自己还是家人做，都要接受培训，而且必须得到腹透护士的考核认可。

2） 正常情况下，每周外口护理至少 2 次，无菌敷料需覆盖在出口处。

3） 在家换药时，严格无菌操作，操作者与被操作者均需戴口罩。

4） 注意不要让消毒液流入出口处和隧道里。

5） 洗澡时需要在洗澡保护袋的保护下进行淋浴，不可盆浴。

6） 保持导管的固定，避免扭曲、牵拉。

7） 出口处有结痂时，不可强行去除，可用生理盐水湿敷，使其自行脱落。

8） 如果出口处有渗液、红肿或出血，一定要立即报告医生或腹透中心护士并及时处理。

病例二十七　肾衰竭并发抗菌药物相关性腹泻

（一） 病历摘要

患者女，67 岁，主因“发现肾功能异常 4 月余，发热 1 d”，于 2014 年 11 月 14 日入院。4 个月前，患者因头晕就诊于某三甲医院，查肾功能：血肌酐 200.5 μmol/L，未予注意。入院 1 天前，无明显诱因出现发热，体温最高达 38.5 ℃，伴寒战，就诊于外院，查血常规：白细胞计数 20.1×10^9/L、中性粒细胞百分比 85%；肾功能：血肌酐 209 μmol/L，尿蛋白（+++）；予头孢类药物静滴，效果欠佳，自服美林 10 ml，体温降至 38.0 ℃。病来无咳嗽、咳痰，无胸闷、气短，无腹痛、腹泻，无口干眼干，无光过敏，无关节疼痛，无脱发，尿量减少，大便正常。既往：高血压病史 20 年，最高达 240/90 mmHg，现服用硝苯地平控释片（拜新通）、缬沙坦胶囊、美托洛尔缓释片等药物，血压控制尚可；血糖升高 4 个月，现服用新消糖治疗，未系统控制血糖。2014 年 8 月，患者于某三甲医院行胆囊切除术，术

程顺利。入院查体：体温 38 ℃，血压 125/85 mmHg，脉搏 73/min，呼吸 16/min；左眼睑下垂，双肺呼吸音稍粗，未闻及明显干湿啰音；全腹平软，无压痛及反跳痛，左肾区叩痛，双侧上输尿管点压痛，无反跳痛。尿常规：蛋白质（+）、白细胞 40.95 个/高倍视野；血常规：中性粒细胞百分比 76.2%、血红蛋白浓度 94 g/L、血细胞比容 0.282L/L、红细胞计数 3.17×10^{12}/L；免疫球蛋白 G（血）19.40 g/L；C 反应蛋白 69.70 mg/L；抗链球菌溶血素 305.00 U/ml；肾功能：血清胱抑素 C3.41 mg/L、血肌酐 255.0 μmol/L、血尿素 13.10 mmol/L、尿酸 437 μmol/L；空腹血糖均正常；结核菌抗体阴性。尿支原体：解脲支原体、人型支原体均未生长。尿涂片：细菌、真菌均未查到；尿培养：无菌生长。肺部 CT：双肺间质性感染，建议治疗后复查；主动脉及冠脉硬化，心影略增大。双肾血管彩超：左肾彩色血流减少，双肾动脉 RI/增高，右肾 RI=0.82，左肾 RI=0.79。泌尿系彩超：双肾回声异常；右肾缩小。入院诊断：慢性肾衰竭失代偿期；急性肾盂肾炎；高血压 3 级（极高危组）；2 型糖尿病；高脂血症；高尿酸血症；轻度贫血；继发性甲状旁腺功能亢进；肺部感染。

（二）医院感染发生及诊疗经过

根据患者入院时感染情况，入院当日即给予盐酸莫西沙星氯化钠注射液 250 ml，1/24 h，静脉滴注，抗感染治疗。入院第 4 天，患者自述应用盐酸莫西沙星氯化钠注射液后出现头晕、恶心等不适症状，且头孢类抗菌药物皮试阳性，故于入院第 6 天调整抗菌药物为注射用阿奇霉素 0.5 g，1/24 h，静脉滴注，继续抗感染治疗。入院第 7 天，患者出现排便次数增多，为稀水样便，伴有腹部不适。粪便相关检查汇报：便涂片提示细菌菌量轻度减少，球菌/杆菌为 0.98/0.02；真菌培养找到酵母样细胞，形似念珠菌；粪便性状稀，诊断为Ⅱ度菌群失调。便常规+便隐血未见异常。继续静脉抗感染治疗肾盂肾炎同时，给予枯草杆菌二联活菌肠溶胶囊 250 mg，1/12 h，口服，调节菌群；氟康唑胶囊 50 mg，1/12 h，口服，治疗真菌感染。入院第 8 天，复查尿常规：蛋白质（++）、白细胞 0.58 个/高倍视野、红细胞 1.76 个/高倍视野；血常规：白细胞计数 11.40×10^{9}/L、中性粒细胞百分比 74.1%；血沉（ESR）110 mm/h；体温波动于 37.5 ℃左右，无咳嗽、咳痰，患者泌尿系感染好转，考虑仍存在肺内感染。此时阿奇霉素静脉应用 5 d，改阿奇霉素 0.5 g，1/24 h，口服。同时因氟康唑降低瑞格列奈药物血药浓度，故停氟康唑胶囊。入院第 14 天，患者腹泻症状明显缓解，无腹部不适，停枯草杆菌二联活菌肠溶胶囊。继续抗感染治疗，患者体温逐渐波动于正常范围内。住院第 17 天，患者病情平稳，拒绝复查，出院。

入院第 7 天出现抗菌药物相关性腹泻，属于医院感染：

（1）自入院当日患者因肺内感染即接受抗菌药物治疗，其中盐酸莫西沙星氯化钠抗感染治疗达 4 d，阿奇霉素抗感染治疗 3 d。

（2）患者应用抗菌药物 7 d 后出现排便次数增多，为稀水样便，伴有腹部不适。

（3）便涂片提示细菌菌量轻度减少，球菌/杆菌为 0.98/0.02；真菌培养找到酵母样细胞，形似念珠菌。

（4）临床诊断为Ⅱ度菌群失调。

（三）医院感染原因分析

1. 该患者为老年女性，大于 60 岁，合并多种慢性病，基础状态差，自身免疫力有所下降，胃肠功能弱，肠道菌群环境脆弱。

2. 该患者肾功能不全，易出现代谢性酸中毒及内分泌紊乱、营养不良、免疫功能下降，从而好发感染。尤其是维持性透析期，机体细胞因子、基因表达、免疫应答受损，混合 T、B 淋巴细胞数量减少、功能缺陷，进一步增加感染的发生风险。

3. 患者糖尿病病史多年，糖尿病患者蛋白质合成减少、分解加快，使得免疫球蛋白、抗体、补体合成减少，淋巴细胞转化率降低；另外糖尿病患者血中白细胞的游走、吞噬、调理、趋化和杀菌能力明显降低[2]。

4. 在正常情况下，人体的体表及与外界相通的腔道中存在着不同种类和数量的微生物，它们与人体保持平衡状态，而且菌群之间也相互依存和制约，以维持相对的平衡，这对保持人体生态平衡和内环境的稳定具有重要作用。抗菌药物的应用易导致机体菌群失调而诱发内源性感染，如肠道菌群失调引起的医源性腹泻。其发生机制为：抗菌药物使用后菌群失调；抗菌药物的变态反应、毒性作用对肠道黏膜的直接作用；药理学效应致肠道动力的改变；糖和胆汁酸的代谢异常等。该患者入院时即存在急性肾盂肾炎和肺内感染，故入院当日临床医师便给予抗感染治疗，治疗时间较长、期间更换抗菌药物种类，且患者年龄较大、基础疾病较多，可能破坏宿主自身菌群的平衡状态，使正常菌群的生长受到抑制、条件致病菌得以繁殖，导致宿主发生菌群失调，而诱发内源性感染[3]。

(四) 经验教训及防控措施

1. 经验教训

抗生素相关性腹泻（antibiotic associated diarrhea，AAD）指应用抗菌药物后导致肠道菌群失调而引起的最常见的医源性腹泻。易引起 AAD 的抗菌药物有：林可霉素、克林可霉素、光谱青霉素类、头孢菌素（第二代、第三代）、氨基糖苷类或喹诺酮类。

AAD 发生的危险因素有：抗菌药物的种类；应用抗菌药物的时间长短；患者的年龄（小于 6 岁或大于 60 岁）；基础疾病和原发疾病的严重度；过去有否肠道疾病或 AAD；有否免疫抑制；住院时间长短；医疗干预措施多少；长期卧床；滥用抑酸药物和抗肠蠕动药；有否外伤、手术、鼻饲等。

AAD 常见致病菌有：

（1）难辨梭状芽胞杆菌（clostridiumdifficile，CD），为革兰氏阳性专性厌氧菌，导致伪膜性肠炎（pseudomembranous colitis，PMC）或叫难辨梭菌相关性腹泻（CDAD）。CD 与下列并发症有关：20％～30％的抗生素相关性腹泻；50％～75％的抗生素相关性肠炎；90％以上的伪膜性肠炎。

（2）其他微生物病原菌，如沙门菌、产气荚膜杆菌。

（3）金黄色葡萄球菌。

（4）白念珠菌。

AAD 的临床表现：急性腹泻 24 h≥3 次；可伴有发热（体温≥38 ℃）或腹痛；周围血白细胞升高；粪便性状改变（水样便、血便、黏液脓血便、条索假膜）。

诊断 AAD 还必须排除以下情况：

（1）各种类型的感染性腹泻（如细菌性痢疾、伤寒、食物中毒等）。

（2）肠道器质性疾病（如结肠直肠癌、溃疡性结肠炎）。

（3）肠道功能性疾病（肠易激综合征）。

（4）其他有除抗菌药物以外明确原因的腹泻。

2. 合理使用抗菌药物

（1）诊断为细菌性感染者方有指征应用抗菌药物

根据患者的症状、体征、实验室检查或放射、超声等影像学结果，诊断为细菌、真菌感染者方有指征应用抗菌药物；由结核分枝杆菌、非结核分枝杆菌、支原体、衣原体、螺旋体、立克次体及部分原虫等病原微生物所致的感染亦有指征应用抗菌药物。缺乏细菌及上述病原微生物感染的临床或实验室证据，诊断不能成立者，以及病毒性感染者，均无应用抗菌药物指征。

（2）尽早查明感染病原，根据病原种类及药物敏感试验结果选用抗菌药物

抗菌药物品种的选用，原则上应根据病原菌种类及病原菌对抗菌药物敏感性，即细菌药物敏感试验（以下简称药敏试验）的结果而定。因此有条件的医疗机构，对临床诊断为细菌性感染的患者应在开始抗菌治疗前，及时留取相应合格标本（尤其血液等无菌部位标本）送病原学检测，以尽早明确病原菌和药敏结果，并据此调整抗菌药物治疗方案。

（3）抗菌药物的经验治疗

对于临床诊断为细菌性感染的患者，在未获知细菌培养及药敏结果前，或无法获取培养标本时，可根据患者的感染部位、基础疾病、发病情况、发病场所、既往抗菌药物用药史及其治疗反应等推测可能的病原体，并结合当地细菌耐药性监测数据，先给予抗菌药物经验治疗。待获知病原学检测及药敏结果后，结合先前的治疗反应调整用药方案；对培养结果阴性的患者，应根据经验治疗的效果和患者情况采取进一步诊疗措施

（4）按照药物的抗菌作用及其体内过程特点选择用药

各种抗菌药物的药效学和人体药动学特点不同，因此各有不同的临床适应证。临床医师应根据各种抗菌药物的药学特点，按临床适应证（参见“各类抗菌药物适应证和注意事项”）正确选用抗菌药物。

病例二十八　慢性肾衰竭尿毒症期并发感染性腹泻

（一）病历摘要

患者女，35岁，以“间断周身水肿3年，加重半个月”为主诉，于2014年2月17日入院。入院3年前，患者因妊娠于某三甲医院检查时发现尿化验改变，随后出现周身凹陷性水肿伴有周身乏力，于该院就诊时明确诊断“肾病综合征，急性肾损伤”；住院期间完善肾活检回报：IgA肾病（Ⅳ期）。此后，患者于多家医院住院治疗，规律应用甲泼尼龙片（2011年7月25日其起始44 mg，口服，1/24 h，规律减量，并于2013年9月停药），同时联合应用环磷酰胺（累积用量不详）冲击治疗。入院2年前，患者出现肾功能异常，肌酐132.9 μmol/L，完善相关检查诊断为“慢性衰竭尿毒症期；继发性甲状旁腺功能亢进；高尿酸血症”。患者入院前应用金水宝胶囊0.99 g，口服，1/8 h+雷公藤多甙片10 mg，口服，1/12 h治疗。入院半个月前，患者出现胸闷、气短，夜间不能平卧，活动后加重，双下肢凹陷性水肿。既往：糖尿病病史3年，现应用诺和灵R早12 U-中12 U-晚14 U三餐前皮下注射降糖治疗，血糖控制较好；应用激素治疗期间出现血压升高，最高可达180/90 mmHg，

间断应用硝苯地平片及美托洛尔片口服降压，血压控制尚可。入院查体：生命体征平稳，满月脸，眼睑水肿，结膜水肿；平卧位肾未触及，双肾区无叩痛，季肋点、上输尿管点、中输尿管点、肋脊点和肋腰点无压痛，肋脊角无叩击痛；耻骨上区无膨隆、无压痛，未触及包块；双下肢凹陷性水肿。血常规：红细胞计数 1.70×10^{12}/L、血红蛋白浓度 47 g/L。尿常规：蛋白质（＋＋＋）。血尿素 42.03 mmol/L，血肌酐 1577.7 μmol/L，血清胱抑素 C 3.86 mg/L，总二氧化碳 8.3 mmol/L。甲状旁腺激素 676.30 pg/ml，无机磷3.29 mmol/L，血钾 5.04 mmol/L，血钙 1.42 mmol/L。血尿酸 857 μmol/L，C 反应蛋白 3.83 mg/L，纤维蛋白原 5.15 g/L，尿蛋白定量 5.40 g/d，内生肌酐清除率 2.69 ml/min。入院诊断：慢性肾衰竭，尿毒症期；肾病综合征；IgA 肾病（Ⅳ期）；糖尿病；高血压病 3 级（极高危组）；继发性甲状旁腺功能亢进；高尿酸血症。

（二）医院感染发生及诊疗经过

患者于入院第 8 天行腹膜透析管置入术，术后开始规律腹膜透析治疗。入院第 19 天，患者食用不洁食物，次日凌晨，出现腹痛、腹泻，排稀水样便。查体：腹部膨隆，无压痛及反跳痛，无肌紧张，全腹未触及包块，肠鸣音正常。给予蒙脱石散、盐酸小檗碱对症治疗。便涂片：球菌/杆菌 0.40/0.60，查到酵母样孢子；便培养：沙门、志贺菌未生长。入院第 21 日晨，给予氟康唑胶囊 50 mg，1/24 h，口服，抗真菌治疗；同时为预防透壁性腹膜炎，保护透析管路，结合肠道感染常见为革兰氏阴性杆菌，给予注射用哌拉西林钠/他唑巴坦钠 2.25 g，1/12 h，静脉滴注，抗感染。入院第 21 天 14：00，患者出现发热，体温 38.4 ℃，伴有寒战，无咳嗽、咳痰，无腹部疼痛，恶心、无呕吐，周身乏力，肌肉酸痛。查体：律齐，双肺呼吸音粗，未闻及干湿啰音，腹部膨隆，无压痛，未触及包块。急查血常规：白细胞计数 4.96×10^{9}/L、中性粒细胞百分比 90.4%、血红蛋白浓度 84 g/L，急诊 C 反应蛋白 0.5 mg/L。因患者血常规白细胞及中性粒细胞偏高，考虑细菌感染可能性大，治疗上继续给予抗感染治疗。入院第 22 天，患者体温恢复至 37.5 ℃左右，自述应用哌拉西林钠/他唑巴坦钠后恶心、呕吐，为避免药物不良反应，更改抗菌药物为头孢哌酮钠/舒巴坦钠 1.5 g，1/12 h，静脉滴注，继续抗感染治疗。当天，经消化科会诊后诊断为肠道菌群失调，建议给予蒙脱石散 3 g，1/24 h，口服，止泻，枯草杆菌二联活菌肠溶胶囊 500 mg，1/8 h，口服，调节菌群失调治疗。患者感染全程无咳嗽、咳痰，肺部查体无明显异常，腹透液常规、生化检查未提示腹膜炎。对症治疗后体温逐渐恢复至正常范围内，恶心、呕吐、腹泻逐渐好转，多次查便培养未见异常，入院后第 28 天出院。

入院第 20 天出现感染性腹泻，属于医院感染：

（1）入院第 19 天患者食用不洁食物。

（2）出现下腹痛、腹泻，排稀水样便。

（3）间断出现发热，体温 38.4 ℃，伴有寒战。

（4）血常规：白细胞计数 4.96×10^{9}/L、中性粒细胞百分比 90.4%、血红蛋白浓度 84 g/L，急诊 C 反应蛋白 0.5 mg/L。

（5）便涂片：球菌/杆菌 0.40/0.60，查到酵母样孢子，多次便培养未见细菌生长。

（6）消化科会诊后诊断为肠道菌群失调。

（三）医院感染原因分析

1. 该患者为慢性肾衰竭尿毒症期。尿毒症患者易发生代谢性酸中毒以及内分泌紊乱、营养不良、免疫功能下降等情况，而导致感染发生风险增加。尤其是在维持性透析期间，机体内细胞因子、基因表达、免疫应答功能受损，混合 T、B 淋巴细胞数量减少、功能缺陷，进一步增加了患者发生感染的概率。

2. 患者糖尿病病史 3 年。糖尿病患者蛋白质合成减少、分解加快，使得免疫球蛋白、抗体、补体合成减少，淋巴细胞转化率降低；另外，糖尿病患者血中白细胞的游走、吞噬、调理、趋化和杀菌能力明显降低；同时，高糖环境有利于细菌的生长繁殖，故糖尿病是患者发生医院感染的易感因素之一。

3. 雷公藤多甙片为一类免疫抑制药，其作用机制是：①对体液免疫的抑制作用：雷公藤多甙能显著抑制溶血素、溶血空斑及脾细胞免疫特异花环的形成；抑制辅助性 T 细胞、B 细胞的活化及抗体分泌作用。在临床上，该药对体液免疫亢进，存在循环抗体及免疫复合物的疾病疗效较好。②对细胞免疫有抑制作用。体外试验结果提示，雷公藤多甙可抑制淋巴细胞转化及 E 花环形成；抑制豚鼠、兔 E 花环形成；抑制豚鼠淋巴细胞转化及 OT 皮肤试验；大剂量摄入雷公藤多甙可使幼龄小鼠胸腺萎缩。临床上，雷公藤多甙对Ⅳ型过敏反应引起的疾病有效。该患者处于慢性肾衰竭尿毒症期，长期服用雷公藤多甙片，易致体液免疫和细胞免疫功能受损，免疫能力降低，使合并感染的风险增加。

（四）经验教训及防控措施

1. 经验教训

该患者感染性腹泻的首发症状为腹痛、腹泻，随后出现发热。临床症状出现时，临床医师应积极进行对症抗感染、止泻等处置，及时完善微生物学检查，根据后续检查结果回报合理使用抗菌药物治疗。同时，重视专科医师的协助诊治。因患者为腹膜透析患者，针对该类患者肠道感染仍需注意：

（1）肠道感染应积极控制，避免感染加重，诱发腹腔内感染；

（2）患者腹泻症状应积极控制，避免发生透壁性腹膜炎，威胁透析管路。

2. 合并糖尿病的腹膜透析患者医院感染防控措施

（1）积极治疗糖尿病，严格控制血糖，防治各种并发症。

（2）做好术后切口处护理，定期换药，房间内每日紫外线消毒。

（3）做好手卫生，透析操作室严格按照无菌操作执行，做好患者培训工作。

（4）规律透析后，改善患者营养状态，提高免疫力。

（5）缩短住院时间，减少患者医院感染机会。

（6）合理使用抗菌药物。

（7）要酌情补充微生态制剂，维持正常肠道生态系统。

病例二十九　尿毒症期腹膜透析并发相关性腹膜炎

（一）病历摘要

患者男，40 岁，以“肌酐升高 3 年半”为主诉，于 2014 年 12 月 24 日入院。3 年半前，患者因皮疹就诊于某三甲医院，完善相关辅助检查示血肌酐 150 μmol/L，尿蛋白阳性，血压控制欠佳，遂住院治疗；住院期间完善肾穿刺活检明确诊断“法布里（Fabry）病肾病”，予降肌酐、控制血压、对症治疗好转后出院。此后患者定期门诊复查，肌酐波动于250 μmol/L，尿蛋白（＋＋＋）。8个月前，患者复查时发现血肌酐升至420 μmol/L，未予特殊处置；1 d前，患者再次复查时发现血肌酐明显升高，为求进一步诊治，再次转入该三甲医院。患者病来无头痛，无发热、寒战，无咳嗽、咳痰，无胸闷、气短，有恶心、呕吐，无腹痛、腹胀，无呕血、黑便，无尿急、尿痛，有周身乏力，无口腔溃疡，无红斑，无光敏反应，无双下肢水肿，饮食不佳，睡眠尚可，24 h尿量1800 ml左右，大便正常，体重未见明显变化。既往史：高血压3年半，血压最高220/140 mmHg，服用阿罗洛尔（阿尔马尔）、氨氯地平（络活喜）、盐酸贝尼地平（可力洛）后血压可控制到150/100 mmHg；近期复查血钾为正常高值；长期口服中药；否认冠心病、糖尿病病史；否认肝炎、结核等传染性疾病史；否认外伤手术及输血史。入院查体：体温36.5 ℃，脉搏64/min，呼吸18/min，血压150/100 mmHg；神清语明，步入病房，自主体位，查体合作；眼睑无水肿，巩膜无黄染，结膜略有苍白，口唇无发绀，浅表淋巴结未及肿大，双瞳孔等大正圆，咽不红，无胸骨压痛感；双肺听诊呼吸音清，未闻及干湿啰音；心音纯，律齐，各瓣膜听诊区未闻及病理性杂音；腹部平软，全腹无压痛、反跳痛或肌紧张，未触及包块，肝脾肋下未触及，肝肾区无叩痛，上中输尿管区无压痛，四肢活动正常，双手及双下肢无水肿。血常规：红细胞计数2.4 $\times 10^{12}$/L，血红蛋白71 g/L，甲状旁腺激素394.2 pg/mL；尿常规＋红细胞相位：隐血（＋），尿蛋白（＋＋）；肝功能：总蛋白55.8 g/L，血尿素43.40 mmol/L，血肌酐991.4 μmol/L，血尿酸571 μmol/L，血清胱抑素C 5.84 mg/L，血钙1.76 mmol/L，血无机磷2.98 mmol/L，24 h尿蛋白定量分别为：2.52～2.81 g/d。入院诊断：Fabry病；慢性肾衰竭，尿毒症期（CKD5期）；高血压3级（极高危）。

（二）医院感染发生及诊疗经过

入院1周后，患者因恶心、呕吐等消化道症状明显，肌酐达991 μmol/L，需肾替代治疗。入院第8天，予患者行腹膜透析置管术，手术顺利。术后第3天，给予患者腹膜透析治疗，调整降压用药为阿罗洛尔10 mg，1/24 h，口服，傲坦片20 mg，1/24 h，口服控制血压。术后第13天，患者出现腹泻，且腹水浑浊，无腹痛，腹部无压痛；急诊腹水常规结果示：外观无色浑浊，李凡他反应（±），细胞总数2627 $\times 10^{6}$/L，白细胞2427 $\times 10^{9}$/L，中性粒细胞百分比81.8%，单个核细胞百分比18.2%，红细胞200 $\times 10^{9}$/L；诊断为腹膜透析相关性腹膜炎，故临床给予头孢他啶1.0 g及头孢唑啉钠1.0 g灌入14点腹膜透析液中留腹6 h抗感染治疗。用药后第3天，腹水细菌培养结果为头状葡萄球菌，青霉素G耐药。因患者腹透液转清，复查腹水常规示白细胞数明显减少，治疗有效，继续上述抗感染治疗。用药8 d后停药复查，腹水细菌培养再次培养出头状葡萄球菌，抗菌谱同前，遂调整为左氧氟沙星注射液0.5 g加入到14点腹透液中留腹6 h抗感染治疗。用药4 d后再次复查腹水常规示：李凡他反应阴性，细胞总数13 $\times 10^{6}$/L，白细胞13 $\times 10^{6}$/L，腹水细菌培养阴性。术后21 d，经积极抗感染治疗后，患者一般状态良好，无发热、畏寒，停药出院。

术后第13天出现腹膜炎，属于医院感染：

（1）入院1周后，予患者行腹膜透析置管术。

（2）患者出现腹泻，且腹水浑浊，无腹痛，腹部无压痛。

（3）腹水常规结果示：外观无色浑浊，李凡他反应（±），细胞总数2627 $\times 10^{6}$/L，白细胞 2427×10^9/L，中性粒细胞百分比 81.8%，单个核细胞百分比 18.2%，红细胞 200×10^9/L。

（4）腹水细菌培养结果为头状葡萄球菌，青霉素 G 耐药。

（5）临床诊断为腹膜透析相关性腹膜炎。

（三）医院感染原因分析

1. 该患者为慢性肾衰竭尿毒症期，尿毒症患者代谢性酸中毒以及内分泌紊乱、营养不良、免疫功能下降而易导致感染。尤其是在维持性透析期间，机体细胞因子、基因表达、免疫应答受损，混合 T、B 淋巴细胞数量减少、功能缺陷，进一步增加感染的机会。

2. 患者入院后 1 周行腹部手术，留置腹膜透析管，属于侵入性操作，破坏了腹膜的屏障防御作用。一方面，腹透操作改变了腹腔的生理环境；另一方面，腹透管持续存在于腹腔内可损害机体的防御功能，使腹膜对细菌产生易感性。

3. 该患者腹泻后发生腹膜炎，分析其原因可能是肠道感染致病菌通过肠壁或淋巴途径进入腹腔而引起腹膜感染[4]。

（四）防控措施

腹膜透析所致医院感染的防控措施如下：

（1）导管及其置管术：选用鹅颈管较传统的 Tenckhoff 管可能更有利于预防隧道感染。置管过程中如有可疑污染，应预防性地静脉使用头孢类抗菌药物。原则上，应在置管术后 2 周以后再开始腹膜透析，以避免腹腔透析液顺腹膜透析管外壁向腹壁渗漏，有利于置入的腹膜透析管涤纶环与腹壁组织密切黏合，对于减少隧道感染有重要意义。该患者无隧道及外口感染，无漂管及腹壁侧漏，术后第 3 天发生腹膜炎，考虑与置管本身因素相关性不大。

（2）换液操作：净化操作环境，换液最好在专门的房间进行，房间至少每天用紫外线消毒 1 次，最好采用专用设备更换透析液导管接口，或采用腹膜透析机自动换液。操作时，除了工作人员需要常规洗手后戴手套和口罩外，患者和参观人员也应戴口罩，以避免患者和参观人员呼出的气体污染管路接口。该患者培养为头状葡萄球菌，属于表皮常见的菌属之一，考虑为操作不当或手卫生不严格所致腹膜炎可能性大。因此，做好手卫生（医务人员、患者、陪护人员）和环境卫生成为预防此类感染的重要环节。美国疾病控制中心建议洗手就应重复清洗手的每个表面，持续 40～60 s 为宜。手消毒剂使用时间应持续 20～30 s，至少等干 15 s 以上。这一规定比我国卫生部颁布的《医务人员手卫生规范》中“认真搓揉 15 s”要严格。目前，我国各医疗机构对实施腹膜透析的医务人员洗手的时间并没有统一的规定，建议能够制定符合我国国情的相应规范。

（3）隧道口护理：隧道口敷料应每周更换 1 次，凡接触隧道口的器械和物品均需经过严格消毒处理。更换敷料时，认真检查隧道口是否有组织红肿和分泌物流出，如发现应立即用消毒棉签留取标本送细菌培养，然后再用含碘的消毒液仔细消毒隧道口 3 次，再局部使用浸湿有抗菌药物（如庆大霉素）的敷料覆盖（如无上述现象，可直接用无菌敷料覆盖）。最好选用低致敏性、高粘连性、高透气性的整块胶布将敷料和导管平整地粘连固定于腹壁，敷料四周与腹壁相粘连的胶布宽度不少于 1.5 cm，与导管接触的胶布凹折包绕导管以密封隧道口，使隧道口保持密封状态。保持隧道口干燥、密封，及时处理好可疑的隧道口感染，是预防隧道炎及其导管相关性腹膜炎切实有效的措施。

（4）预防其他部位的感染：每3个月做一次鼻腔棉签擦拭培养和药物敏感试验，对培养阳性者局部使用抗菌药物。有尿的患者应同时做清洁中段尿培养、菌落计数和药物敏感试验，达到阳性标准者按尿路感染处理。有上呼吸道、泌尿系统感染症状者，应及时做有关病原学检查，并积极处理。积极处理便泌和腹泻，避免肠源性感染。该患者腹膜炎发生前，曾有腹泻病史，需根据患者病情及病史判断是否为感染性腹泻或非感染性腹泻，尤其曾有不洁食物病史，常发生感染性腹泻，同时合并有脓血便、便常规存在大量白细胞，则可能为细菌感染所致腹泻，如侵袭性大肠埃希氏菌或痢疾志贺菌；水样便、便常规无白细胞或极少，则可能为病毒感染所致腹泻，如轮状病毒或肠道细菌毒素等；对于感染性腹泻需在发生腹膜炎前积极给予抗生素或抗病毒治疗，防止进一步诱发腹膜炎。

（5）各种评价：每3个月评估一次患者的残余肾功能和腹膜透析效果，将每周残肾尿素容积清除指数加上每周腹膜透析尿素容积清除指数，即为每周总的尿素容积清除指数（KT/V=KprTw/V），式中K为尿素清除率，p为腹膜，r为肾，Tw为1周时间，V为尿素的容积分布系数0.6，KprTw/V为1.8～2.0为情况良好，低于1.8提示透析不充分，需增加透析剂量。每3个月评估一次患者的血红蛋白和血浆白蛋白，使血红蛋白稳定在110～120 g/L，血浆白蛋白稳定在38～43 g/L，如未达标，应积极寻找原因，并予以纠正。保持良好的营养状态能使机体抵抗力稳定，减少腹膜炎的发生。

（6）腹膜透析液：尽量避免使用葡萄糖作为渗透性溶质的高渗性腹膜透析液，因葡萄糖降解产物3，4-双脱氧葡萄糖醛能导致腹腔白细胞过度凋亡，降低腹腔局部的抵抗力；反复高渗和高糖刺激，会导致多种细胞因子分泌增加、腹膜间皮细胞损伤、腹膜间质组织增生，容易发生腹膜炎。有条件的可选用一些高生物相容性的腹膜透析液，对于减少对腹膜的刺激，维护腹膜的正常免疫机制、减少腹膜炎发生有积极意义。

（7）腹透液的培养及药敏试验对指导临床治疗有非常重要的作用：对腹膜透析液浑浊的患者应针对腹膜炎立即开始经验用药。可选用广谱抗菌药物或联合用药，不必等待细菌计数结果。一旦获得腹透液微生物培养和药敏结果，应调整抗生素并选用敏感窄谱的抗菌药物进行后续治疗。这样既能有效治疗腹膜炎，又能避免抗菌药物滥用造成的多重耐药菌感染和不必要的药物不良反应。因此，医生要关注实验室诊断结果，根据结果及时调整抗菌药物的使用。

（8）加强患者、照顾者培训和再培训，预防腹膜透析相关感染：本病例中，患者需长期进行规律性腹膜透析，尤其置管早期就发生腹膜炎，需要经常对患者及其照顾者进行细致、严格的规范化培训，在初始培训后的再培训应至少每年1次，每次腹膜炎发生后需要对患者的操作过程重新评估，不能认为其照顾者已经能熟练进行换液操作等技术，就可以不再培训了。对于检查换液操作、手卫生、腹膜炎症状识别、外出口护理等的再培训能更好地预防腹膜透析相关感染。因此，科室应成立专门的培训小组，建议培训制度，对腹膜透析患者家属进行定期相关培训，住院期间加强监督，出院加强指导，从而减少腹膜炎的发生。

（9）要注意个人卫生，勤换衣被，勤剪指甲，不建议养宠物，进食高纤维食物，长期合理的锻炼，可增强患者的抗病能力和体能，如每天散步、打太极拳等。

参考文献

[1] 杨娟，辛克北，王彦戈．肝硬化并自发性细菌性腹膜炎腹水感染的细菌分布及耐药性分析．中国现代药物应用，2016，10（7）：142-143.

[2] 赵湜，毛红．糖尿病医院感染与危险因素研究．中华医院感染学杂志，2000，10（4）：266-268.

[3] 李玓嬗，陈海平．老年住院患者抗菌药物相关性腹泻的临床研究．药物不良反应杂志，2009，11（6）：381-385.

[4] 霍平，刘峰，王微，等．肠道感染导致腹膜透析患者发生腹膜炎的常见原因分析及护理对策．中国疗养医学，2013，22（1）：50-51

第四节　泌尿系统疾病并发血液感染

病例三十　肾病综合征并发导管相关血流感染

（一）病历摘要

患者女，78岁，以“水肿2个月”为主诉，于2015年8月17日入院。2个月前，患者无明显诱因出现双下肢水肿，未在意，其后水肿逐渐加重。半月前，于某三甲医院门诊查24 h尿蛋白4.275 g、血白蛋白16.4 g/L，血脂异常、肾功能正常，诊断为“肾病综合征”，对症治疗后症状未见缓解，逐渐出现尿量减少，尿量500～800 ml/d，为进一步诊治收入某三甲医院肾内科。既往：高血压病史6年；冠心病，不稳定型心绞痛病史半月余。入院查体：体温36.5 ℃，神清语明，右肺底可闻及湿啰音，心脏听诊未见异常，双下肢指压痕（+）。辅助检查：24 h尿蛋白5 g，血白蛋白16.6 g/L；血肌酐776 μmol/L；血常规未见异常。入院诊断：肾病综合征，急性肾损伤，高血压病1级（很高危），冠心病，心功能不全（心功能Ⅱ级）。入院后行透析治疗，择期肾活检，根据结果给予激素治疗。

（二）医院感染发生及诊疗经过

入院当天，行颈静脉置管，次日开始血液透析治疗。每周三次血液透析，保持置管处清洁，每次透析后小换药一次。入院第3天，血尿常规未见异常，体温正常。入院第31天，患者透析后出现发热，体温38.9 ℃，伴畏冷、寒战，无咳嗽、咳痰；完善血常规：白细胞计数6.73×10^9/L，中性粒细胞百分比84.0%；C反应蛋白33.20 mg/L，降钙素原0.34 ng/ml；给予头孢哌酮钠/他唑巴坦钠2.25 g，1/12 h，静脉滴注及透析后封管。入院第33天，体温降至正常。入院第35天，血培养回报：表皮葡萄球菌、β-内酰胺酶阳性，克林霉素、庆大霉素、利奈唑胺、莫西沙星、呋喃妥因、四环素、复方新诺明、利福平、奎奴普丁、替加环素、万古霉素敏感，环丙沙星、红霉素、苯唑西林、青霉素G耐药。入院第36天，停用头孢哌酮钠/他唑巴坦钠静点，改为莫西沙星片0.4 g，1/24 h，口服。入院第38天，复查血常规：白细胞计数3.81×10^9/L、中性粒细胞百分比74.8%，C反应蛋白3.85 mg/L，降钙素原0.07 ng/ml。入院第41天，患者病情好转，拔出颈内静脉置管，出院。

入院第31天出现导管相关血流感染，属于医院感染：

(1) 留置颈静脉置管时间长达31 d；

(2) 透析后出现发热，体温最高达38.9 ℃，伴有畏冷、寒战。

(3) 血常规：白细胞计数 6.73×10^9/L，中性粒细胞百分比84.0%；C反应蛋白33.20 mg/L；降钙素原0.34 ng/ml。

(4) 双侧血培养回报：表皮葡萄球菌、β-内酰胺酶阳性。

(三) 医院感染原因分析

1. 该患者为老年女性，随着年龄的增长，机体各系统生理性老化，免疫功能逐渐降低；同时，患者原发病为肾病综合征，随着大量蛋白尿的产生，免疫球蛋白随尿液排出，进一步降低患者的免疫功能，成为医院感染高危人群。

2. 患者接受激素治疗，为免疫抑制人群。糖皮质激素可抑制巨噬细胞对抗原的吞噬和处理；阻碍淋巴母细胞的增殖，使血中淋巴细胞迅速降低；同时，还抑制B淋巴细胞转化为浆细胞，而使抗体生成减少。上述作用降低了患者的免疫功能，使感染的发生风险大大增加[1]。

3. 研究发现，随着颈内静脉置管留置时间的延长，导管感染发生率逐渐升高。微生物容易在置入的导管内繁殖，并且随着颈内静脉置管留置时间的延长，将产生更多的细菌，导致患者的感染率上升。该患者颈内静脉置管留置时间超过1个月，导管相关性感染的发生风险增加，可能是其发生感染的重要原因之一。

(四) 经验教训及防控措施

1. 经验教训

(1) 该患者老年女性，肾病综合征诊断成立，免疫球蛋白随尿大量流失，胃肠道水肿可导致进食差、营养不良等，这些都可能造成患者自身免疫功能低下；同时，患者应用激素治疗，属于免疫抑制人群，因此，临床医师及护士应高度重视感染的预防和控制，及时向患者及家属进行宣教，注意保暖、注意保持皮肤的完整性、适当增强营养支持。

(2) 入院后患者即行颈内静脉置管，导管的置入破坏了人体天然屏障，使感染机会进一步增加。临床医护人员应足够重视导管相关感染的预防和控制，需要重视以下几点：①置管时间越长，导管相关感染的机会越大，应加强患者评估；②注意置管处护理，护士在透析过程中接触导管及导管周围皮肤时，应注意无菌操作，一旦发现置管处皮肤红肿或与透析相关的周期性发热，应及时处理并留取标本积极送检，局部皮肤红肿的患者可聚维酮碘消毒，莫司罗星局部外涂，对反复透析相关的周期性发热可应用抗菌药物或浓氯化钠封管治疗。

2. 颈内静脉置管相关感染的防控措施

(1) 临床在进行颈内置管手术时，一定要严格遵守无菌操作原则，操作者要按要求洗手、戴无菌手套、并穿手术衣，无菌物品在外界暴露时间不能过长，防止因导管污染造成导管源性的感染。

(2) 要严格按照无菌操作要求进行透析接管，在透析间期应尽可能地减少打开导管的次数，降低污染的机会。

(3) 透析后要使用聚维酮碘对创口进行消毒，并盖上无菌敷料。

（4）操作时应尽可能地避免人员走动，透析室使用动态空气机或紫外线消毒。

（5）对于已经发生颈内静脉置管感染的患者，应先收集患者血标本进行微生物学培养，然后选择敏感抗菌药物治疗；治疗无效时，应拔除颈内静脉置管，注意导管培养国。

（6）尽早拔除临时颈内静脉置管，选择内瘘或长期中心静脉置管代替临时的颈内静脉置管或脱离血液净化治疗。

3. 肾病综合征患者颈内静脉置管相关感染的防控措施

（1）积极治疗原发病，防治各种并发症。

（2）注意个人卫生，保持置管处皮肤清洁，避免汗液、头发接触置管处，不要用手触碰置管处。

（3）加强穿刺口的局部护理，定期对导管入口及周围皮肤消毒，注意穿刺部位有无红肿、渗出，导管有无松动及脱出，消毒完毕后无菌敷料覆盖，注意敷料与皮肤紧密贴合。

（4）每日对患者情况进行评估，条件允许可定期用无菌棉拭子涂抹穿刺点送微生物学培养，动态观察有无细菌定植。

（5）适当应用增强免疫力药物。

病例三十一　血液透析中心静脉导管并发相关血流感染

（一）病历摘要

患者男，58 岁，主因“心悸伴气短 6 h”，于 2014 年 10 月 12 日入某三甲医院。2 年前，患者开始在该院血液透析科进行规律血液透析治疗；半个月前，左前臂动静脉内瘘堵塞改行右下肢股静脉长期置管术，术后开始规律透析，3 次/周。入院前 6 h，患者出现心悸，伴气短。入院查体：体温 36.1 ℃，脉搏 90/min，呼吸 20/min，血压 172/91 mmHg；发育正常，营养中等，慢性病容，轻度贫血貌，轮椅推入病房，查体配合；全身皮肤黏膜无黄染、皮疹，浅表淋巴结无肿大；头颅无畸形，眼睑略水肿，睑结膜略苍白，巩膜无黄染，双侧瞳孔等大正圆，对光反射灵敏；口唇无发绀，颈软，未见颈静脉怒张；胸廓无畸形，肺肝界位于右锁骨中线第五肋间，双肺呼吸音粗，双下肺可闻及湿啰音；心界不大，心率 120/min，心音强弱不等，节律不规整，各瓣膜区未闻及病理性杂音；腹部平软，全腹无压痛及反跳痛，肝脾未触及，肠鸣音正常，双肾区无叩痛；左侧膝盖下方见 6 cm×7 cm、右侧膝盖下方见 3 cm×4 cm 破溃均已结痂、表面干燥、无脓性分泌物渗出；左前臂可见 5 cm 左右手术瘢痕，右下肢大腿内侧可见长期股静脉置管；双下肢轻度水肿，右下肢较左下肢为重。血常规：白细胞 9.9×10^9/L、中性粒细胞百分比 78.2%、血红蛋白 83 g/L、血小板 117×10^9/L；肝酶正常，血浆总蛋白 60.3 g/L，白蛋白 35.1 g/L；肾功能：血尿素 23.7 mmol/L、血肌酐 879 μmol/L、胱抑素 C4.4 mg/L；血钾 6.1 mmol/L；超敏 C 反应蛋白 2 mg/L；血气：pH7.29、PaO_2 90.5 mmHg、$PaCO_2$ 36.6 mmHg、实际碳酸氢根（HCO_3^-）17.4 mmol/L；甲状旁腺激素 346 pg/ml、血钙 2.19 mmol/L、血磷 1.94 mmol/L；尿液分析：蛋白（++）、红细胞 17.8 个/μl、白细胞 11.2 个/μl；B 型钠尿肽 29 000 pg/ml。心电图：快速心房纤颤。入院诊断：慢性肾小球肾炎；慢性肾衰竭（CKD5 期）；高血压Ⅲ级（很高危）；快速型心房纤颤；心力衰竭、心功能Ⅳ级；肾性贫血；继发性甲状旁腺功能亢症；压疮。给予呋塞米（速尿）、碳酸氢钠等降钾、控制血压，胺碘酮纠正房颤等对症治疗，心律转为窦性心律，心率 80/min，患者仍有胸闷气短，B 型钠尿肽测定升高，入院后第 2 天给予持续性血液透析（CRRT，右侧股静脉）治疗 8 h，超滤 2000 ml，患者胸闷、气短症状明显缓解，查体水肿减轻，双下肺湿啰音减少。

（二）医院感染发生及诊疗经过

入院后第 2 天夜间，患者出现发热，体温 38.1 ℃，无明显寒战，无咳嗽咳痰。完善双肺 CT：双下肺炎性改变。复查血常规：白细胞 10.6×10^9/L、中性粒细胞百分比 82.3%；超敏 C 反应蛋白 13.4 mg/L。补充诊断：肺部感染。因患者无痰，未留取痰培养，经验性给予 0.9%氯化钠注射液 50 ml＋注射用头孢米诺钠 1 g，1/12 h，抗感染。入院第 4 天晨起，体温 37.6 ℃，进行常规血液透析治疗。在透析过程中出现寒战，体温再次升高，最高达 39.1 ℃，恶心未吐；窦性心律，心率 120/min，呼吸 20/min，血压 172/91 mmHg。立刻停止血液透析，抽取血培养（静脉血），急诊血常规：白细胞 14.6×10^9/L、中性粒细胞百分比 83%；超敏 C 反应蛋白 126 mg/L。临床考虑菌血症，不除外导管相关性血行感染，同时于导管处抽出血液培养，并经验性给予万古霉素 1000 mg。随后，患者体温逐渐下降，故高度怀疑导管相关的血行感染，暂停透析，待培养回报，继续抗感染治疗（头孢米诺钠 1 g，1/12 h＋万古霉素 500 mg，隔日）。入院第 6 天，患者体温波动在 37.1～37.5 ℃，电话回报静脉血及导管处血培养均为革兰氏阳性球菌金黄色葡萄球菌生长，补充诊断：败血症、导管相关性感染，患者病情缓解。进一步行心脏彩超及股静脉导管彩超均未见赘生物，继续给予抗感染、化痰、退热、纠正贫血、降压、扩冠等对症治疗。入院第 8 天，患者体温正常，再次复查白细胞 9.6×10^9/L、中性粒细胞百分比 78%；超敏 C 反应蛋白 17.6 mg/L。继续抗感染治疗 10 d，患者未再出现发热，双下肺湿啰音消失，复查血常规及超敏 C 反应蛋白均正常，留取右下肢股静脉内血液行血培养检查，结果回报未见细菌生长，败血症、导管相关性感染治愈。患者出院规律门诊透析治疗。

入院第 4 天出现导管相关血流感染，属于医院感染：

（1）患者留置右下肢股静脉导管长达半月余。

（2）透析过程中出现寒战，体温升高，最高达 39.1 ℃，恶心未吐。

（3）血常规：白细胞 14.6×10^9/L、中性粒细胞百分比 83%；超敏 C 反应蛋白126 mg/L。

（4）静脉血及导管处血培养均提示金黄色葡萄球菌生长。

（5）临床诊断：败血症、导管相关性感染。

（三）医院感染原因分析

1. 该患者为慢性肾衰竭尿毒症期。尿毒症患者因代谢性酸中毒及内分泌紊乱、营养不良、免疫功能下降而易发生感染。尤其是维持性透析期，机体细胞因子、基因表达、免疫应答受损，混合 T、B 淋巴细胞数量减少、功能缺陷，易合并感染的发生。

2. 长期中心静脉置管是血液透析患者经常使用的通路之一，也是导管相关血流感染（CRBSI）发生的重要原因之一，其感染率在 14.1%～28.8%。研究表明，血透患者合并 CRBSI 的危险因素如下：①患者相关因素：免疫功能降低、个人卫生状况差、鼻腔黏膜携带金黄色葡萄球菌、高龄、糖尿病、近期住院、大剂量静脉补铁；②病原相关因素：生物膜形成、抗菌药物治疗抵抗、细菌毒力、皮肤定植金黄色葡萄球菌、邻近感染部位；③导管相关因素：插管部位、管腔中细菌污染、使用时间延长、注入液体污染管腔、有菌血症病史、插管过程中不注意无菌操作、导管尖端和皮下隧道有皮肤菌群移植、其他部位感染血源性播散种植在导管；④透析过程相关因素：透析液或设备污染、水处理不当、透析器复用。该患者于入院前半个月行右下肢股静脉长期置管术，术后开始规律血液透析，导管留置时间较长，置管部位污染要概率较高，同时，患者合并多种基础疾病，且在住院初期发生肺部感染，自身免疫功能低下，属于导管相关血行感染的高危人群。

(四) 防控措施

导管相关血行感染的防控措施：

(1) 培训与管理

专业队伍与培训：缺乏置管和护理经验、护理人员不足、人员流动等均可增加 CRBSI 的发生率和病死率，而经严格培训和主动教育，强化标准化的无菌操作等干预措施可显著降低 CRBSI 的发生率和病死率。因此，提倡建立专业化的、固定的医护队伍。鼓励采用多种教育模式，多学科、多途径地对专业人员进行导管操作和预防的相关性教育，包括自我教育和强化被动式教育、演示与示范性教育、实践指导与考核等。提高操作技能水平、熟练程度、无菌操作的依从性，以确保导管应用的安全性。

监测与质量管理：质量管理应当包括详细的操作流程、标准化的无菌操作，详实的记录，严格血管内导管应用的管理与监测制度，定期考核，对标准执行进行评估，以及置管后随访等。提倡建立以 ICU 为主，包括感染疾病专家、质量监控专家在内的多元化管理队伍。建立本地关于医院获得性血行感染的病因学和发生率相关的数据系统，目的在于监测与总结感染危险因素，及时回顾总结相关感染危险因素与问题，及时指导临床，以提供快速改进措施，并降低医疗成本。

(2) 置管及护理

穿刺点选择：导管穿刺部位的选择应当充分考虑置管的安全性和适用性，最大限度地避免置管感染、损伤等相关并发症的发生。

外周静脉穿刺点选择：下肢外周静脉穿刺点发生感染的危险高于上肢血管，手部发生静脉炎危险小于腕部和前臂血管。

深静脉穿刺点选择：深静脉穿刺点选择的安全性研究主要涉及穿刺部位的细菌菌落数和易感性，穿刺技术的熟练程度，导管留置时间长短与并发症等方面。

穿刺部位的细菌密度与感染：多项相关研究显示，股静脉导管的感染发生率和并发症远高于颈内和锁骨下静脉，并且股静脉和颈内静脉较锁骨下静脉导管置入点细菌定植发生更早，增加了 CRBSI 的风险。常用深静脉导管相关局部感染和 CRBSI 危险性为股静脉＞颈内静脉＞锁骨下静脉。右侧颈内静脉的细菌定植发生率低于左侧（31%比 53%），锁骨下静脉细菌定植发生率右侧高于左侧（27%比 15%）。由此，危重患者锁骨下静脉穿刺点的选择更具有优势[2]。

操作的熟练程度与感染：置管困难、体表定位盲穿、操作者技能生疏、操作时间过长等均可增加导管穿刺点局部感染和 CRBSI 的发生率。而有经验的医师置管及接受专门培训的护士进行导管护理，无论是在锁骨下，还是颈内、股静脉，只要严格的无菌操作，导管感染的发生均无显著差异。因此，除了操作人员需要培养熟练的操作技能外，在需要争取复苏时间的情况下，应当考虑选择最熟练的部位进行操作，以后应尽快根据病情调换到低感染发生部位重新留置导管。

穿刺部位与并发症：超声研究结果提示，ICU中静脉血栓发生率约33%，其中15%是导管相关性血栓。股静脉血栓发生率约为21.5%，而颈内静脉血栓发生的概率是锁骨下的4倍。导管继发血栓形成患者的CRBSI发生率为非血栓患者的2倍之多。对于存在明显的凝血功能障碍或呼吸衰竭的患者，则首先考虑选择股静脉。肝移植患者不宜选择股静脉。

导管的留置时间与用途：在选择穿刺部位时应兼顾导管的用途和留置时间。如果拟留置导管的时间短于5～7 d，颈内静脉因其发生机械操作并发症率最低而适宜选择。但是应用超过5～7 d的导管，考虑选择锁骨下静脉，其具有相对低的感染率。需要长时间留置并主要用于静脉营养时应考虑选择外周插入中心导管（peripherally inserted central catheter，PICC)，因其感染率相对较低。近年来，实时二维超声、多普勒探头引导置管技术，和体表定位在ICU与急诊得到广泛应用。

动脉导管穿刺点选择：动脉导管留置感染风险小于静脉。通常留置于桡动脉、肱动脉、足背动脉和股动脉等位点，其中以桡动脉发生感染的概率最低。股动脉导管相关局部感染发生率显著高于桡动脉。股动脉CRBSI发生率同样高于桡动脉。桡动脉因其操作管理方便，在ICU应用较为广泛。但对心脏手术后、严重休克、体外循环患者则股动脉的准确性较好。

（3）消毒

手部消毒：导管穿刺及护理操作者的无菌操作技术非常重要。手部消毒是其中最主要的环节。近年来，“手部消毒”不同于“皂液洗手”的概念已日益明确，选用70%的乙醇进行手部消毒，较之皂液洗手明确而显著地降低了ICU内获得性感染的发生率。手部消毒、严格的无菌技术、聚维酮碘消毒规范置管操作后导管相关感染的发生率有着显著的降低。其中手部消毒是限制定植的主要手段之一。研究显示，应用普通肥皂对于预防细菌感染不能达到应有的效应，应常规采用70%的乙醇消毒双手。导管置入、更换、查看、触诊、调整或更换敷料前后均应清洁双手，即便佩戴手套，也应注意手部清洁。

无菌操作：导管穿刺置入和日常护理中应尽量采用非接触无菌技术。严格的无菌操作可显著减少中心静脉置管患者CRBSI的发生率。导管置管感染的危险相关因素包括：导管（留置针）的种类（塑料＞金属）、穿刺部位（股静脉＞颈内静脉＞锁骨下静脉）、放置方法（切开置管＞经皮穿刺置管）、导管腔数（3＞2＞1）和导管留置的时间。由于切开置管创伤大，所以动脉或静脉切开已不再作为置入导管的常规方法。

皮肤消毒剂选择：置管和护理时的皮肤消毒应选用适当消毒剂。2%氯己定常作为首选，也可选用2%碘酊、0.5%～1%聚维酮碘或70%乙醇进行消毒。洗必泰和碘酊的效果优于聚维酮碘。氯己定以其抗菌谱广、对皮肤刺激小而被推荐，但不宜用于小于2个月的婴儿。消毒液涂于术野，应待其挥发后再行操作。

敷料选择及更换：穿刺术野的覆盖保护一般使用透明、半透性聚安酯敷贴或纱布等材料。应根据临床情况和各种敷料不同的优缺点进行选择。例如透明的、半透性聚安酯敷贴便于发现导管穿刺点的炎性变化，可进行淋浴而不易受潮，减少了更换频率；但是敷贴局部仍然可能较为潮湿，增加了定植和感染的机会，因此，对于高热、出汗较多的患者或导管置管处血液渗出较多者，宜首选纱布。但由于纱布需要胶带粘贴固定，故可能并不适合于儿童。敷料潮湿、松动或受到污染时应及时更换。对于成年患者，至少 1 周更换 1 次敷料，布则需 2 d 更换 1 次。关于氯己定敷贴的研究分析显示，使用该敷贴，可以降低病原菌在静脉导管和留置点的定植，导管相关感染下降，可以明显减少医疗费用。洗手、无菌操作、正确选择消毒剂、合理更换敷料等措施是一个整体，宜将多项推荐意见联合使用，并建立合理的流程监督医疗过程。

参考文献

[1] 徐唯. 糖皮质激素与免疫功能的关系及在运动免疫学中的作用. 中国组织工程研究与临床康复，2008，12（5）：954-957.

[2] Biffi R，Orsi F，Pozzi S，et al. Best choice of central venous insertion site for the prevention of catheter—related complications in adult patients who need cancer therapy：A randomized trial. Ann of Oncol，2009，29（1）：mdn701vl—mdn701.

第五节　泌尿系统疾病并发多部位感染

病例三十二　多发性骨髓瘤（ISS Ⅲ期）/骨髓瘤肾病并发肺内感染、胃肠道感染

（一）病历摘要

患者，男，58 岁，以“肋骨疼痛 3 个月余”为主诉，于 2015 年 9 月 24 日入院。3 个月前，患者无明显诱因出现右侧肋骨疼痛，于某三甲医院查肌酐 550 μmol/L，行骨穿见骨髓瘤细胞 70%，诊断为“多发性骨髓瘤，骨髓瘤肾病”。为求进一步诊治入该院。既往：否认高血压、糖尿病、冠心病病史。入院查体：体温 36.4 ℃，神清语明，贫血貌，心肺听诊未闻及异常杂音，双下肢无水肿。肺部 CT 提示：肺内纤维灶，部分胸椎多发低密度区。血常规：白细胞计数 7.05×10^9/L，粒细胞计数 3.00×10^9/L，血红蛋白 82 g/L。血肌酐 556 μmol/L。尿常规：蛋白（++），白细胞 2.71 个/高倍视野、红细胞 3.4 个/高倍视野。降钙素原 0.51 ng/ml，C 反应蛋白 2.24 mg/L。入院诊断：多发性骨髓瘤（ISS Ⅲ期）；骨髓瘤肾病。入院后予以 PAD 方案（硼替佐米联合阿霉素、地塞米松）化疗，同时颈静脉置管规律透析。

（二）医院感染发生及诊疗经过

患者入院第 4 天开始 PAD 化疗，第 5 天行颈静脉置管并规律血液透析。入院第 16 天，患者间断咳嗽、咳白色黏痰，体温 37.8 ℃。血常规：白细胞计数 5.52×10^9/L，中性粒细胞百分比 61.6%，予头孢噻肟钠/舒巴坦钠 4.5 g，1/12 h，静脉滴注，2 d 后体温降至正常。

入院第 21 天，患者不洁饮食后出现腹泻，稀水便，每日 10 次，球杆比 10∶1，便常规隐血未见异常，便真菌涂片见真菌孢子，停用抗菌药物，同时予调节肠道菌群治疗，后腹泻好转。入院第 26 天，患者体温 39.1 ℃，口腔黏膜多发点片状白膜，予葡萄糖酸氯己定溶液漱口。查血常规白细胞计数 2.13×10^9/L、中性粒细胞百分比 46%；C 反应蛋白 5.53 mg/L，降钙素原 1.02 ng/ml；真菌抗原 20 pg/ml，痰真菌涂片见孢子、菌丝。肺 CT 示：双肺下叶可见多发条片影及索条影，部分病灶边界欠清，其内可见小支气管影，部分管腔远端显示不清，双肺可见索条影。考虑曲霉菌肺炎可能性大，暂停化疗及激素治疗，予卡泊芬净 50 mg，1/24 h，静脉滴注，头孢噻肟钠/舒巴坦钠 4.5 g，1/12 h，静脉滴注。入院第 30 天，复查真菌抗原 34 pg/ml，肺 CT：左肺下叶斑片影、内有空洞。每日加强患者的口腔护理，观察患者的症状、体征。2 周后复查肺 CT 见病灶明显吸收，停药出院。

1. 入院第 16 天出现上呼吸道感染，属于医院感染：

（1）患者发热，体温 37.8 ℃。

（2）咳嗽，咳白色黏痰。

（3）血常规：白细胞计数 5.52×10^9/L，中性粒细胞百分比 61.6%。

2. 入院第 21 天出现消化道感染，属于医院感染：

（1）有不洁饮食病史，有应用抗菌药物病史。

（2）腹泻，稀水便，每日 10 次。

（3）球杆比 10∶1，便真菌涂片见真菌孢子。

3. 入院第 26 天出现肺内感染，属于医院感染：

（1）患者发热，体温 39.1 ℃。

（2）口腔黏膜多发点片状白膜。

（3）血常规：白细胞计数 2.13×10^9/L、中性粒细胞百分比 46%，C 反应蛋白 5.53 mg/L，降钙素原 1.02 ng/ml。

（4）真菌抗原 20 pg/ml，痰真菌涂片见孢子、菌丝。

（5）肺部 CT 提示：双肺下叶可见多发条片影及索条影，部分病灶边界欠清，其内可见小支气管影，部分管腔远端显示不清，双肺可见索条影。

（三）医院感染原因分析

1. 血液恶性肿瘤多继发免疫功能缺陷。多发性骨髓瘤是一种恶性浆细胞病，其肿瘤细胞起源于骨髓中的浆细胞，而浆细胞是 B 淋巴细胞发育到最终功能阶段的细胞。因此，多发性骨髓瘤可以归到 B 淋巴细胞淋巴瘤的范围，其特征为骨髓浆细胞异常增生伴有单克隆免疫球蛋白或轻链（M 蛋白）过度生成。由于正常免疫球蛋白的生成受抑，及中性粒细胞减少，因此，患者容易出现各种细菌性感染[1]。

2. 该患者接受化疗，免疫功能受损。由于放疗、化疗损伤免疫器官，从而导致免疫缺陷的发生，可引起中性粒细胞、淋巴细胞减少和功能障碍等；而且，粒细胞下降速度越快、计数越低、持续时间越长，感染的发生率就越高，病情亦越重[2]。

（四）经验教训及防控措施

1. 经验教训

（1）结合病情，及时完善相关检查

入院第 16 天，患者出现发热、咳嗽症状，虽然血常规提示白细胞计数 5.52×10^9/L，属正常范围，但由于该患者是化疗后骨髓抑制患者，存在白细胞减少，故白细胞计数显示的"正常范围"实际意义上是升高的。此时，临床医师未能及时完善肺 CT、痰涂片、痰培养及药敏检查，仅经验性应用头孢噻肟钠/舒巴坦钠抗感染治疗，尽管治疗上有效，但缺乏病原学资料，不能科学地评估医院感染的转归、指导抗菌药物的选择和应用疗程。入院第 26 天，患者再次出现发热，真菌抗原、痰涂片均提示真菌感染，但依然没有留取痰真菌培养。因此，临床医师应注意及时留取病原学标本，以明确医院感染诊断，并指导抗菌药物的选择及应用疗程。

（2）明确感染诊断，合理应用抗菌药物

抗菌药物可导致肠道正常菌群受到抑制，出现球杆比例失调，甚至全面抑制肠道正常菌群而机会致病菌大面积繁殖，出现腹泻，因此，临床上应严格掌握抗菌药物使用原则，避免滥用抗菌药物。另一方面，临床医务人员应加强对免疫功能低下患者的宣教，使其注意饮食卫生，避免肠道感染。此外，化疗患者往往出现恶心、呕吐等胃肠道不良反应，容易掩盖胃肠道感染的症状，故临床医师很容易忽视该类医院感染的存在。

（3）重视早期不典型症状，确保早发现、早诊断、早治疗

侵袭性肺曲霉病主要见于免疫缺陷者，相关危险因素有：①长期中性粒细胞减少（大于 3 周）或中性粒细胞功能障碍；②糖皮质激素的应用（特别是长期大剂量使用者）；③器官移植；④恶性血液系统疾病；⑤细胞毒性药物；⑥艾滋病（危险性与血细胞分化抗原 CD4 计数呈负相关）。其中，中性粒细胞减少是最重要的危险因素，且持续时间越长危险性越大。侵袭性肺曲霉病的症状、体征常无特征性，可有发热、畏寒、头痛、流涕、关节痛、肌痛等流感样症状。由于本病例中的患者临床表现并不典型，故早期并不容易诊断。因此，本病例提示临床医师，对于存在恶性血液病的患者，尤其是长期中性粒细胞减少、应用化疗药物的患者，一旦出现发热应考虑是否存在肺部真菌感染，并及时治疗。在预防化疗患者常见的医院感染方面，临床医生要重视以下几点：一是，化疗患者免疫功能低下，应注意避免感染；二是，一旦患者出现发热，除考虑细菌感染外，应注意是否存在真菌感染及条件致病菌，必要时及时进行外周血细菌培养、痰培养、真菌涂片检查及复查肺 CT 等，以尽早发现感染，早期治疗。

2. 血液病患者医院感染的防控措施

恶性血液病患者本身存在免疫力低下，如同时接受化疗治疗，将进一步抑制机体免疫功能，是医院感染的易感人群，容易发生机会感染。因此，临床应重视此类患者医院感染的防控。

（1）关注易感人群防止交叉感染：病房注意通风，尽量避免前往人口密集区域；密切监测血常规，若白细胞较低，适当应用升白药物，必要时需进入层流病房；监测体温及一般情况的变化，发现感染征象及时处理；治疗前常规检查病原微生物，根据检查结果，对症治疗。

（2）减少侵入性操作。

（3）保持医院环境清洁：治疗室内空气消毒，以开窗通风换气为主；每天紫外线照射 1 次，病室温度以 18～20 ℃为宜，相对湿度 45%～65%；治疗室地面消毒，用医院常用的消

毒剂进行擦拭或喷雾消毒。

（4）加强护理：在输血、输入血制品或脂肪乳剂后的 24 h 内或者停止输液后，应当及时更换输液管路；外周及中心静脉置管后，应用生理盐水或肝素盐水进行常规冲管，预防导管内血栓形成；严格执行手卫生，遵循无菌操作技术原则；对免疫力极低易感条件致病菌的患者，应加强口腔护理。

3. 胃肠道感染的防控措施

（1）清洁饮食，避免食用不洁饮食。

（2）注意手卫生，避免病从口入。

（3）严格掌握抗菌药物使用指征，避免长期使用抗菌药物。

（4）适当使用调节菌群药物。

病例三十三　狼疮性肾炎并发腹泻及巨细胞病毒性肺炎

（一）病历摘要

患者女，42 岁，以“乏力、皮疹 8 年，水肿半个月”为主诉，于 2015 年 10 月 8 日入院。8 年前，患者无明显诱因出现全身乏力，面颊部红斑，光照后加重，伴脱发、口干、眼干，无口腔溃疡，无关节肿痛，就诊于某三甲医院风湿科，完善相关化验，肾功能、尿常规正常，诊断为“系统性红斑狼疮”，予羟氯喹、来氟米特等药物治疗 2 年后症状消退。半个月前，自觉颜面部水肿，伴呼吸困难、活动后加重，偶有夜间憋醒，不能平卧，为进一步诊治收入某三甲医院肾内科。既往：15 年前曾患肺结核，经系统性抗结核治疗好转。入院查体：体温 36.5 ℃，神清语明，双肺听诊呼吸音粗，心律齐，腹部平软，无压痛、反跳痛。辅助检查：24 h 尿蛋白定量 2.31 g；尿蛋白（＋＋）、白细胞 27.7 个/高倍视野，尿微量蛋白五项以中大分子升高为主；尿白细胞分类计数发现白细胞 16 个，其中单个核 12 个，分叶核 4 个。血常规：白细胞计数 3.85×10^9/L，中性粒细胞百分比 75.2%，血红蛋白 77 g/L。血肌酐 123 μmol/L；血总蛋白 80.3 g/L，白蛋白 21.2 g/L；γ 球蛋白 46.3%。血细胞分化抗原 CD4 为 134 个/ μl。人免疫球蛋白 IgG 3.28 g/L，补体 C3 为 0.36 g/L，补体 C4 为 0.06 g/L；C 反应蛋白 24.1 mg/L；抗中性粒细胞胞浆抗体 p（＋）；抗双链 DNA 测定（＋），抗 SM 抗体（＋＋＋），抗 SSA 抗体（＋＋），抗 SSB 抗体（＋），抗 Ro-52 抗体（＋），抗核糖体 P 蛋白（＋＋＋）；结核试验弱阳性。肺 CT 示双肺及胸膜陈旧性病变，间质性病变，右侧少量胸腔积液，右肺门增大，主支气管局限狭窄，肿大淋巴结压迫所致，心包积液。入院诊断：系统性红斑狼疮；狼疮性肾炎；慢性肾病（G3b 期）；继发性干燥综合征可能性大；继发性 ANCA 相关性血管炎；陈旧性肺结核。予丙种球蛋白、糖皮质激素、免疫抑制药等治疗。

（二）医院感染发生及诊疗经过

患者免疫球蛋白低下，血细胞分化抗原 CD4 为 134 个/μl，免疫功能低下，为避免感染，入院第 2 天即给予丙种球蛋白 20 g 静脉滴注 3 d，后复查血细胞分化抗原 CD4 为 219 个/μl。入院第 4 天始予甲泼尼龙 120 mg，1/24 h，静点 3 d，序贯醋酸泼尼松片 50 mg 晨顿服，同时分别于入院第 2、5、7 天予环磷酰胺 0.2 g 静脉输注（累积量 0.6 g）。因既往肺结核病史，肺 CT 提示肺部结核病灶以纤维化、钙化为主，非活动性，心包积液不除外结核性，胸科医院专家会诊建议激素治疗同时需予抗结核治疗，对氨基水杨酸异烟肼 0.3 g，1/8 h，口服；利福喷汀 0.45 g，周三、六早空腹口服。入院第 18 天，患者进食剩饭剩菜后，出现发热，体温达 38.4 ℃，腹泻，每日 4～6 次，稀水样便。当时查血常规：白细胞计数 7.55×10^9/L，中性粒细胞百分比 92.9%；C 反应蛋白 25.4 mg/L，降钙素原 0.19 ng/ml；便球杆比 10∶1。予对症调节菌群后患者体温恢复正常，腹泻好转。入院第 20 天，患者再次出现发热，体温 38.8 ℃，无寒战，出现流涕、咳嗽、咳白色黏痰等症状，明显气短，听诊双肺呼吸音粗，双肺底可闻及小水泡音。复查肺 CT 示双肺及胸膜陈旧性病变，肺内炎症，其余描述同前。血常规：白细胞计数 5.32×10^9/L、中性粒细胞百分比 89.9%，C 反应蛋白 60.2 mg/L，降钙素原 0.37 ng/ml，血细胞分化抗原 CD4 为 135 个/μl。血气分析：动脉氧分压 51 mmHg、动脉二氧化碳分压 38 mmHg，动脉氧饱和度 67%。患者青霉素、头孢类抗生素过敏试验阳性，经验性应用盐酸莫西沙星 0.4 g，1/24 h，静脉滴注；同时完善血培养、病毒抗体系列、军团菌、支原体、真菌抗原等。入院第 25 天，检查结果回报：支原体、军团菌、真菌抗原阴性，血培养未生长细菌；病毒抗体系列：巨细胞病毒抗体（+），巨细胞病毒抗体 IgG（CMV IgG）154 IU/ml、巨细胞病毒抗体 IgM（CMV IgM）115 AU/ml、人巨细胞病毒 DNA 定量检测（HCMV DNA）3.53×10^3 copies/ml。考虑巨细胞病毒感染，停用莫西沙星，给予更昔洛韦 0.25 g，1/12 h，静脉滴注，同时给予丙种球蛋白 5 g，1/24 h，静脉滴注 3 d。治疗 17 d 后，患者气短症状好转，复查肺 CT 肺内炎症较前吸收，停用抗病毒药物，出院。出院前复查 C 反应蛋白 13.9 mg/L，降钙素原 0.04 ng/ml；未吸氧状态下动脉血氧饱和度 95%；HCMV DNA 转阴。

1. 入院第 18 天出现消化道感染，属于医院感染：

（1）有进食不洁饮食病史。

（2）发热，体温 38.4 ℃，腹泻，每日 4～6 次，稀水样便。

（3）血常规：白细胞计数 7.55×10^9/L，中性粒细胞百分比 92.9%；C 反应蛋白 25.4 mg/L，降钙素原 0.19 ng/ml。

（4）粪便涂片：球菌杆菌比 10∶1。

2. 入院第 20 天出现肺内感染，属于医院感染：

（1）应用激素、免疫抑制药，为免疫抑制患者。

（2）发热，体温 38.8 ℃；流涕、咳嗽、咳白色黏痰，气短明显。

（3）听诊：双肺呼吸音粗，双肺底可闻及小水泡音。

（4）肺 CT：双肺及胸膜陈旧性病变，肺内炎症，间质性病变，右侧少量胸腔积液，右肺门增大，主支气管局限狭窄，肿大淋巴结压迫所致。

（5）血常规：白细胞 5.32×10^9/L，中性粒细胞百分比 89.9%；C 反应蛋白 60.2 mg/L，降钙素原 0.37 ng/ml。

（6）病毒抗体系列：巨细胞病毒抗体阳性，CMV IgG 154.0IU/ml，CMV IgM 115.0AU/ml，HCMV DNA 3.53×10^3 copies/ml。

（7）肺炎支原体、军团菌、真菌抗原阴性，双侧血培养未见细菌生长。

（三）医院感染原因分析

1. 该患者为中年女性，基础疾病为系统性红斑狼疮，是一种常见体内免疫功能障碍的自身免疫性疾病，疾病本身就可导致免疫功能低下。患者免疫失调易出现感染；反之，感染和抗感染治疗又可以加重狼疮病情或淋巴细胞减低，形成恶性循环。除系统性红斑狼疮活动、免疫抑制药可导致淋巴细胞减低外，临床上应警惕病毒感染及抗感染治疗药物所导致的淋巴细胞减低。持续淋巴细胞重度减低患者感染发生率及死亡率高，且巨细胞病毒感染发生率较高[3]。

2. 患者应用激素及免疫抑制药，为免疫抑制人群。

3. 患者血白蛋白低下，同时伴大量蛋白尿时常常会有胃肠道的水肿，导致肠道屏蔽能力减弱，易造成肠道菌群失调，住院期间有不洁饮食，很容易引起消化道感染。

4. 患者入院时肺 CT 示右肺门增大，主支气管局限狭窄。由于长期主支气管狭窄，该解剖结构改变可能是呼吸道感染发病率增高的主要原因，严重的解剖结构改变可能造成频繁的上呼吸道感染。

（四）经验教训及防控措施

1. 经验教训

（1）根据病情，给予针对性的指导

入院第 18 天，患者进食不洁饮食后出现腹泻，临床医师给予积极调解肠道菌群治疗后好转。患者低蛋白血症，水肿较重，同时胃肠道亦水肿、蠕动减弱，此时容易并发消化道感染。临床医师应注意以下两点：一是，指导患者洁净饮食，避免感染；二是，一旦发生胃肠道感染应积极治疗，避免肠道内细菌穿过水肿的胃肠道发生透壁性腹膜炎。

（2）完善相关检查，指导临床治疗

入院第 20 天，患者出现呼吸道感染症状，临床医师考虑细菌感染，给予莫西沙星静滴治疗，直到巨细胞病毒抗体回报后才诊断病毒感染，抗病毒治疗。本患者属于医院感染，且是免疫抑制人群，在考虑感染病原体上需注意除细菌感染外，是否还存在真菌、支原体、病毒等，避免延误治疗。临床医生应注意以下两点：一是，应用激素可导致血中白细胞和中性粒细胞百分比升高，需与细菌感染所致升高鉴别；降钙素原是细菌感染的特异指标，虽受众多因素影响，但在临床一定程度上可以鉴别细菌感染和非细菌感染；临床医师应结合血常规、降钙素原等感染指标，合理判断是病毒感染还是细菌感染；二是，肺 CT 提示间质性病变，应注意考虑是否存在病毒性肺炎。

（3）重视疾病的鉴别诊断

临床医师应注意区分感染的病原体。本患者为病毒感染，若常规给予抗菌药物治疗，效果不佳，甚至可能加重感染。故提醒广大临床医师对于系统性红斑狼疮患者发热时，应首先确定是感染性发热还是原发病活动导致的发热。对于感染性发热，应尽早明确感染病原体，不要忽略了真菌、病毒、支原体、衣原体等的感染，尤其是对免疫力低下的人群。

（4）重视感染监测工作，加强预防感染宣教

针对该高危人群应积极给予饮食、卫生、护理等多方面的指导，让患者本身提高预防感染的意识，同时临床医师也应加强对该类患者感染的监测，如每日查看患者时应仔细询问病史，认真体格检查，一旦发现有感染相关症状时应及时警惕，必要时完善相关检查。

2. 急性胃肠炎的防控措施及注意事项

（1）严把食物卫生关是预防此病的关键。搞好饮食、饮水卫生和粪便管理，是预防该病

的根本措施。

（2）避免不洁饮食，避免暴饮暴食，少食辛辣刺激性食物，注意个人卫生，饭前便后要洗手，蔬菜瓜果生吃前要消毒，冰箱内的食品要生熟分开，进食前要重新烧熟烧透。外出度假要选择干净卫生的饭店等都是应注意的有效防控措施；

（3）急性胃肠炎患者应卧床休息，注意保暖。急性期患者常有呕吐、腹泻等症状，失水较多，因此需要补充液体，可供给鲜果汁、藕粉、米汤、蛋汤等流质食物，酌情多饮开水、淡盐水。

3. 巨细胞病毒性肺炎的防控措施

长期应用激素、免疫抑制药的患者，免疫力低下，是医院感染的重要危险因素之一。巨细胞病毒性肺炎病情较轻、病程短，为自限性疾病，多数患者预后良好；但极少数年老、体弱、基础疾病较多，尤其合并严重慢性肺部疾病如慢性阻塞性肺疾病者，可因严重并发症预后不良。其防控措施包括：

（1）避免诱因：避免受凉、淋雨、过度疲劳；避免与感冒患者接触，避免脏手接触口、眼、鼻；年老体弱易感者更应注意防护，上呼吸道感染流行时应戴口罩，避免在人多的公共场合出入。

（2）增强体质：坚持适度有规律的户外运动，提高机体免疫力与耐寒能力是预防本病的主要方法。

（3）免疫调节药物和疫苗：对于经常、反复发生本病及老年免疫力低下的患者，可酌情应用免疫增强剂，目前除流感病毒外，尚没有针对其他病毒的疫苗。

病例三十四　急性肾损伤并发多部位感染

（一）病历摘要

患者女，72 岁，以“尿量减少 3 d”为主诉，于 2013 年 10 月 10 日由某医院重症监护室（ICU）转入肾内科。2013 年 9 月 28 日，患者因诊断“子宫内膜间质肉瘤Ⅱ期”，行全麻下全子宫双侧卵巢输卵管切除术，术中失血近 3000 ml，术后出现失血性休克，尿量进行性减少、肌酐升高，考虑存在急性肾损伤。术后第 3 天，因患者出现呼吸困难，行气管插管，并留置尿管，转入 ICU；在 ICU 治疗 12 d 后，转入该医院肾内科。入院查体：体温正常，神清语明，双肺呼吸音清，未闻及干湿啰音；心律齐，未闻及病理性杂音；双下肢无水肿。辅助检查：2013 年 9 月 29 日化验血常规：白细胞计数 8.78×10^9/L，中性粒细胞百分比 67.9%，血红蛋白 65 g/L，血小板计数 97×10^9/L。肾功能：肌酐 113 μmol/L。尿常规：白细胞 13.69 个/高倍视野。入 ICU 诊断：急性肾损伤；失血性休克；子宫内膜间质肉瘤切除术后。

（二）医院感染发生及诊疗经过

术后第 3 天，患者转入 ICU 接受治疗，临床予以对症输血、补液扩容、抗休克、预防感染（美罗培南 1 g，1/8 h，治疗 1 d 后更换哌拉西林钠/他唑巴坦钠 4.5 g，1/12 h，治疗 4 d）、营养支持等治疗。入 ICU 第 5 天，患者出现腹泻，查便球杆比 1∶1。入 ICU 第 6 天，患者出现发热，体温高达 38.3 ℃。查血常规：白细胞计数 27.95×10^9/L，中性粒细胞百分比87%，血红蛋白87 g/L，血小板计数102×10^{9}/L；C反应蛋白115 mg/L，降钙素原0.6 ng/ml，并送检痰培养。同时更换抗菌药物为盐酸莫西沙星0.4 g，1/24 h。入ICU第7天，体温恢复正常。入ICU第9天，患者再次出现发热，查血常规：白细胞计数16.63×10^{9}/L，中性粒细胞百分比89%，血红蛋白89 g/L，血小板计数166×10^{9}/L；降钙素原6.9 ng/ml；痰培养回报铜绿假单胞菌阳性，细菌半定量（++）；粪便找到真菌孢子及假菌丝。肺部CT：双肺间质性改变，陈旧病变，双侧胸腔及右侧叶间积液，局部肺组织膨胀不良，双肺炎症改变可能性大，纵隔及双肺门淋巴结略增大。入ICU第12天转入该医院肾内科，转运途中患者出现畏冷寒战，入肾内科时体温39 ℃，予美罗培南1.0 g，1/12 h，静脉滴注抗感染。当晚患者出现腹泻10余次，咖啡色稀便，无黏液脓血，后转为黄色糊样便。查体：双肺呼吸音粗，可闻及湿啰音。查血常规：白细胞计数7.35×10^{9}/L，中性粒细胞百分比86%，血红蛋白86 g/L，血小板计数143×10^{9}/L；C反应蛋白133 mg/L，降钙素原3.22 ng/ml。尿常规提示：白细胞163.8个/高倍视野，亚硝酸盐（++），尿找到真菌孢子。经以上系统抗感染治疗并联合氟康唑及调节肠道菌群药物治疗10 d后，患者C反应蛋白及降钙素原正常，肠道菌群逐渐恢复正常，患者无不适主诉，其后出院。

1. 入ICU第5天出现肠道感染，属于医院感染：

（1）抗菌药物使用长达14 d。

（2）出现腹泻10余次，咖啡色稀便，无黏液脓血，后转为黄色糊样。

（3）便球杆比1∶1；粪便找到真菌孢子及假菌丝。

2. 入ICU第6天出现肺部感染，属于医院感染：

（1）曾有气管插管辅助通气病史，属于侵入性操作。

（2）出现发热，体温高达38.3 ℃。

（3）听诊：双肺呼吸音粗，可闻及湿啰音。

（4）血常规：白细胞计数27.95×10^{9}/L，中性粒细胞百分比87%，血红蛋白87 g/L，血小板计数102×10^{9}/L；C反应蛋白115 mg/L，降钙素原0.6 ng/ml。

（5）肺部CT：双肺间质性改变，陈旧病变，双侧胸腔及右侧叶间积液，局部肺组织膨胀不良，双肺炎症改变可能性大，纵隔及双肺门淋巴结略增大。

（6）痰培养回报铜绿假单胞菌阳性，细菌半定量（++）。

3. 转入肾内科当天出现泌尿系感染，属于医院感染：

（1）留置导尿管长达12 d。

（2）出现畏冷寒战，体温达39 ℃。

（3）血常规：白细胞计数7.35×10^{9}/L，中性粒细胞百分比86%，血红蛋白86 g/L，血小板计数143×10^{9}/L；C反应蛋白133 mg/L，降钙素原3.22 ng/ml。

（4）尿常规提示：白细胞163.8个/高倍视野，亚硝酸盐（++）。

（5）尿涂片查到真菌孢子。

（三）医院感染原因分析

1. 该患者气管插管呼吸机辅助通气9 d，为呼吸道感染发生的诱因。由于气管插管，患者气道的自然防御功能被削弱，同时，气管插管及气管套本身也成为致病菌附着繁殖和自胃向咽部移行的便利通道，增加下呼吸道感染的机会。此外，微量误吸及仰卧位，更增加了下呼吸道感染的机会。

2. 女性尿道短而阔，与外生殖器官相毗邻，所以发生尿路感染的危险性增高；同时，尿道口及其周围有细菌寄生，细菌的毒力大，黏附尿道黏膜和上行的能力强，当机体抵抗力下降、尿道黏膜有轻微损伤时，就容易侵袭膀胱和肾，造成感染。另外，女性尿道口靠近肛门，更增加了尿路感染的风险。该患者为老年女性，自身免疫力有所下降；再加上长时间留置导尿管，属于泌尿系感染的高危人群。

3. 长时间使用抗菌药物易导致肠道菌群失调。因为正常情况下，肠道中益生菌的数量和比例处于平衡状态，但这个平衡状态会因饮食、环境及药物等因素的影响而被打破。有大量研究表明，长期应用抗菌药物的患者中，60 岁以上发生菌群失调的患者约占 60%，其中应用广谱抗菌药物治疗超过 2 周者占 51.4%，联合应用 3 种抗菌药物的患者菌群失调发生率为 70%，碳青霉烯和第三代头孢类抗菌药物较其他种类抗菌药物更易导致菌群失调[4]。该患者为老年女性，入院即开始应用抗菌药物，且用药时间长达 12 d，很容易破坏肠道菌群平衡，造成肠道菌群失调。

（四）经验教训及防控措施

1. 经验教训

患者在 ICU 接受治疗，行气管插管呼吸机辅助通气、留置导尿管，期间反复出现发热，临床医师应首先考虑呼吸道感染，并及时送检痰培养；同时，临床上也不应忽视该类患者并发泌尿系统感染的可能性。因此，在预防导尿管相关泌尿系感染方面，临床医师还要重视以下两点：一是，插管 3 d 以上会增加医院感染的危险性，要进行尿培养检查；二是，留置导尿管患者要每天进行评估，能拔管时尽早拔管。

2. 严格各项规章制度，限制探视；加强病房管理，预防交叉感染，加强呼吸机管理，加强人工气道管理，预防口咽部及胃肠道定植菌。

3. 气管插管合并下呼吸道感染的防控措施

（1）防止口咽部分泌物的吸入：①半卧位的体位，床头抬高 30°～45°；②鼻饲时调整进食速度与量，避免反流，防止误吸，或采用较新插管，使食物能够达到幽门而减少反流机会；③声门下吸引，清除气囊上方分泌物。

（2）保护胃黏膜的特性：①尽可能的给予肠内营养，保护胃黏膜的特征；②使用胃黏膜保护药，预防消化道出血；③对于重症患者，要保持抗休克及低氧血症与降低呼吸机相关性肺炎发生率的平衡，目前使用硫糖铝来预防应激性溃疡的发生。

（3）减少外源性污染：提高医务人员手卫生依从性，降低呼吸机相关性肺炎的发生风险。

（4）严格无菌吸痰：掌握正确的吸痰技术。

（5）加强机体免疫防御功能：对建立人工气道的患者，创造条件尽早拔除插管的同时，合理使用免疫调节剂可能有助于减少呼吸机相关性肺炎的发生。

4. 导尿管相关泌尿系感染的防控措施

导尿容易引起泌尿系感染，但导尿术是临床处理患者不可缺少的重要的常规诊疗方法，因此，临床医师必须认识到导尿是医院感染的重要危险因素之一。

（1）严格掌握留置导尿管的适应证。

（2）严格执行手卫生，遵循无菌操作技术原则。

（3）采取密闭式引流，减少逆行感染机会，包括集尿袋高度应低于膀胱水平。

（4）加强引流管周围伤口及尿道的消毒护理，按时更换敷料，保持干燥。

（5）长期留置导尿管患者，不宜频繁更换导尿管。

（6）留置导尿期间，临床上应详细观察患者是否有泌尿系感染临床表现，如尿液颜色、性状是否发生改变等。

（7）鼓励患者多饮水，早晚清洗、消毒会阴和尿道口各 1 次。

（8）每天评估留置导尿管，不需要时尽早拔除导尿管，尽可能缩短留尿管的时间。

病例三十五　右侧股静脉置管后腹股沟窦道形成并发感染

（一）病历摘要

患者女，51 岁，主因“间断水肿 1 年”，于 2015 年 11 月 2 日入院。1 年前，患者出现双下肢水肿，就诊于当地医院，化验尿蛋白（+++），血清白蛋白 28.3 g/L，诊断为“肾病综合征”，长期应用中药汤剂治疗，水肿时轻时重。2015 年 9 月 4 日开始口服泼尼松 60 mg/d，1 个月后发现血糖升高，应用诺和灵 30R 治疗。2015 年 10 月 15 日因水肿加重、不能平卧，患者再次就诊于当地医院，行右侧股静脉置管，单纯超滤治疗 5 次，水肿减轻。住院第 13 天发现股静脉插管口处分泌较多脓性分泌物，遂拔出导管，应用头孢呋辛钠治疗，局部换药。因局部分泌物无明显较少，并出现行走时疼痛，遂转院至某三甲医院继续治疗。既往：高血压病史 5 年，长期服用硝苯地平控释片治疗，血压控制稳定。入院查体：体温 36.4 ℃，脉搏 86/min，呼吸 17/min，血压 130/85 mmHg；眼睑无水肿，睑结膜无苍白；双肺呼吸音清，未闻及干湿啰音；右侧腹股沟中部可见一直径约 1.0 cm 的穿刺口，周围皮肤红肿，自外侧沿腹股沟走行区按压可见脓性分泌物自穿刺口排出；双下肢水肿。血常规：白细胞计数 7.6×10^9/L，中性粒细胞百分比 68.7%；C 反应蛋白 3.9 mg/L；总胆固醇 8.2 mmol/L，血清三酰甘油 4.32 mmol/L，白蛋白 14.7 g/L，总蛋白 33.5 g/L；血肌酐 100.3 μmol/L，血尿素 8.6 mmol/L，空腹血糖 10.2 mmol/L；肝功能、离子未见异常。入院诊断：肾病综合征；肾衰竭；右侧腹股沟窦道形成合并感染；糖尿病。入肾内科后行肾活检穿刺术，病理诊断为“膜性肾病Ⅱ期”，行利尿、抗感染、继续服用糖皮质激素并逐渐减量、调整血糖等治疗。

（二）医院感染发生及诊疗经过

2015 年 10 月 15 日，患者因双下肢水肿就诊于当地医院，期间行右侧股静脉置管进行单纯超滤治疗；住院第 13 天，发现股静脉插管口处分泌较多脓性分泌物，遂拔出导管，应用头孢呋辛钠治疗，局部换药。因局部分泌物无明显较少，并出现行走时疼痛，遂于 2015 年 11 月 2 日转入某三甲医院。查体：右侧腹股沟中部可见一直径约 1.0 cm 的穿刺口，周围皮肤红肿，自外侧沿腹股沟走行区按压可见脓性分泌物自穿刺口排出。血常规：血白细胞计数 7.6×10^9/L，中性粒细胞百分比 68.7%；C 反应蛋白 13.9 mg/L。入三甲医院当日即留取分泌物培养及药敏，给予莫西沙星口服抗感染治疗，间断补充白蛋白，同时加强局部换药，外用莫匹罗星软膏。临床医护人员每日观察患者的皮肤病变范围等情况，嘱患者勤换贴身衣物。入三甲医院第 3 天，分泌物培养结果显示生长肺炎克雷伯杆菌，对喹诺酮类药物敏感，对头孢呋辛钠耐药，故继续当前抗感染治疗。入三甲医院 1 周后，患者分泌物减少，行走时疼痛减轻。入三甲医院 2 周后，患者穿刺口处分泌物再次增多，行走疼痛加重，遂再次送检分泌物培养，结果显示肺炎克雷伯杆菌生长，对喹诺酮类药物敏感。进一步行碘油窦道造影，显示右侧腹股沟区皮下 6 cm×7 cm 范围脓腔。遂将泼尼松减量至 30 mg/d，请外科手术治疗，1 个月后窦道康复，出院。

外院住院第 13 天出现右腹股沟窦道合并感染，属于医院感染：

（1）右侧股静脉置管，行单纯超滤治疗，属于侵入性操作。

（2）右侧腹股沟中部可见一直径约 1.0 cm 的穿刺口，周围皮肤红肿，自外侧沿腹股沟走行区按压可见脓性分泌物自穿刺口排出，伴行走时疼痛。

（3）血常规：白细胞计数 7.6×10^9/L，中性粒细胞百分比 68.7%；C 反应蛋白 13.9 mg/L。

（4）分泌物培养显示：肺炎克雷伯杆菌生长，对喹诺酮类药物敏感，对头孢呋辛钠耐药。

（三）医院感染原因分析

1. 该患者患有肾病综合征，机体免疫功能低下，属于医院感染高危人群，其原因包括：①尿液中丢失 IgG 增加，伴近曲小管上皮细胞对原尿中 IgG 重吸收减少，及 IgG 本身分解代谢增加，导致患者血 IgG 水平明显低于正常；②机体淋巴细胞合成 IgG 的功能下降，T 细胞介导 IgM 转化合成 IgG 减少；③补体水平降低；④白细胞功能降低，T 细胞活性受抑制；⑤低转铁蛋白与低锌血症，引起锌依赖胸腺素产生不充分。上述因素均能导致机体免疫功能下降，容易并发感染。

2. 该患者为行单纯超滤治疗，而接受右侧股静脉置管操作，侵入性操作本身破坏了机体的防御屏障；同时，患者因肾病综合征，双下肢高度水肿，皮肤菲薄，容易发生破溃进而合并感染；再加上，患者有糖尿病，血糖控制不理想，高血糖环境为细菌生长繁殖提供有利条件，因此，该患者容易合并感染。

3. 糖皮质激素的使用是该患者发生医院感染的另一个重要原因。研究表明，糖皮质激素的使用累积量超过 700 mg，感染的发生率就明显上升[5]。并且，糖皮质激素能够使皮肤变薄，引起伤口愈合延迟。

（四）经验教训及防控措施

1. 经验教训

（1）结合病情并及时送检

该患者是中年女性，长期罹患肾病综合征，并应用糖皮质激素治疗，血糖控制不理想，股静脉置管时就应警惕导管感染并发症的发生。该患者水肿较重，管周可能会有少量水分渗出，一旦出现该情况应该马上进行培养，与感染相鉴别，以免遗漏导管相关感染的诊断。当股静脉穿刺处出现脓性分泌物，伴行走时疼痛，导管相关感染即诊断成立。因此，在预防肾病综合征导管相关感染方面，临床医生要重视以下两点：一是，肾病综合征长时间不缓解、低白蛋白水平及低免疫球蛋白 G 水平会增加医院感染的危险性，一旦进行导管置入性操作，一定要保持高度警惕，如置管时应严格执行无菌操作规范和手卫生规范；二是，一旦发现导管穿刺口有异常表现，一定要进行鉴别诊断，进行微生物学检验，并根据检验结果选择治疗。

（2）合理规范地使用抗菌药物及外科手段干预

患者出现导管相关感染的症状，外院临床医师经验性地应用头孢呋辛钠静滴抗感染治疗，但未获取微生物学检验结果，转入三甲医院后除经验性应用抗菌药物外，立即予以微生物学检验。根据我国《抗菌药物临床应用指导原则》，抗菌药物品种的选用应根据病原菌种类及病原菌对抗菌药物敏感或耐药，即细菌药物敏感试验的结果而定。因此，有条件的医疗机构，住院患者必须在开始抗感染治疗前，先留取相应标本，立即送微生物学培养，以尽早明确病原菌和药敏结果。该患者于三甲医院初始治疗有效，但其后病情进一步恶化，这主要与患者周身病情有关。抗菌药物一旦治疗无效，并且具备外科干预指征，一定尽快采用外科手段治疗。

（3）加强监测评估，提高监管力度

肾病综合征合并呼吸道感染、皮肤软组织感染非常常见，而血管内留置导管更是需要监测评估，长时间住院留置导管患者尤其要加以关注。该患者为股静脉留置导管，较颈内静脉等部位更易发生感染；同时，患者存在肾病综合征，可能存在管周渗液，因此，每日监测导管覆盖敷料是否保持干燥，以避免细菌滋生；另外，发生导管外口感染，应用抗菌药物治疗后疗效观察同样重要，以免疗效不佳，延迟治愈。

2. 肾病综合征患者感染的防控措施

（1）注意饮食卫生、口腔护理、皮肤清洁等。

（2）经常检查受压部位皮肤，加强营养摄入，适当利尿减轻水肿。

（3）现有研究结果表明，胸腺肽、匹多莫德及丙种球蛋白可能减少高危患者感染的发生，但确切疗效还有待进一步证实。

（4）肺炎链球菌疫苗及预防性使用抗菌药物的疗效目前没有证据支持，不主张常规使用。

（5）建立洁净病房，缩短住院时间，控制陪护探视人员，增加保护性隔离措施。

（6）严格掌握糖皮质激素的剂量、疗程和给药方式，合理使用免疫抑制药。

（7）在限制蛋白质摄入量的同时，要提倡供给优质蛋白质，并供给足够的热量，使患者血浆白蛋白浓度稳定在一个较理想的水平上。

（8）严格掌握抗菌药物使用指征，杜绝滥用抗菌药物。

3. 导管相关感染的防控措施

（1）置管操作严格按照无菌操作规范进行，选择可控制的环境下插管。

（2）在导管插入之前，操作人员要进行手部清洁。

（3）选择合适的穿刺部位，穿刺部位在下肢导致感染的机会大于上肢。

（4）提高穿刺水平，减少穿刺损伤。

（5）每次透析连接导管时应严格无菌操作。

（6）限制导管留置时间，股静脉 1～2 周，颈内静脉 3～4 周。

（7）导管只做透析专用，不做输液、肠外营养等其他用途。

（8）定期更换敷料，坚持消毒制度。

（9）注意提高患者机体的抵抗力。

4. 合理应用抗菌药物

肾疾病患者通常需接受激素治疗，在激素治疗时，临床无需应用抗菌药物预防感染，否则不但达不到预防感染的目的，反而可能诱发真菌二重感染。因此，在临床上一旦发现感染，应及时选用对致病菌敏感、强效且无肾毒性的抗菌药物积极治疗；当有明确感染灶者，应尽快去除；如严重感染难以控制时，应考虑减少或停用激素，但需根据患者具体情况决定。

病例三十六　慢性肾小球肾炎并发泌尿系感染、菌血症

（一）病历摘要

患者男，33 岁，以“尿检异常 7 个月”，于 2014 年 10 月 21 日入院。入院 7 个月前，患者因皮疹伴脱屑就诊于外院时，发现尿检异常，尿蛋白（+），尿隐血（+++），无眼睑及双下肢水肿，应用肾康宁胶囊、福辛普利等药物保肾、降低尿蛋白治疗。期间监测尿蛋白波动于（+）～（++）。本次入院，复查尿蛋白（+++），病来患者无发热，无咳嗽、咳痰，无胸闷、气短，无恶心、呕吐，无腹痛、腹泻，无尿频、尿急、尿痛，无肉眼血尿。入院查体：未见明显异常。尿常规：蛋白质（++）。尿微量蛋白四项：免疫球蛋白 G（尿）40.70 mg/L、尿微量白蛋白 481.00 mg/L、尿 α_1 微球蛋白 14.20 mg/L、尿转铁蛋白 32.90 mg/L。红细胞 11.50 个/高倍视野，70%畸形。血常规：白细胞计数 5.89×10^9/L、中性粒细胞百分比 55.3%。血肌酐 69.0 μmol/L，血尿酸 323 μmol/L，血钾 3.98 mmol/L，三酰甘油 1.92 mmol/L，补体 C4 为 0.494 g/L。血糖、凝血、风湿三项、免疫球蛋白、免疫固定电泳、肿瘤三项、结核菌抗体、感染四项、血沉均未见异常。入院诊断：慢性肾小球肾炎；银屑病。

（二）医院感染发生及诊疗经过

入院第 2 天完善肾活检，当日因患者卧床排尿费力，留置导尿管，并于入院第 3 天拔除。拔除导尿管当日，首次发现尿白细胞升高，无发热，无尿路刺激症状，能自主排尿，暂未抗感染治疗，嘱患者多饮水、勤排尿，定期复查尿常规。入院第 5 天，患者出现发热，体温最高达 39.3 ℃，无寒战，偶有尿痛，复查尿白细胞 12.47 个/高倍视野。诊断为急性肾盂肾炎，给予头孢呋辛钠 1.5 g，1/12 h，静脉滴注。入院第 7 天，患者仍存在发热，体温最高达 39.1 ℃，检查结果回报：C 反应蛋白 124.5 mg/L；血常规：白细胞计数 12.45×10^9/L，中性粒细胞百分比 80.8%；血沉 54 mm/h；尿培养未见异常；血培养提示黏质沙雷菌阳性，诊断为菌血症。入院第 8 天，患者体温持续控制不佳，根据药敏结果及病情，抗菌药物改为美罗培南 0.5 g，1/8 h，静脉滴注。入院第 14 天，患者长时间应用高级别抗菌药物，为预防真菌感染，给予氟康唑胶囊 100 mg，1/24 h，口服。入院第 15 天，患者体温趋于控制，波动于 36.9～37.3 ℃，无尿路刺激症状，无咳嗽、咳痰。辅助检查：尿白细胞 4.41 个/高倍视野。血常规：白细胞计数 9.42×10^9/L，中性粒细胞百分比 73.3%；C 反应蛋白 68.1 mg/L。尿培养未见异常。患者感染好转，抗菌药物调整为美罗培南 0.5 g，1/12 h，静脉滴注。入院第 18 天，患者体温波动于正常范围内超过 72 h，感染好转，应患者要求准予其出院。

1. 入院第 5 天出现泌尿系感染，属于医院感染：

（1）入院第 2 天留置导尿管；次日拔除导尿管时出现尿白细胞升高。

（2）入院第 5 天出现发热，体温最高达 39.3 ℃，偶有尿痛。

（3）查尿常规：尿白细胞 12.47 个/高倍视野。C 反应蛋白 124.5 mg/L。

（4）临床诊断为肾盂肾炎。

2. 入院第 7 天诊断为菌血症，属于医院感染：

（1）患者仍存在发热，体温最高达 39.1 ℃。

（2）血常规：白细胞计数 12.45×10^9/L，中性粒细胞百分比 80.8%；血沉 54 mm/h。

（3）血培养结果提示黏质沙雷菌阳性。

（三）医院感染原因分析

1. 患者经肾活检最终诊断为 IgA 肾病，该病属于慢性肾炎，可致患者免疫能力低下，成为感染好发人群。

2. 患者银屑病诊断明确，入院前一直应用环孢素治疗。环孢素可选择性作用于 T 淋巴细胞活化初期。辅助性 T 细胞被活化后可生成增殖因子白细胞介素 2（interleukin2，IL-2），而环孢素可抑制上述过程；另外，环孢素还可抑制淋巴细胞生成干扰素，降低机体干扰素水平。因此，患者免疫力低下，为感染好发人群。

3. 导尿本身是一个机械性刺激的过程，使尿道分泌物增多，有利于细菌在尿路繁殖；而导尿管的留置又减少了尿液对尿道的正常冲洗，有利于尿道口附近的细菌逆行侵入尿道，增加了患者发生尿路感染的风险；此外，导尿过程中无菌操作不严格，尿袋内尿液位置过高导致尿液反流，也是引起尿路感染的原因。

（四）经验教训及防控措施

1. 经验教训

（1）合理规范地使用抗菌药物：患者入院出现发热后，考虑其为导管相关泌尿系感染。泌尿系感染常见病原菌为革兰氏阴性杆菌，但患者为导尿后发生泌尿系感染，球菌感染可能性也较大，故给予二代头孢抗感染治疗，球杆菌兼顾。此后，尿培养结果为阴性，为避免感染加重肾病情，升级抗菌药物为限制级抗菌药物哌拉西林钠/他唑巴坦钠抗感染治疗。后续检查结果提示菌血症，且体温持续控制不佳，根据血培养药敏结果升级抗菌药物为美罗培南 0.5 g+生理盐水 100 ml，静脉滴注，1/12 h，积极抗感染治疗，随后体温控制超过 72 h 后患者出院。

（2）导尿管留置易诱发泌尿系感染：正常情况下，尿道是一个无菌环境，完整的黏膜是防止细菌侵入泌尿系统的有力屏障。导尿管是人体的异物，刺激尿道及膀胱黏膜，削弱了膀胱及尿道对细菌的防御作用，影响了膀胱对细菌的正常冲刷作用，致使细菌易逆行至泌尿系生长繁殖，引起感染。

尿管留置过程中，即便每天进行 1～2 次会阴、尿道口、导尿管近端消毒，也只能保持短时间的相对无菌，细菌还是可以通过尿道口或导管入侵，黏附于尿道上皮及导管表面或导管腔，上行引起膀胱内感染。如果尿道引流系统不畅，连接不良，闭合系统不严，更为细菌沿尿道逆行到膀胱提供了途径。另外，在导尿管与集尿袋的接口处行膀胱冲洗，更换尿袋等操作也易污染，给细菌入侵开了一个方便之门。

不同材质的导尿管对尿道的刺激和尿道黏膜对导管的组织相容性是不同的。以前的橡胶导管对黏膜刺激性大，质地较硬，插管和留置过程中，易造成黏膜损伤。硅胶导管组织相容性好，刺激性小，适用于较长时间留置。另外，导管和球囊的刺激，易引起膀胱痉挛发作，造成尿液从导管外溢出，也是诱发尿路感染的重要因素。有资料证明，导尿管可减弱中性粒细胞的抗菌功能，长期留置尿管造成鸟粪石（磷羟镁胺）、磷酸钙、尿道分泌物的黏液等沉积，形成壳垢，造成尿管堵塞不畅，也是引起尿路感染的原因之一。

性别、年龄、留置尿管时间也与尿路感染发生有关。女性尿道短而直，尿道括约肌薄弱，细菌很容易从尿道侵入膀胱；其次，女性的尿道口与阴道、肛门较近，易受肠道正常寄生的大肠埃希氏菌的污染，所以，尿路感染女性高于男性[6]。随着年龄的增长，泌尿系统的解剖屏障和生理功能随之下降，女性常因骨盆底肌肉松弛而出现膀胱膨出，尿失禁、尿潴留，男性常有前列腺肥大，增加了感染的机会。所以，年龄越大，尿路感染的发生率越高。另外，尿管留置时间越长，细菌逆行感染的机会越大，尿路感染发生率也就越高。

2. 预防导尿管相关泌尿系感染的防控措施

导尿容易引起泌尿系感染，但导尿术毕竟是临床处理患者不可缺少的重要的常规诊疗方法，因此必须认识到导尿是医院感染的重要危险因素之一。

（1）严格掌握留置导尿管的适应证。

（2）严格执行手卫生，遵循无菌操作技术原则。

（3）采取密闭式引流，减少逆行感染机会，包括集尿袋高度应低于膀胱水平。

（4）加强引流管周围伤口及尿道的消毒护理，按时更换敷料，保持干燥。

（5）长期留置导尿管患者，不宜频繁更换导尿管。

（6）留置导尿期间，临床上应详细观察患者是否有泌尿系感染临床表现，如尿液颜色、性状是否发生改变等。

（7）鼓励患者多饮水，早晚清洗、消毒会阴和尿道口各 1 次。

（8）每天评估留置导尿管，不需要时尽早拔除导尿管，尽可能缩短留尿管的时间。

病例三十七　肾病综合征并发肺部感染及泌尿系感染

（一）病历摘要

患者男，44 岁，主因“眼睑及双下肢水肿、少尿半年，加重半个月”，于 2013 年 1 月 5 日入院。半年前，患者无明显诱因出现双下肢凹陷性水肿，未在意。半个月前，水肿加重，为系统诊治来院。病来精神状态尚可，无发热，无咳嗽、咳痰，无消瘦，周身无红斑，饮食、排便正常。入院查体：体温 36.6 ℃，脉搏 93/min，呼吸 17/min，血压 201/107 mmHg。神志清晰，检查配合，全身浅表淋巴结无肿大，眼睑水肿，咽部无充血，扁桃体不肿大；颜面部外形对称、无畸形；双肺叩诊清音，听诊呼吸音清，双肺未闻及干湿啰音及胸膜摩擦音；心率 82/min，心律规整；腹部膨隆，无压痛及反跳痛，未触及包块，平卧位肾未触及，移动性浊音阳性；双肾区无叩痛，季肋点、上输尿管点、中输尿管点、肋脊点和肋腰点无压痛，肋脊角无叩击痛；耻骨上区无膨隆、无压痛，未触及包块，双下肢水肿。心脏彩超：射血分数 50%，左心大，左室舒张功能减低，静息状态下左室整体收缩功能正常，心包积液。双肺 CT：双侧胸腔大量积液，双肺下叶膨胀不良，双肺间质性改变，心包积液，胸腔积液，胸壁软组织水肿。尿液分析：蛋白（+++），隐血（+++），葡萄糖（+++），红细胞 39.04 个/高倍视野，白细胞 4.76 个/高倍视野。血糖测定 4.8 mmol/L。生化：血清白蛋白 20.4 g/L。肾功能：血肌酐 235 μmol/L，血尿素氮 12.6 mmol/L。血常规：白细胞计数 6.89×10^9/L，红细胞计数 1.76×10^{12}/L，血红蛋白浓度 58 g/L。凝血项：血浆 D-二聚体测定 11.16 μg/ml。入院诊断：肾病综合征；心功能不全、心功能Ⅲ级；肾衰竭；贫血。

入院后给予常规的降压、利尿、抗凝，输红细胞悬液纠正心力衰竭等对症治疗，并行胸腔闭式引流。经对症治疗，患者心力衰竭及肾功能无缓解，于 1 月 9 日给予右侧股静脉置管，给予持续性血液透析治疗（CRRT 治疗）2 次。呼吸困难缓解、水肿减轻。

（二）医院感染发生及诊疗经过

入院第 6 天，患者出现发热，体温最高达 38.8 ℃，伴有咳嗽、咳痰，为黄白色黏痰。查体：双下肺呼吸音减弱，双肺底可闻及湿啰音，散在干鸣音。留取痰标本、血培养，急查血沉 145 mm/h、C 反应蛋白 48.5 mg/L，血常规：白细胞计数 12.05×10^9/L、中性粒细胞百分比 83.9%、血红蛋白浓度 83 g/L。肺部 CT 提示：左肺炎性病变，考虑患者为肺内感染，治疗上给予哌拉西林钠/他唑巴坦钠 2.5 g，1/12 h，静脉滴注，抗感染治疗。入院第 9 天，患者体温恢复正常，咳嗽、咳痰减轻，肺部啰音减少，干鸣音消失。痰培养回报：卡他布兰汉菌（+++），对使用抗菌药物敏感，继续原方案抗感染治疗。体温正常后 3 d，拔出胸腔闭式引流管及股静脉置管。入院第 14 天，患者再次出现发热，无明显咳嗽、咳痰加重，略有尿频，无尿急、尿痛，查 C 反应蛋白 68.70 mg/L。尿液分析：蛋白（++），隐血（++），葡萄糖（++），红细胞 50.04 个/高倍视野，白细胞 15 个/高倍视野，考虑为泌尿系感染，留取中段尿细菌培养，并再次给予哌拉西林钠/他唑巴坦钠抗感染治疗。尿培养回报：鲍曼不动杆菌生长 10 万 cfu/ml，根据药敏结果选用米诺环素口服治疗后，体温恢复正常，尿频好转。

1. 入院第 6 天出现肺部感染，属于医院感染：

（1）入院第 6 天发热，体温最高达 38.8 ℃，伴咳嗽、咳痰，为黄白色黏痰。

（2）查体：双下肺呼吸音减弱，双肺底可闻及湿啰音，散在干鸣音。

（3）血常规：白细胞计数 12.05×10^9/L、中性粒细胞百分比 83.9%、血红蛋白浓度 83 g/L；血沉 145 mm/h，C 反应蛋白 48.5 mg/L。

（4）肺部 CT 提示：左肺炎性病变，考虑为肺内感染。

（5）痰培养回报：卡他布兰汉菌（+++），对哌拉西林敏感。

2. 入院第 14 天出现泌尿系感染，属于医院感染：

（1）入院第 14 天，患者再次出现发热，无明显咳嗽、咳痰加重，略有尿频。

（2）尿液分析：蛋白（++），隐血（++），葡萄糖（++），红细胞 50.04 个/高倍视野，白细胞 15 个/高倍视野；C 反应蛋白 68.70 mg/L。

（3）清洁中段尿细菌培养结果汇报：鲍曼不动杆菌生长 10 万 cfu/ml。

（三）医院感染原因分析

1. 慢性肾病患者医院感染的发生率高，这可能与疾病自身因素有很大关系。

（1）肾病综合征患者出现大量蛋白尿，使蛋白质丢失过多，血清 IgG 水平下降，导致患者白细胞的功能受损、免疫功能紊乱。

（2）该类患者长期应用大剂量的免疫抑制药及激素，抑制了自身免疫细胞的功能，使机体的抵抗能力进一步下降。

（3）肾衰竭患者易发生医院感染的原因还包括，患者自身血浆中有抑制体内白细胞活性的多肽抑制因子，导致白细胞的趋化性受损，中性粒细胞的功能受到损害，同时，伴有淋巴细胞数量减少、功能障碍，使患者免疫功能严重受损[7]。

（4）贫血也是医院感染的危险因素之一。在一项血液透析住院患者医院感染情况调查的研究中发现，合并贫血的患者医院感染的发生率增加。由此可见，感染是慢性肾病患者住院和死亡的重要原因。本病例中的患者基础疾病为肾病综合征，且伴有严重贫血，属于医院感染高危人群。

2. 慢性肾病患者侵袭性操作较多，如常常留置胸腔闭式引流管、导尿管、中心静脉置管、腹透置管等，上述有创操作易引起机体应激性免疫应答，再加上操作时无菌观念不强、操作不规范，置管后管路、创口处的护理不规范，可能增加患者发生医院感染的机会。此患者入院后行胸腔闭式引流、留置中心静脉导管，并进行血液净化治疗，经受了多种侵入性操作，虽无明确证据证实两次医院感染的发生与侵入性操作有关，但不能排除患者因侵入性操作而免疫力低下、医疗行为不当等使其发生医院感染的风险增加。

（四）经验教训及防控措施

1. 建立健全医院感染控制各项制度，完善监督管理制度

随着医疗技术的不断发展，医疗法律法规的不断更新，医院感染的预防也不断面临新的挑战，如新的侵袭性操作的出现、新的病原体的发现等，都要求临床医师不断更新知识，应对挑战。在医院感染的预防和控制方面，医疗机构及科室应成立医院感染管理委员会（小组），全面负责医院感染管理工作，依据国家相关规范制定符合本院/本科室实际情况的管理制度；定期收集并分析全院/科室医院感染发生情况，提出有针对性的改进措施；加强监督管理，确保科室内相关制度和措施落实的有效性，从而提高医院感染防控力度。

2. 从手卫生抓起，严格落实各项无菌操作技术

肾内科住院患者多为免疫缺陷患者，因此，控制医疗因素所致的感染至关重要。首先，要加强医务人员培训，提高其无菌意识，使医务人员在置管及透析过程中严格遵守无菌操作制度，避免因不规范的医疗操作增加患者感染的风险。其次，加强科室环境卫生质量管理与监测，定期对病区环境进行清洁、消毒，使环境质量符合要求。另外，要求科室配备足够的手卫生设施及用品，加强手卫生培训，提高医务人员手卫生依从性。

3. 对容易罹患医院感染的肾病患者建立医院感染预警机制

对那些免疫功能严重受累的患者，如 $CD4^+$ 下降、免疫球蛋白水平低、长期应用免疫抑制药或激素治疗等，加强医院感染预防的监管，定期监测病情、观察临床表现、复查感染指标，达到防微杜渐的效果。

病例三十八　慢性肾衰竭并发肺部感染、肠道菌群失调

（一）病历摘要

患者女，80 岁，主因“肾功能异常 8 年，间断双下肢水肿 1 年余，加重 4 d”，于 2016 年 1 月 20 日入院。患者 8 年前发现血压升高，于外院体检时查尿蛋白（＋＋），肌酐 165 μmol/L，间断应用肾康宁、尿毒清等药物治疗。此后间断复查肌酐波动在 130～211 μmol/L。因间断出现双下肢水肿，多次住院治疗，明确诊断为“慢性肾衰竭（失代偿期）；高血压性肾损害；高血压病 3 级（极高危组）；继发性甲状旁腺功能亢进；肾性贫血”。院外间断应用羟苯磺酸钙胶囊、海昆肾喜胶囊、开同等保肾、降肌酐药物。入院 4 d 前，患者自觉双下肢水肿加重，不能缓解。病来无发热，偶有咳嗽，无咳痰，无胸闷及气短，无头晕及头痛，有乏力，无明显尿频、尿急、尿痛，尿量正常，饮食及大便正常，夜眠尚可。既往：高血压病史 6 年，最高达 180/70 mmHg，应用盐酸贝尼地平片 1 片，1/24 h，口服＋盐酸阿罗洛尔片 1 片，1/24 h，口服，血压控制尚可。入院查体：血压 174/56 mmHg，双肺叩诊清音，听诊呼吸音清，双肺未闻及干湿啰音及胸膜摩擦音；平卧位双肾未触及；双侧肾区无叩击痛；双侧季肋点、上输尿管点、中输尿管点、肋脊点和肋腰点无压痛；肋脊角无叩击痛；耻骨上区无膨隆、无压痛，未触及包块，双下肢水肿。尿常规：隐血（－）、蛋白质（＋）、红细胞 0.59/高倍视野、白细胞 4.10/高倍视野、尿红细胞形态无意义。血常规：白细胞计数 5.55×10^9/L、中性粒细胞百分比 58.2%、血红蛋白浓度 104 g/L。B 型钠尿肽（BNP）1970 pg/ml；内生肌酐清除率 30.59 ml/min、尿量 1650 ml、肌酐 152.0 μmol/L、尿蛋白定量 0.74 g/d。血糖、贫血三项、血沉、凝血、感染四项均未见异常。心电图：窦性心律（心率 68/min），正常心电图。泌尿系＋双肾血管彩超：双肾缩小，双肾弥漫性病变；双肾囊肿；双肾彩色血流明显减少；双肾动脉硬化样改变，肾血管阻力指数（RI）增高（左肾 RI＝0.83，右肾 RI＝0.86）。入院诊断：慢性肾衰竭，失代偿期；高血压性肾损害；高血压病 3 级（极高危组）；继发性甲状旁腺功能亢进；肾性贫血。

（二）医院感染发生及诊疗经过

入院第 10 天，患者出现发热，体温 38.5 ℃，伴寒战，有咳嗽、咳痰，咳白痰，无恶心、呕吐，无胸闷、气短，无水肿，排稀便，排便次数增多，未诉其余不适症状。当时查体：双下肺未闻及干湿啰音，余未见明显异常。复查相关检查，尿常规：蛋白质（＋＋）、红细胞 2.36 个/高倍视野、白细胞 0.45 个/高倍视野；急诊血肌酐 195 μmol/L、血尿素 10.96 mmol/L、血钾 4.11 mmol/L、血钠 126 mmol/L、氯 95.0 mmol/L；急诊 C 反应蛋白 10.2 mg/L；血常规：白细胞计数 7.7×10^9/L、淋巴细胞百分比 9.2%、中性粒细胞百分比 83.6%、血红蛋白浓度 106 g/L；降钙素原测定 0.25 ng/ml。尿涂片及培养示：阳性球菌 0.60，阴性球菌 0.40，一般细菌培养无致病细菌生长。便常规＋隐血 OB 阴性。便培养：菌量轻度减少、球菌/杆菌 0.70/0.3。肺部 CT：细支气管炎，左肺下叶间质性改变；左肺陈旧性病变可能性大；主动脉硬化；左侧胸膜局限性增厚；甲状腺改变。临床予以哌拉西林钠/他唑巴坦钠 2.5 g，1/12 h，静脉滴注，抗感染治疗；多索茶碱片 0.2 g，1/12 h，口服，平喘；复方甲氧那明胶囊 25 mg，1/8 h，口服；孟鲁司特钠片 10 mg，1/24 h，口服，止咳；

连花清瘟颗粒 6 g，1/8 h，口服，清瘟解毒，宣肺泄热；双歧杆菌乳杆菌三联活菌片 2 g，1/8 h，口服，调节菌群失调；经抗感染治疗 7 d，患者体温正常，咳嗽、腹泻好转，出院。

1. 入院第 10 天出现肺部感染，属于医院感染：

（1）出现发热，体温 38.5 ℃，伴寒战，有咳嗽、咳痰，咳白痰。

（2）血常规：白细胞计数 7.7×10^9/L、淋巴细胞百分比 9.2%、中性粒细胞百分比 83.6%、血红蛋白浓度 106 g/L；降钙素原测定 0.25 ng/ml。

（3）肺部 CT：细支气管炎，左肺下叶间质性改变；左肺陈旧性病变可能性大。

2. 入院第 10 天出现肠道菌群失调，属于医院感染：

（1）出现排稀便，排便次数增多。

（2）便培养：菌量轻度减少、球菌/杆菌 0.70/0.3。

（三）医院感染原因分析

1. 该患者为慢性肾病患者，免疫功能缺陷，医院感染发生率较高。这可能与疾病自身因素有关，即患者自身血浆中有抑制体内白细胞活性的多肽抑制因子，导致白细胞的趋化性受损，中性粒细胞的功能下降；同时，肾衰竭患者多伴有淋巴细胞数量减少、功能障碍，因此，慢性肾病患者在住院期间易发生感染。

2. 医院是一个特殊的场所，它既是医疗保健服务的重地，又是易感人群聚集的地方。医院里患者集中、工作人员多，物体表面和空气中微生物含量很难控制在标准范围内，而且病原微生物的含量也比普通环境多。患者在住院期间不可避免地会暴露在医疗环境中，与医护人员、患者、陪护等人员接触，这势必增加交叉感染的机会，使其医院获得性感染的发生率升高。该患者高龄，合并慢性肾病、高血压等多种慢性病，且伴有贫血，基础状态较差，免疫功能低下，为感染的易感人群；而且，本次住院时间较长，医疗环境暴露时间长，导致交叉感染的机会增加，更易发生感染。

（四）经验教训及防控措施

1. 感染诱因的分析

肾疾病患者由于自身原发性疾病和诊疗操作等原因，并发医院感染的概率增加，这可能加重患者病情，延长其住院时间，增加治疗费用，甚至损害患者的身心健康。根据现有研究成果，肾疾病患者合并感染的机制如下。

（1）基础肾疾病与感染

1）慢性肾衰竭，该类患者长期体内蛋白质丢失，贫血及全身营养状态低下，造成机体免疫功能低下，同时尿毒症毒素损伤其他组织和器官，使感染更容易发生。

2）肾病综合征，该疾病本身机体免疫功能就处于紊乱状态，加上治疗中长期大剂量免疫抑制药和细胞毒药物的应用，导致机体免疫力降低、防御功能受到破坏，为致病菌的侵入创造了条件。

3）糖尿病肾病，该类患者感染发生率也较高，机体处在葡萄糖代谢异常的情况下，微血管病变、组织损伤和高血糖导致局部组织和器官成为致病菌的良好培养基，极容易诱发细菌、真菌的生长、繁殖，同时大量蛋白质丢失，导致营养不良，机体免疫能力低下，更增加感染发生的可能。

4）狼疮性肾炎发生感染，由于机体 T、B 淋巴细胞功能低下，免疫球蛋白功能不足，同时细胞毒药物和免疫抑制药损伤防御功能，造成患者感染率也较高。

(2) 治疗药物与感染

患者若使用激素或免疫抑制药治疗，很容易造成机体防御功能受损，抑制机体的免疫功能。另外，长期应用抗菌药物，极易引起机体菌群失调和细菌耐药性增高，增加了感染的危险性，同时也是真菌感染的主要原因。

(3) 年龄与感染

年龄越大发生感染的可能性也越大，这可能与老年人的多脏器功能减退，免疫功能低下和基础疾病较多，病程较长，且长期用药，以及全身营养状况较差有关。

(4) 侵入性损伤与感染

慢性肾疾病患者自身机体免疫功能紊乱，同时，因原发病使其容易接受血液透析、腹膜透析，留置导尿管及各种穿刺治疗，破坏自身防御屏障，增加感染发生率。

2. 医院感染防治措施

(1) 提高机体免疫力，积极维持水、电解质平衡，改善患者全身情况。

(2) 控制感染源如定期空气消毒，尽量避免患者与存在感染者接触及到人员密集之处，对有创伤性检查及治疗操作应严格无菌操作。

(3) 缩短住院时间，减少病房内交叉感染。

(4) 积极治疗原发疾病，如糖尿病患者控制血糖水平，高血压患者控制血压水平，预防其并发症发生。

(5) 合理使用抗菌药物和激素，选用针对性敏感药物，严格掌握疗程，严禁滥用及频繁换药，同时根据病情尽量缩短激素及免疫抑制药的疗程，防止盲目使用抗菌药物和长期激素治疗而导致病情加重或伴发真菌感染。

病例三十九 肾病综合征并发肺部感染、泌尿系感染

(一) 病历摘要

患者男，55 岁，主因“发现双下肢及阴囊水肿 10 d”，于 2013 年 12 月 15 日入院。入院 10 d 前，患者无明显诱因出现阴囊水肿，未在意，进而出现双下肢凹陷性水肿。入院 2 d 前，患者就诊于某三甲医院门诊，经查尿蛋白（+++）、血浆白蛋白 17.1 g/L，门诊以“肾病综合征”收入肾内科。病来无发热，无咳嗽、咳痰，无胸闷、气短，无恶心、呕吐，无光过敏，无关节肿痛，无口腔溃疡，无尿频、尿急、尿痛，自觉排尿困难，尿量减少（具体尿量不详），尿色正常。饮食及睡眠尚可，大便正常，体重增加约 5 kg。入院查体：体温 36.5 ℃，脉搏 74/min，呼吸 18/min，血压 170/93 mmHg，神志清晰，检查配合，全身浅表淋巴结无肿大，眼睑水肿，咽部无充血，扁桃体不肿大；颜面部外形对称、无畸形，双肺叩诊清音，听诊呼吸音清，双肺未闻及干湿啰音及胸膜摩擦音；心率 74/min，心律规整，腹部膨隆，无压痛及反跳痛，未触及包块，平卧位肾未触及；双肾区无叩痛；季肋点、上输尿管点、中输尿管点、肋脊点和肋腰点无压痛；肋脊角无叩击痛；耻骨上区无膨隆、无压痛，未触及包块，双下肢重度凹陷性水肿。辅助检查：血浆白蛋白 17.1 g/L，总蛋白 45.1 g/L；尿常规：蛋白质（+++）、隐血（+）、红细胞镜检 12.6 个/高倍视野、白细胞

镜检 10.5 个/高倍视野。入院诊断：肾病综合征。在院期间给予优质蛋白饮食（盐 2～3 g/24 h；蛋白以动物蛋白为主，减少植物蛋白摄入 [0.8～1.0 g/（k·d)]，完善入院常规检查；针对患者目前病情，建议完善肾活检明确病理类型。入院后给予激素联合环磷酰胺治疗肾病综合征。

（二）医院感染发生及诊疗经过

入院时患者存在排尿困难，伴有下腹部坠胀感，阴囊水肿。入院第 10 天，临床给予留置导尿管。入院第 14 天，患者出现发热，体温波动于 37.9～38.5 ℃，咳嗽，无寒战，双下肺呼吸音弱，未闻及干湿啰音，考虑为上呼吸道感染，肺内感染不除外。治疗上给予 0.9% 氯化钠注射液 100 ml＋注射用头孢呋辛钠 1.5 g，1/12 h，静脉滴注，抗感染；病毒清口服液 20 ml，1/8 h，抗病毒治疗。查血常规：白细胞计数 5.10×10^9/L、中性粒细胞百分比 70.4%；急诊 C 反应蛋白 0.3 mg/L；血钾 3.5 mmol/L，血钠 126 mmol/L，血尿素 7.97 mmol/L；急诊血肌酐 91 μmol/L。痰培养：肺炎克雷伯杆菌生长（＋＋＋），对头孢呋辛钠敏感，故继续按照原方案给予抗感染治疗。入院第 18 天凌晨 2 时，患者再次出现发热，体温 39.0 ℃，无寒战，有咳嗽、咳痰，为黄白色黏痰，无尿频、尿急，偶有排尿后尿道口疼痛，查体：双下肺呼吸音弱，未闻及干湿啰音，双肾区无叩痛，季肋点、上输尿管点、中输尿管点、肋脊点和肋腰点无压痛，肋脊角无叩击痛，耻骨上区无膨隆、无压痛，未触及包块，双下肢水肿。留取尿常规＋尿细菌培养，并完善血液培养明确有无败血症等，给予口服布洛芬悬液 5 ml 进行退热治疗。晨起 6 时，患者体温降至 38.2 ℃，仍有排尿后尿道口疼痛，故移除尿管，查看尿道口无出血，未见脓性分泌物，尿液澄清，未见絮状物。尿常规：蛋白（＋＋＋），白细胞 30～40 个/高倍视野，红细胞 15～20 个/高倍视野。考虑患者合并肺部感染、泌尿系感染，为防止感染加重肾病情，故加大抗感染力度，将抗菌药物改为生理盐水100 ml＋注射用头孢哌酮钠/他唑巴坦钠 1.5 g，1/12 h，静脉滴注抗感染。同时完善发热待查病毒系列、肺炎支原体血清学试验、衣原体抗体、军团菌抗体、内毒素鲎定量测试、真菌 D-葡聚糖检测等检查和肺部 CT。入院第 19 天患者仍发热，体温波动于 37.0～39.0 ℃，无寒战，患者自觉胸闷、气短，有咳嗽、咳痰，为黄色黏液痰，查体：双肺呼吸音弱，左下肺可闻及少量湿啰音，伴有少量干鸣音。血常规：白细胞计数 3.60×10^9/L、中性粒细胞百分比 65.6%、血红蛋白浓度 162 g/L；急诊 C 反应蛋白 6.5 mg/L；(1-3）-β-D 葡聚糖检测1000 pg/ml、内毒素鲎定量试验＜5 pg/ml、流感病毒 B 型抗体 IgM（IV-B-IgM）阳性，肺炎支原体抗体 1∶160 阳性；血钾 3.56 mmol/L，血总蛋白 34.3 g/L、血白蛋白 13.9 g/L。肺部 CT 提示：双肺内感染，主动脉及冠状动脉硬化，双侧胸腔积液并双下肺含气不良，心包积液，腹水，右侧胸壁软组织水肿。现患者肺内感染，且合并流感病毒、肺炎克雷伯杆菌、肺炎支原体等多种病原体感染，故给予 0.9%氯化钠注射液 100 ml＋注射用亚胺培南/西司他汀 500 mg，1/12 h，静脉滴注；联合盐酸莫西沙星片 400 mg，1/24 h，口服，抗感染治疗。入院第 22 天，患者胸闷、气短略有缓解，体温波动于 36.5～37.8 ℃，无寒战，有咳嗽、咳痰，为白色黏液性痰，不易咳出。查体：双肺可闻及干鸣音，左下肺闻及湿啰音，双下肢中度凹陷性水肿；阴囊无水肿。化验回报：尿涂片及细菌培养未见致病菌。入院第 24 天，患者体温恢复正常第 3 天，无胸闷、气短，无恶心、呕吐，有咳嗽，咳少量白色黏液痰，查体：双肺中叶可闻及少量干鸣音，左下肺湿啰音消失；双下肢中度凹陷性水肿。血培养回报：未见致病菌。复查血常规：白细胞计数 5.00×10^9/L、中性粒细胞百分比 57.1%，血白蛋白 14.2 g/L，急诊 C 反应蛋白 0.8 mg/L，血钾 3.77 mmol/L。患者体温正常，血常规及 C 反应蛋白恢复正常，抗感染有效，故停用亚胺培南/西司他汀，继续给予头孢哌酮钠/他唑巴坦钠联合盐酸莫西沙星片口服抗感染。入院第 30 天，患者无发热，故停用头孢哌酮钠/他唑巴坦钠，继续给予盐酸莫西沙星片 400 mg，1/24 h，口服，抗感染。复查肺部 CT，结果提示双肺炎症明显吸收；双侧胸腔及心包积液，腹水明显吸收；患者病情平稳，无发热，肾病理为膜性肾病，诊断明确，目前感染好转，考虑其可出院继续口服药物治疗，准予患者出院。

1. 入院第 14 天出现肺部感染，属于医院感染：

（1）患者出现发热，体温波动于 37.9～38.5 ℃，有咳嗽、咳痰，为黄白色黏痰。

（2）听诊：双下肺呼吸音弱，之后左下肺可闻及少量湿啰音，伴有少量干鸣音。

（3）血常规：白细胞计数 5.10×10^9/L、中性粒细胞百分比 70.4%；急诊 C 反应蛋白 0.3 mg/L。

（4）肺部 CT 提示：双肺内感染，双侧胸腔积液并双下肺含气不良，心包积液，腹水，右侧胸壁软组织水肿。

（5）痰培养：肺炎克雷伯杆菌生长（＋＋＋），流感病毒 B 型抗体 IgM（IV-B-IgM）阳性，肺炎支原体抗体 1∶160 阳性。

2. 入院第 18 天出现泌尿系感染，属于医院感染：

（1）入院第 10 天留置导尿管，留置时间长达 8 d。

（2）患者再次出现发热，体温 39.0 ℃，偶有排尿后尿道口疼痛。

（3）尿常规：蛋白（＋＋＋），白细胞 30～40 个/高倍视野，红细胞 15～20 个/高倍视野。

（三）医院感染原因分析

1. 慢性肾病患者医院感染的发生率较高，这可能与疾病自身因素有很大关系。肾病综合征患者出现大量蛋白尿，导致蛋白质随尿液丢失过多，血清 IgG 水平下降，造成患者免疫功能低下及紊乱、白细胞功能受损。另外，患者因病情需要，长期应用大剂量免疫抑制药，使自身免疫细胞功能受到抑制，导致机体抵抗能力进一步下降。该患者患有肾病综合征，其基础疾病使其自身免疫功能受限，增加其医院感染的发生率。

2. 该患者患有肾病综合征，入院后临床医师给予激素联合环磷酰胺治疗。激素有抗炎作用，但不具有抗菌作用，并且能降低机体抗感染的能力，使机体的抗病能力下降，有利于细菌的生长、繁殖和扩散。如长时间应用皮质激素，可诱发感染或使机体内潜在的感染灶扩大或扩散，还可使原来静止的结核灶扩散。因此，该患者在使用激素过程中，尤其是联合免疫抑制药，自身免疫功能受损，容易合并感染。

3. 医院微生物环境复杂，致病菌数量大、种类多，甚至存在多重耐药菌、特殊致病菌等病原微生物。同时，住院患者往往由于基础疾病，自身免疫能力低下，容易合并感染。而且住院时间越长，患者暴露的机会就越大，医院感染发生的风险就越高。该患者本次住院时间长达 30 d，期间一直暴露在复杂的医疗环境中，机体受到感染的可能性增加[8]。

4. 该患者因排尿困难，于入院第 10 天留置导尿管，这可能是其发生泌尿系感染的原因之一。其机制可能是：①正常情况下，膀胱内是无菌的，而尿道外口却不能经常保持无菌，细菌可通过尿道周围黏膜经导管进入膀胱；②导尿时，插管用力不当或插入角度不当，都可能导致尿道严重损伤，为病原微生物的侵入创造了条件；③导尿操作时，医护人员无菌观念不强，增加污染的机会[9]。

(四) 经验教训及防控措施

1. 经验教训

原发性肾病综合征合并医院感染具有下列特点：

(1) 感染部位：以呼吸道感染为主 (42.50%)，其次为泌尿系感染 (32.50%)。

(2) 感染症状不明显：部分患者并无明显尿频、尿急、尿痛等尿路刺激症状。因此，临床医师应密切监测原发性肾病综合征患者的临床症状，定期进行感染相关检查，如尿常规、尿培养检查，痰、腹水、血培养等检查，以了解患者是否存在感染，以便及早发现、及早治疗。

2. 肾病综合征患者医院感染防控措施

(1) 皮肤感染的预防

肾是机体排出水分的主要器官，但是当肾发生病变时，会造成水分排出不畅，机体出现水肿，所以水肿是肾疾病患者最常见的临床症状之一，肾病综合征的患者也不例外。肾病综合征患者出现水肿后，皮肤张力增加，皮下血液循环障碍，加之低蛋白血症和长期使用激素，机体免疫力下降，易发生皮肤感染。因此，临床医师应加强对患者及其家属的健康教育，告知患者注意保持皮肤干燥、清洁；定期给患者翻身和晾晒被褥，保持被褥松软；针对瘫痪患者，每天擦洗患者的腋窝、腹股沟等处。

(2) 尿路感染的预防

蛋白尿是肾疾病的一种常见表现，尿液中的蛋白质含量增加，为细菌的生长、繁殖提供了良好的环境，同时由于患者的机体免疫力下降，细菌会“顺势而上”，沿着尿道、膀胱、输尿管等途径侵入机体，引发尿路感染。因此，肾病综合征患者应注意保持其会阴部清洁，每天进行清洗，必要时可采取药物预防的措施，但需要注意药物是否具有肾毒性，在用药前需咨询医生，以免加重病情。

(3) 呼吸道感染的预防

肾病综合征会导致机体大量的蛋白丢失，这可诱发机体免疫力下降，降低机体抵抗细菌侵犯的能力，从而容易合并感染。呼吸道直接与外界相通，细菌容易侵入，是肾病综合征患者最容易发生的感染部位之一。因此，临床医师可给患者适量补充优质蛋白，提高机体蛋白质水平；同时，保持病室内环境清洁，每天开窗通风换气，限制探视制度。

病例四十　糖尿病伴肾衰竭并发肺部及泌尿系真菌感染、肠道菌群失调

(一) 病历摘要

患者女，79 岁，以“发热，伴意识恍惚 4 d”为主诉，于 2015 年 5 月 21 日入院。患者

于4 d前晨起由家属发现意识恍惚，嗜睡，呼唤可睁眼，未在意。8 h后上述症状加重，呼之不应，周身潮红，测体温38.5 ℃，遂急呼“120”入某三甲医院急诊，查血钠153 mmol/L、尿素20.03 mmol/L、急诊肌酐197 μmol/L，以“高渗性昏迷、肺内感染”收入该院ICU病房，入ICU后即留置导尿管，同时查尿常规提示尿白细胞升高，尿涂片见阴性杆菌，明确诊断“泌尿系感染”，给予哌拉西林钠/他唑巴坦钠3.75 g，1/8 h，静脉滴注，抗感染治疗，间断辅助吸痰处置。经补液，纠正高渗，抗感染，抑酸、保护胃黏膜，营养支持，增强免疫力，醒脑、抗感染治疗后，患者神志转清，渗透压、体温恢复至正常范围内，为进一步治疗肾病由ICU转至肾内科。患者病来偶有咳嗽，咳白痰，无腹痛、腹泻，无恶心、呕吐，无肉眼血尿，尿色及尿量正常。既往：2型糖尿病病史20余年，于餐后自行注射胰岛素降糖，未系统监测血糖；高血压病史10余年，血压最高180/90 mmHg，未系统诊治；脑梗死病史多年，无明显后遗症。2013年曾于该院诊断“糖尿病肾病”。入院5 d前，患者曾不慎摔伤，遗留右下肢活动受限。入肾内科后查体：血压150/70 mmHg，体温36.8 ℃，双肺呼吸音粗，可闻及散在湿啰音，全腹平软，无压痛及反跳痛，无肌紧张，平卧位肾未触及；双肾区无叩痛；季肋点、上输尿管点、中输尿管点、肋脊点和肋腰点无压痛，肋脊角无叩击痛；耻骨上区无膨隆、无压痛，未触及包块，双下肢无水肿。血常规：白细胞计数 13.66×10^9/L、中性粒细胞百分比74.9%、血红蛋白浓度117 g/L、血小板计数 204×10^9/L。尿分析：红细胞25.16个/高倍视野、白细胞64.03个/高倍视野、葡萄糖（+++）、酮体（－）。血糖10.14 mmol/L、血钾4.27 mmol/L、血钠148 mmol/L、血氯113.0 mmol/L；急诊血肌酐147 μmol/L、血尿素17.79 mmol/L。血气分析（吸氧状态下）：氧分压（PO_2）68.400 mmHg、二氧化碳分压（PCO_2）34.900 mmHg、氧饱和度（SO_2%）91.7%。入肾内科诊断：高渗性昏迷；肺内感染；泌尿系感染；2型糖尿病；高血压3级，很高危组；糖尿病肾病；Ⅰ型呼吸衰竭；多发脑梗死；右侧卵巢囊肿。

（二）医院感染发生及诊疗经过

患者入住ICU病房当日，即留置尿管、机械吸痰，并给予哌拉西林钠/他唑巴坦钠抗感染治疗，同时积极纠正高渗昏迷、降糖等。入院时，尿涂片见阴性杆菌，痰培养未见明显异常。入院第4天，患者病情平稳，转入肾内科继续治疗，当日复查尿培养、痰培养、尿真菌培养均未见异常，无发热，抗菌药物改为哌拉西林钠/他唑巴坦钠2.5 g，1/12 h，静脉滴注，继续抗感染治疗。入院第7天10：00左右，患者出现发热，体温达38.4 ℃，无寒战，嗜睡，呼之不应。急查血常规：白细胞计数 11.58×10^9/L、中性粒细胞百分比77.2%、红细胞计数 3.49×10^{12}/L、血小板计数 293×10^9/L、血红蛋白浓度109 g/L；急诊C反应蛋白7.7 mg/L、降钙素原测定0.05 ng/ml。尿培养、肺炎支原体、衣原体未见明显异常。肺部CT提示感染面积增大，考虑肺部感染加重。经呼吸科医师会诊，另予以盐酸莫西沙星氯化钠注射液250 ml，1/24 h，静脉滴注，联合哌拉西林钠/他唑巴坦钠抗感染治疗。10：40患者转醒，问答可回应。入院第8天，考虑患者感染较重，且控制不佳，为避免感染加重造成多器官衰竭，从而威胁生命，故给予注射用美罗培南0.5 g，1/8 h，静脉滴注；氟康唑氯化钠注射液100 ml，1/24 h，静脉滴注；盐酸莫西沙星片400 mg，1/24 h，口服，广谱抗感染治疗。同时，完善微生物学检查，痰培养回报热带假丝酵母菌生长（++），继续抗真菌治疗。抗感染治疗5 d后，患者感染状态仍未控制，考虑患者由ICU转入肾内科，其致病菌不除外耐甲氧西林金黄色葡萄球菌（MRSA）等非典型致病菌，而当前抗菌药物方案抗杆菌力度较强，为避免球菌感染进一步加重，将抗菌药物方案调整为注射用美罗培南 0.5 g，静脉滴注，1/12 h＋利奈唑胺片 0.6 g，口服，1/12 h＋氟康唑注射液 200 ml，静脉滴注，1/24 h，抗真菌感染，观察病情变化。入院第 16 天，患者体温逐渐下降，但仍有低热，波动于 37.4～37.9 ℃，血常规：白细胞计数（WBC）12.7×10^9/L、中性粒细胞百分比 78%；C 反应蛋白 11.5 mg/L、降钙素原测定 0.27 ng/ml，尿真菌培养见热带假丝酵母菌生长。入院第 18 天，患者出现腹泻，稀水样便，5～8 次/日，完善粪便相关检查，便涂片见少量酵母样孢子，便培养见酵母样孢子生长，便球菌/杆菌为 0.70/0.30，经消化科会诊后诊断肠道菌群紊乱，给予调节肠道菌群等对症处置后症状好转。入院第 19 天，患者病情平稳，自行要求出院。

1. 入院第 7 天出现肺部新发真菌感染，属于医院感染：

（1）患者出现发热，体温达 38.4 ℃。

（2）血常规：白细胞计数 11.58×10^9/L、中性粒细胞百分比 77.2%、红细胞计数 3.49×10^{12}/L；急诊 C 反应蛋白 7.7 mg/L、降钙素原测定 0.05 ng/ml。

（3）肺部 CT。

（4）痰培养：热带假丝酵母菌生长（＋＋）。

2. 入院第 16 天出现泌尿系新发真菌感染，属于医院感染：

（1）患者体温逐渐下降，但仍有低热，波动于 37.4～37.9 ℃。

（2）血常规：白细胞计数（WBC）12.7×10^9/L、中性粒细胞百分比 78%；C 反应蛋白 11.5 mg/L、降钙素原测定 0.27 ng/ml。

（3）尿真菌培养：热带假丝酵母菌生长。

3. 入院第 18 天出现肠道菌群失调，属于医院感染：

（1）入院后持续使用多种广谱抗菌药物。

（2）入院第 18 天，患者出现腹泻，稀水样便，5～8 次/日，完善粪便相关检查，便涂片见少量酵母样孢子，便培养见酵母样孢子生长，便球菌/杆菌 0.70/0.30。

（3）经消化科会诊后诊断为肠道菌群紊乱，给予调节肠道菌群等对症处置后症状好转。

（三）医院感染原因分析

1. 该患者为老年女性，合并有糖尿病、高血压、脑梗死等多种基础疾病，自身免疫力有所下降；再加上女性尿道短而阔，与外生殖器官相毗邻，所以发生尿路感染的危险性增高；同时，尿道口及其周围是有细菌寄生的，细菌的毒力大，黏附尿道黏膜和上行的能力强，当机体抵抗力下降、尿道黏膜有轻微损伤时，就容易侵袭膀胱和肾，造成感染。另外，女性尿道口靠近肛门，容易受到粪便中微生物的污染，增加泌尿道感染的可能。

2. 患者糖尿病病史 20 余年，糖尿病患者蛋白质合成减少、分解加快，使得免疫球蛋白、抗体、补体合成减少，淋巴细胞转化率降低；另外，糖尿病患者血中白细胞的游走、吞噬、调理、趋化和杀菌能力明显降低；同时，高血糖、高尿糖环境有利于细菌的生长繁殖，葡萄糖是革兰氏阴性杆菌的主要营养物质。因此，糖尿病是引起该患者发生泌尿系统感染的重要原因之一。

3. 除了自身的易感因素外，该患者在住院期间接受导尿管留置和机械辅助排痰等侵入性操作，也可能增加其医院感染发生的概率。

（1）导尿管留置：①正常情况下，膀胱内是无菌的，而尿道外口却不能经常保持无菌，细菌可通过尿道周围黏膜经导管进入膀胱；②导尿时，插管用力不当或插入角度不当，都可造成尿道的严重损伤，尤其是女性尿道短，且对损伤较为敏感，侵入膀胱内的病原微生物可逆行经输尿管导致肾感染；③导尿操作时，置管者无菌观念不强，可能造成尿管污染，也是导致泌尿系感染的重要原因。

（2）机械辅助排痰：与导尿管诱发泌尿系感染的机制类似，机械辅助排痰，也可能从细菌带入、无菌操作不严、黏膜损伤等角度诱发呼吸系统的感染。

4. 人体本身是一个菌群平衡的系统，当被致病菌感染时，临床医师往往应用抗菌药物进行抗感染治疗。但抗菌药物的使用不当或长期应用广谱抗菌药物，会使致病菌被杀灭的同时，有益菌株也受到损害，而对真菌无效，这样就导致机体出现菌群失调，真菌大量繁殖，从而诱发真菌感染。而且抗菌药物使用的时间越长，真菌感染的概率就越高。该患者入ICU即被诊断为肺内感染和泌尿系感染，临床给予抗菌药物进行抗感染治疗；住院期间，因上述感染控制不佳，为避免因感染加重造成多器官衰竭，临床医师给予抗菌药物升级并联合应用，而且抗菌药物使用时间长达19 d，容易诱发患者合并真菌感染。

（四）经验教训及防控措施

1. 经验教训

（1）结合病情，及时、反复送检微生物学检查：该患者入院即诊断泌尿系感染、肺部感染，积极抗感染治疗。从ICU转出后，患者出现发热，积极抗感染治疗后，体温未见明显控制，感染相关指标未见明显好转，临床医师应及时、多次反复完善微生物学检查，以明确感染致病菌，同时警惕不典型病原菌所致感染。

（2）合理规范地使用抗菌药物：患者入院即明确泌尿系感染、肺部感染，因至少两处感染灶，同时基础状态差，故临床医师使用广菌谱、限制级抗菌药物抗感染治疗。当患者从ICU转入肾内科后，出现发热，且感染控制不佳，此时临床医师应结合患者病情、就诊经过，并借助辅助检查，尤其是微生物学培养和药物敏感试验，以明确感染原因，及时调整抗感染方案，以期有效控制感染。

（3）合理选择导尿管：不同材料的导尿管对尿道黏膜刺激性、生物膜的形成情况和速度不同，同时尿道黏膜对不同材料导尿管的组织相容性也不同，因此导管材料选择不当也可能增加患者发生泌尿系感染的风险。进一步开发和应用价格低廉的促进细菌生物膜分解或具有杀菌作用的材料作为导尿管材料，将能有效降低泌尿系感染。

2. 糖尿病患者预防泌尿系统感染发生的措施

（1）积极治疗糖尿病，严格控制血糖，防治各种并发症。

（2）注意个人卫生，女性会阴部及尿道口寄居着大量细菌，是发生尿路感染的先决条件，因此，要经常注意会阴部的卫生，勤洗澡，但不要使用池浴或盆浴，勤换内裤。

（3）有神经性膀胱者，排尿时按压下腹部，排净尿液。

（4）尿潴留严重者要给予导尿，使菌尿尽快排出，以利于控制感染。

（5）定期检查尿常规，早发现感染，早治疗。

（6）尽量缩短患者的住院时间，减少创伤性检查。

3. 导尿管相关泌尿系感染的防控措施

导尿容易引起泌尿系感染，但导尿术是临床处理患者不可缺少的重要的诊疗方法，因此，临床医师必须认识到导尿是医院感染的重要危险因素之一。

（1）严格掌握留置导尿管的适应证。

（2）严格执行手卫生，遵循无菌操作技术原则。

（3）采取密闭式引流，减少逆行感染机会，包括集尿袋高度应低于膀胱水平。

（4）加强引流管周围伤口及尿道的消毒护理，按时更换敷料，保持干燥。

（5）长期留置导尿管患者，不宜频繁更换导尿管。

（6）留置导尿期间，临床上应详细观察患者是否有泌尿系感染临床表现，如尿液颜色、性状是否发生改变等。

（7）病情允许，鼓励患者多饮水，早晚清洗、消毒会阴和尿道口各 1 次。

（8）每天评估留置导尿管，不需要时尽早拔除导尿管，尽可能缩短留尿管的时间。

4. 预防吸痰所致肺部感染的措施

吸痰操作时，临床医师应严格遵守无菌技术操作原则：

（1）吸痰管及用物固定专人使用，放置有序。

（2）使用无菌吸痰管前，认真检查是否过期、外包装有无破损等。

（3）准备两套吸痰管，一套用于吸气管内分泌物，另一套用于吸口腔及鼻咽腔分泌物，两者不能混用，如用一条吸痰管，则应先吸气管内的痰，后吸口、鼻腔分泌物。

（4）吸痰前洗手，戴无菌手套，吸痰管一次性使用，冲洗吸痰管液用生理盐水或灭菌蒸馏水，注明口腔、气道。

加强口腔护理，防止感染发生。疑似感染者，应及时留取标本进行培养；出现全身感染时，需行血培养；出现肺部感染时，需行痰培养，做药物敏感试验，根据药敏试验结果选择合理的抗菌药物进行抗感染治疗；痰液黏稠者，应遵医嘱行雾化吸入，每天 3 次，以便稀释痰液，易于排痰或吸痰。

5. 长期卧床患者预防感染的措施

（1）定期翻身、叩背，辅助排痰。

（2）若能自行进食患者，应避免卧位进食、饮水，避免食物残渣进入呼吸系统；若不能自行进食或进食不佳，应及时鼻饲进食。

（3）减少有创操作，减少住院周期，降低医院感染的发生概率。

（4）注意个人卫生，勤换内裤、尿不湿等，勤清洁阴部，定期周身擦拭。

病例四十一　慢性肾小球肾炎并发上呼吸道感染、泌尿系感染

（一）病历摘要

患者男，28 岁，以“尿检异常 5 年余”为主诉，于 2015 年 3 月 12 日入院。5 年前，患者因着凉后出现肉眼血尿，伴有发热，体温达 41 ℃，就诊于某三甲医院，当时查尿蛋白（+++）、血肌酐 159 μmol/L，诊断为“急性肾衰竭、肾小球肾炎”，并完善肾活检提示 IgA 肾病Ⅲ级，伴急性肾小管间质损害，故给予醋酸泼尼松 30 mg，1/24 h，同时给予金水

宝、芦黄参花等药物口服降蛋白，随后复查血肌酐正常，尿蛋白定量降至正常后出院。出院后规律应用醋酸泼尼松片至停药。入院前 7 天，患者无明显诱因出现发热，体温最高达 39 ℃，伴咽痛及咳嗽，咳黄绿色痰，就诊于某三甲医院，予以头孢类抗菌药物口服，上述症状好转，其后复查尿蛋白（+）。既往史：2005 年因阑尾炎行手术治疗，术程顺利。入院查体：体温 36.2 ℃，双肺叩诊呈清音，听诊呼吸音清，未闻及明显干湿啰音；平卧位肾未触及，双肾区无叩痛，季肋点、上输尿管点、中输尿管点、肋脊点和肋腰点无压痛，肋脊角无叩击痛；耻骨上区无膨隆、无压痛，未触及包块，双下肢无水肿。尿常规：隐血（+），蛋白质（+），红细胞 17.15 个/高倍视野，白细胞 3.58 个/高倍视野，尿红细胞形态 70%畸形。尿微量蛋白四项：免疫球蛋白 G28.60 mg/L，尿微量白蛋白 729.00 mg/L，尿转铁蛋白32.00 mg/L，尿 α_1 微球蛋白 6.20 mg/L。入院诊断：慢性肾小球肾炎；IgA 肾病Ⅲ级伴急性肾小管间质损害。

（二）医院感染发生及诊疗经过

入院第 9 天夜间，患者出现发热，体温最高达 38.5 ℃，无寒战，有咽痛，无咳嗽、咳痰，无腹痛、腹泻，自觉尿色加深，无尿频、尿急、尿痛。查体：咽部充血，扁桃体Ⅱ度肿大，可见少量脓性分泌物；双肺呼吸音清，未闻及明显干湿啰音；全腹平软，无压痛及反跳痛；双侧输尿管点及双肾区无叩击痛。血常规：白细胞计数 11.90×10^9/L，中性粒细胞百分比 77.4%。尿常规：蛋白质（++），白细胞 24.37 个/高倍视野，红细胞 177.53 个/高倍视野，尿红细胞形态 60%畸形。C 反应蛋白 35.3 mg/L，降钙素原测定 0.08 ng/ml。咽拭子培养提示为 B 族链球菌（+++），尿细菌培养为阴性，尿支原体培养为阴性。肾功能四项：血尿酸 496 μmol/L，血肌酐 82.0 μmol/L，血尿素 3.73 mmol/L，血清胱抑素 C 0.86 mg/L。尿蛋白定量 1.37 g/d。考虑发热原因为急性化脓性扁桃体炎、尿路感染，故予以哌拉西林钠/他唑巴坦钠 2.5 g，1/12 h，静脉滴注，抗感染治疗。随后患者临床症状缓解，复查尿常规：蛋白质（+）、红细胞 20.18 个/高倍视野、白细胞 1.76 个/高倍视野；血常规：白细胞计数 7.14×10^9/L，中性粒细胞百分比 68.0%；C 反应蛋白 15.80 mg/L；尿蛋白定量1.20 g/d，于入院第 20 天停抗菌药物。

1. 入院第 9 天出现上呼吸道感染，属于医院感染：

（1）患者出现发热，体温最高达 38.5 ℃，无寒战，有咽痛。

（2）查体：咽部充血，扁桃体Ⅱ度肿大，可见少量脓性分泌物。

（3）血常规：白细胞计数 11.90×10^9/L，中性粒细胞百分比 77.4%；C 反应蛋白 35.3 mg/L，降钙素原测定 0.08 ng/ml。

（4）咽拭子培养提示为 C 族链球菌（+++）。

2. 入院第 9 天出现泌尿系感染，属于医院感染：

（1）患者出现发热，体温最高达 38.5 ℃，自觉尿色加深。

（2）血常规：白细胞计数 11.90×10^9/L，中性粒细胞百分比 77.4%。尿常规：蛋白质（++），白细胞 24.37 个/高倍视野，红细胞 177.53 个/高倍视野，尿红细胞形态 60%畸形。C 反应蛋白 35.3 mg/L，降钙素原测定 0.08 ng/ml。

（3）肾功能四项：血尿酸 496 μmol/L，血肌酐 82.0 μmol/L，血尿素 3.73 mmol/L，血清胱抑素 C 0.86 mg/L。尿蛋白定量 1.37 g/d。

(三) 医院感染原因分析

该患者为慢性肾小球肾炎患者，属于医院感染高危人群。一方面，肾炎患者肾小球滤过膜的屏障功能受损，造成蛋白质随尿液丢失，血清免疫球蛋白、补体水平降低，致使机体抵抗能力大大削弱、免疫功能紊乱，容易发生感染；另一方面，肾疾病患者普遍存在尿量减少的症状，而尿量减少导致尿液对尿道的生理冲洗作用相对减少，使患者易于发生尿道感染；另外，慢性肾实质损伤可致肾内形成瘢痕，导致肾单位排尿不畅，病菌易潴留繁殖，增加患者泌尿系感染发生的可能。

(四) 经验教训及防控措施

1. 积极治疗肾病，控制肾病病情加重因素

慢性肾炎治疗应以防止或延缓肾功能恶化、防治严重合并症为主要目的：

(1) 积极控制高血压和减少尿蛋白：高血压和尿蛋白是加速肾小球硬化、促进肾功能恶化的重要因素，因此，积极控制高血压和减少尿蛋白是缓解肾疾病的两个重要环节。慢性肾炎患者常因钠水潴留而发生容量依赖性高血压，此类患者除了应严格限盐外，还可选用药物治疗，如噻嗪类利尿药氢氯噻嗪。当内生肌酐清除率（Ccr）＜30 ml/min 时，噻嗪类利尿药应改用袢利尿药，但一般不宜过多、长久使用。血管紧张素转化酶抑制药（ACEI）或血管紧张素Ⅱ受体拮抗药（ARB）除具有降低血压作用外，还有减少尿蛋白和延缓肾功能恶化的肾保护作用，为慢性肾炎治疗高血压和（或）减少尿蛋白的首选药物。通常，ACEI 或 ARB 要达到减少尿蛋白的目的，其应用剂量常需高于常规的降压剂量。另外，肾衰竭患者应用 ACEI 或 ARB 要防止高血钾，当血肌酐＞264 μmol/L 时，临床医师务必严密监测患者血肌酐、血钾，防止副作用发生。

(2) 限制食物中蛋白的摄入量：一些研究提示，限制蛋白饮食可延缓肾病的进展，特别是伴有糖尿病的患者。有研究试图确定一个既能减少肾病进展危险，又能使营养不良的危险最小化的蛋白质摄入量。该研究发现，每天摄入食物蛋白质 0.28 g/kg 与每天摄入 0.56 g/kg 和 1.3 g/kg 比较，患者蛋白尿的进展率轻微降低；低蛋白饮食（0.28 g/kg）没有引起营养不良，但是也没有减少肾衰竭和死亡的发生。目前，美国全国肾脏基金会根据动物试验的证据提出，慢性肾疾病患者蛋白质摄入量为 0.8～1.0 g/（kg・d），热量为 30～50kcal/（kg・d）。慢性肾疾病患者，特别是那些需要透析的患者，每 1～3 个月需要严密监测血浆白蛋白浓度和体重，以便进行适当干预，以防止营养不良[10]。

(3) 糖皮质激素和细胞毒药物：鉴于慢性肾炎的发病涉及多种激发因素，故此类药物是否应用，宜区别对待。

(4) 避免加重肾损害的因素：慢性肾炎患者由于肾功能受损，机体免疫力有所下降，容易合并感染。如果感染长期反复发生，会使机体蛋白质大量丢失，引起营养不良、免疫功能紊乱等情况出现，增加患者发生呼吸道感染、泌尿道感染及皮肤感染的概率，甚至会诱发慢性肾炎急性发作，加重病情。因此，慢性肾炎患者应避免感染、劳累、妊娠及肾毒性药物（如氨基糖苷类抗生素、含马兜铃酸中药等）等可能导致肾功能恶化的因素。

2. 调节免疫

随着医疗技术的飞速发展，新的药物、诊疗技术不断涌现，虽然有助于疾病治疗效果的提升，但仍会导致患者住院期间免疫力改变，加大并发感染性疾病的可能性。因此，在给予

患者疾病治疗的同时，临床医师还需要注意提高患者自身的免疫力，可适当给予提高免疫力药物，如胸腺五肽等。

病例四十二 肾移植术后并发多部位感染

（一）病历摘要

患者女，67 岁，主因“肾移植术后 7 年，恶心、呕吐加重半个月”，于 2015 年 9 月 10 日入院。7 年前，患者因尿毒症于当地医院行肾移植术，术后坚持口服骁悉、普乐可复、美卓乐抗排斥治疗，并定期监测肾功能。2 个月前，患者复查血肌酐约 300 μmolL。近半个月，患者无明显诱因出现恶心、呕吐，腹泻 4～6 次/天；入院当日，患者于门诊化验血肌酐 704 μmol/L，血钾 2.9 mmol/L，为系统治疗办理入院。患者病来体温约 37.0 ℃，偶有咳嗽、咳白痰，无胸闷气短，无头晕头痛，饮食睡眠差，尿量减少，24 h 尿量约 1000 ml。既往史：肾小球肾炎、肾衰竭 23 年，未用激素及免疫抑制药治疗，肾功能逐渐进展性减退，8 年前开始规律血液透析治疗，直至 7 年前行肾移植术；高血压史 23 年，最高血压 180/100 mmHg，肾移植术后血压恢复正常；否认冠心病、糖尿病等其他慢性病史；否认肝炎结核等传染病史。入院查体：体温 37.0 ℃，血压 120/72 mmHg，心率 70 次/分，呼吸 18 次/分，神清语明，查体合作，平车推入病房，消瘦，慢性病容，贫血貌；周身皮肤黏膜无黄染，浅表未触及肿大淋巴结，睑结膜苍白，巩膜无黄染，口唇无发绀；听诊双肺呼吸音清，未闻及明显干湿啰音；心音钝，律齐，各瓣膜听诊区未闻及病理性杂音；腹软，无压痛，无反跳痛及肌紧张，肝区叩痛阴性，双肾区无叩击痛，输尿管走行区无压痛，双下肢无水肿。辅助检查：血肌酐 704 μmol/L。入院诊断：肾移植术后；慢性肾衰竭急性加重；高血压 3 级，极高危组。

（二）医院感染发生及诊疗经过

患者入院即存在腹泻等消化道症状，为防治感染加重，故予头孢呋辛 0.75 g，1/12 h，静脉滴注抗炎等对症处理，恶心呕吐症状有所改善，肾功能轻度恢复。入院第 9 天起，患者出现发热，体温最高为 38.6 ℃，伴寒战，咳嗽、咳黄痰，有胸闷气短，少尿；化验脑钠肽＞5000 pg/ml。血常规：白细胞计数 2.3×10^9/L、中性粒细胞百分比 91%、血红蛋白 69 g/L，C 反应蛋白 70.1 mg/L。T 淋巴细胞计数：T 细胞绝对计数 51 个/μl，T 抑制毒细胞绝对计数 28 个/μl，T 辅助细胞绝对计数 9 个/μl。肺部 CT 示：双肺散在多发渗出性炎症，双侧胸腔新增少量积液。痰培养示铜绿假单胞菌阳性。经全面评估，患者肾功能恢复可能性较小，建议停用抗排斥药物，开始规律血液透析，但患者家属拒绝停药透析，仍坚持口服抗排斥药物。遂依据药敏结果调整抗菌药物为哌拉西林钠/他唑巴坦钠 4.5 g，1/12 h，静脉滴注，先后联合莫西沙星、左氧氟沙星静脉滴注覆盖铜绿假单胞菌及不典型致病菌。其间患者持续低热，体温波动于 37.2 ℃，口内黏膜多处破溃糜烂面，被覆黄白色假膜，触痛（+），上腭可见黏膜下淤血点。经口腔科会诊予康复新液含漱，开喉剑喷剂外用，并加强口腔护理。入院第 18 天，调整抗菌药物方案，加用醋酸卡泊芬静预防性抗真菌治疗，并予中心静脉置管进行血液透析治疗。入院后第 21 天，患者下床如厕后突然出现气短、呼吸困难。血气分析：pH7.208，氧分压 76 mmHg，碳酸氢盐 14.5 mmol/L；凝血五项：D-二聚体

2179 μg/L；血白蛋白 26.5 g/L，血肌酐 323.3 μmol/L；C 反应蛋白 99.6 mg/L；NT-proBNP（N 末端脑钠肽）＞35 000 pg/ml；血常规：白细胞 11.8×10^9/L，中性粒细胞百分比 89%。诊断为重症肺炎，急性肺栓塞不除外，给予连续性血液净化（CRRT）、抗炎、抗心力衰竭治疗，低分子肝素抗凝、防治血栓，停用普乐可复、骁悉，调整为甲泼尼龙 40 mg，1/24 h，静脉滴注，经多学科会诊考虑患者卡氏肺孢子菌（PCP）感染可能极大，且免疫功能重度缺陷，予美罗培南、左氧氟沙星、更昔洛韦、卡泊芬静及复方新诺明全面覆盖病原体治疗。入院第 24 天，患者体温平稳，咳嗽、咳痰较前好转，尿量增多，逐渐停用抗菌药物。入院第 51 天，患者再次出现发热，体温为 38.9 ℃，伴有寒战，复查肺 CT：双肺多发渗出病变较前吸收、减少，双侧胸腔积液较前吸收、减少；尿常规：白细胞 45.2 个/高倍视野；尿细菌培养为大肠埃希氏菌，血细菌培养为大肠埃希氏菌生长，大于 10 万 cfu/ml；C 反应蛋白 10.2 mg/L，降钙素原 1.98 ng/ml，诊断为急性肾盂肾炎。临床给予哌拉西林钠/他唑巴坦钠 4.5 g，1/12 h，静脉滴注抗炎治疗。患者体温逐渐恢复正常，尿量 1200～2000 ml/d，乏力有所减轻，食欲增加。复查血常规：白细胞计数 5.8×10^9/L，中性粒细胞百分比 80.7%。血尿素 22.9 mmol/L，血肌酐 256.13 μmol/L，脑钠肽（心钠素）973.3 pg/ml；C 反应蛋白 7.88 mg/L；降钙素原 1.27 ng/ml。T 辅助细胞绝对计数 157 个/μl，提示病情平稳，停药出院。

1. 入院第 9 天出现呼吸道感染，属于医院感染：

（1）患者住院第 9 天出现发热，体温最高为 38.6 ℃，伴寒战，咳嗽、咳黄痰，有胸闷气短。

（2）血常规：白细胞计数 2.3×10^9/L、中性粒细胞百分比 91%、血红蛋白 69 g/L，C 反应蛋白 70.1 mg/L。

（3）肺部 CT 示：双肺散在多发渗出性炎症，双侧胸腔新增少量积液。

（4）痰培养示铜绿假单胞菌阳性。

2. 入院第 51 天出现泌尿系感染，属于医院感染：

（1）患者住院第 51 天再次出现发热，体温为 38.9 ℃，伴有畏寒、寒战。

（2）尿常规：白细胞 45.2 个/高倍视野。C 反应蛋白 10.2 mg/L，降钙素原 1.98 ng/ml。

（3）尿细菌培养为大肠埃希氏菌。

（4）临床诊断为急性肾盂肾炎。

3. 菌血症

（1）患者住院第 51 天再次出现发热，体温为 38.9 ℃，伴有畏寒寒战。

（2）C 反应蛋白 10.3 mg/L，降钙素原 1.98 ng/ml。

（3）血培养为大肠埃希氏菌。

（三）医院感染原因分析

该患者为尿毒症，7 年前接受肾移植手术，术后长期应用免疫抑制药，使患者免疫功能低下，容易合并感染。有综述表明，肾移植术后是否发生以及感染后对患者生命构成威胁的程度主要与以下几种因素有关：①患者免疫抑制程度；②感染微生物的致病力及毒力；③移植肾功能状态；④是否及时准确实施诊治。目前，患者应用免疫抑制药的种类、剂量及免疫抑制程度常表现为移植术后感染的最突出因素，常用的免疫抑制药为硫唑嘌呤、环孢素、霉酚酸酯、他克莫司、西罗莫司等化学免疫抑制药、生物制剂类免疫抑制药，不同种类的免疫抑制药抑制机体免疫功能的机制不同。

(1) 环孢素作为一种新型T淋巴细胞调节剂，能特异性地抑制辅助T淋巴细胞的活性，但并不抑制T淋巴细胞的活性，反而促进其增殖；环孢素亦可降低B淋巴细胞所分泌的白细胞介素2、γ-干扰素水平，以及单核细胞、吞噬细胞所泌的白细胞介素1水平；另外，环孢素还能抑制体内抗移植物抗体的产生，因而具有抗排异的作用。

(2) 他克莫司是一种新的大环内酯类药物，它与细胞内的FK结合蛋白结合形成复合物，该复合物能够与钙调磷酸酶结合，抑制白细胞介素2产生，从而选择性地抑制T淋巴细胞增殖及活化，其作用机制与环孢素相似，但比环孢素效果强10～100倍。

(3) 吗替麦考酚酯是一种高效、选择性、非竞争性、可逆性的次黄嘌呤单核苷酸脱氢抑制剂，可抑制鸟嘌呤核苷酸的经典合成途径，麦考酚酸对淋巴细胞具有高度的选择作用。

综上所述，免疫抑制药的使用对机体的体液免疫及细胞免疫均会造成不同程度的抑制，这就为条件致病菌、真菌及病毒感染创造条件，增加了患者发生感染的风险。

而肾移植患者医院感染的发生常与长期留置静脉导管或导管置入前后操作及护理不规范、长期留置导尿管、气管插管及医院环境因素（包括医务人员手卫生、空气及环境消毒、患者之间交叉感染等）息息相关。

(四) 经验教训及防控措施

1. 经验教训

研究发现，感染是移植术后严重的并发症，是移植肾受者死亡的主要原因；且移植术后一年内70%的患者至少发生一次感染，感染部位以肺部感染、泌尿系统感染、伤口感染最为常见，其致病菌包括细菌、真菌、巨细胞病毒等，部分病例还可能感染单纯疱疹病毒、带状疱疹病毒和乙型肝炎病毒等。移植术后不同部位的感染有其各自的特点。

(1) 肺部感染：肾移植后肺部感染是最常见的术后感染，死亡率也最高，其表现为持续或间歇性低热、高热而肾功能正常；原发低热，经抗排斥治疗后近期出现高热；移植后期出现持续高热，患者每日在固定的时段出现畏寒、高热，汗出热退，周而复始。肺部感染常见的病原微生物为细菌、真菌、巨细胞病毒、支原体、结核分枝杆菌、卡氏肺孢子菌，治疗方法主要为针对不同的病原微生物使用敏感药物。肺部感染的预防至关重要。临床科室要注意房间空气消毒，嘱患者卧床休息，必要时吸氧，雾化吸入，定时翻身拍背，加强口腔护理。

巨细胞病毒是肾移植术后死亡的主要原因之一，移植后3个月的感染率为40%～70%，病死率为40%。其临床症状不典型，可出现发热、乏力、白细胞减少、咳嗽等，多器官均可受累。巨细胞病毒感染可造成免疫抑制，从而导致机会性感染，如卡氏肺囊虫、单纯疱疹及细菌感染。因此，提高临床医师对巨细胞病毒感染的认识，有利于疾病的早期诊断并及时采取积极有效的防治措施，可挽救部分患者的生命。治疗上常使用抗病毒药物阿昔洛韦，同时应注意胃肠道、神经系统和眼部的并发症。

(2) 尿路感染：国内报道肾移植术后尿路感染发生率在38.7%，女性明显高于男性。临床表现为发热、尿路刺激症状、尿道口红肿且有分泌物，尿常规化验可发现白细胞和脓球。在治疗上，除使用敏感抗菌药物外，还要加强尿道口护理，尽早拔除导尿管。

（3）伤口感染：伤口感染对肾移植术后患者颇具危险性，不仅可诱发急性排斥反应，还可使移植肾功能减退，甚至发展为败血症。因此，在治疗上强调病原学筛查，使用敏感抗菌药物抗感染治疗，当脓肿形成时必须切开引流。

2. 肾移植术后感染的防控措施

（1）定期复诊及复查环孢素、他可莫司和骁悉的血浓度及机体的免疫功能，避免出现免疫过度抑制。

（2）术后常规口服万赛维（盐酸缬更昔洛韦）0.9 g，1/24 h，持续 6 个月，能有效防止巨细胞病毒感染的发生。

（3）最好不要去公共场所及人多的地方，以免增加感染的机会；外出时记得戴口罩。

（4）预防外伤，即使是小伤口也要引起重视，及时处理，避免感染扩散。

（5）不要饲养家禽及宠物。

（6）注意食品的卫生及保质期，避免食用不卫生及过期的食物。

（7）最好不要与他人合用生活用品，如：牙刷、剃刀等。

（8）避免与其他患者接触，注意个人卫生，养成良好的生活习惯和卫生习惯。

（9）注意保暖，冷暖交替时要及时增减衣物，预防感冒，禁烟酒。

（10）居住的环境要经常用消毒液擦拭，早晚房间紫外线消毒。

参考文献

[1] 杨燕飞，黄金文. 多发性骨髓瘤细胞免疫功能状态. 国际肿瘤学杂志，2008，35（1）：61-63.

[2] 赵霞，许庆，丁慧芳，等. DC-CIK 联合化疗对多发性骨髓瘤患者细胞免疫功能的影响. 中国免疫学杂志，2015（4）：490-496.

[3] 李志军. 系统性红斑狼疮与细菌感染的研究应向纵深拓展. 中华风湿病学杂志，2016，20（3）：145-147.

[4] 张爱红，孙素琴，刘阳，等. 肠道菌群失调与广谱抗生素应用的相关性分析. 华北煤炭医学院学报，2006，8（5）：619-620.

[5] 侯终君. 慢性肾病应用糖皮质激素后重症肺部感染 8 例临床分析. 中国实用医药，2009，4（33）：147-148.

[6] 何志娟. 77 例住院患者尿路感染临床分析. 中华医院感染学杂志，2006，16（7）：767.

[7] 包铧，胡作祥. 慢性肾衰竭并发医院感染的临床分析. 中华医院感染学杂志，2003，13（8）：747-748.

[8] 邝敏齐. 患者住院时间与医院感染发生的关系分析. 中国当代医药，2013，20（21）：179-180.

[9] 徐敏. 留置导尿与医院泌尿系感染的关系. 中华医院感染学杂志，2001，11（5）：368-369.

[10] Snively CS，Gutierrez C. Chronic kidney disease：prevention and treatment of common complications [J]. American Family Physician，2004，70（10）：1929-1930.

第六节 泌尿系统疾病并发其他部位感染

病例四十三 肾病综合征并发急性蜂窝织炎

(一) 病历摘要

患者男，61 岁，以“水肿 1 年余”为主诉，于 2015 年 9 月 15 日入院。1 年余前，患者因水肿于某三甲医院肾内科住院治疗，诊断为“特发性膜性肾病Ⅰ期（肾病综合征）”，予醋酸泼尼松 60 mg，1/24 h，口服并规律减量，同时环磷酰胺每月一次冲击治疗（累计 10 g）。其后症状缓解，醋酸泼尼松减至 17.5 mg 时加用雷公藤多甙片，半个月后自行停用激素。1 周前，患者再次出现双下肢水肿，为进一步诊治再次收入该三甲医院肾内科。既往：糖尿病病史 13 年，高血压病史 8 年。入院查体：体温 36.3 ℃，神清语明，心肺听诊未闻及明显异常，双肾区无叩痛，双输尿管走行区无压痛；双下肢指压痕（+）。辅助检查：24 h 尿蛋白定量 8.510 g，血白蛋白 16.9 g/L，空腹血糖 9.19 mmol/L，糖化血红蛋白 9.4%，血尿常规未见异常。入院诊断：特发性膜性肾病（复发）；2 型糖尿病；高血压。入院后再次予以激素及免疫抑制药、降糖、降压治疗。

(二) 医院感染发生及诊疗经过

入院时，患者双下肢重度水肿、阴囊水肿，皮温正常，完善血常规未见异常。入院第 4 天，患者阴囊处皮肤破溃，有液体渗出，无红肿，予聚维酮碘消毒后表皮生长因子外涂，无菌纱布覆盖，嘱患者注意局部卫生避免感染。入院第 8 天，患者出现左下肢局部皮肤略红，皮温不高，无发热，未予特殊处置。入院第 9 天，红肿范围向四周扩大，与周围正常皮肤界限不清，皮温较高，皮肤紧，自觉疼痛，体温 38.3 ℃。完善血白细胞计数 $14.02 \times 10^9/L$，中性粒细胞百分比 83.5%；C 反应蛋白 27.1 mg/L，降钙素原 0.36 ng/ml。左下肢彩超：左大腿内侧脂肪层水肿样改变，疼痛处下方见浅表静脉血管走行，考虑急性蜂窝织炎，经验性予以哌拉西林/他唑巴坦钠 4.5 g，1/12 h，静脉滴注治疗，局部予以复方黄柏液涂敷，同时加用烤灯照射，间断补充白蛋白及利尿治疗。入院第 18 天，患者局部皮肤红肿消退，双腿皮温一致，但仍有深压痛，停用哌拉西林/他唑巴坦钠静滴改为头孢克洛 0.375 g，1/12 h，口服。入院第 22 天，患者左下肢红肿热痛消失，复查血常规白细胞计数 $10.65 \times 10^9/L$，中性粒细胞百分比 80.3%；C 反应蛋白 8.26 mg/L，降钙素原 0.12 ng/ml，出院。

入院第 9 天出现急性蜂窝织炎，属于医院感染：

(1) 出现发热，体温达 38.3 ℃，伴有左下肢局部皮肤红肿、皮温较高、自觉疼痛。

(2) 血常规：白细胞计数 $14.02 \times 10^9/L$，中性粒细胞百分比 83.5%；C 反应蛋白 27.2 mg/L，降钙素原 0.36 ng/ml。

(3) 左下肢彩超：左大腿内侧脂肪层水肿样改变，疼痛处下方见浅表静脉血管走行，考虑急性蜂窝织炎。

(三) 医院感染原因分析

1. 该患者为老年男性，患有肾病综合征，随着蛋白尿的大量产生、胃肠道水肿，免疫球蛋白大量丢失，使得患者自身免疫功能低下。

2. 患者接受激素、环磷酰胺治疗，为免疫抑制人群。

3. 患者糖尿病病史 13 年，糖尿病患者蛋白质合成减少、分解加快，使免疫球蛋白、抗体、补体合成减少，淋巴细胞转化率降低；另外糖尿病患者血中白细胞的游走吞噬、调理、趋化和杀菌能力明显下降；同时高血糖环境有利于细菌生殖生长。因此，糖尿病可能是该患者发生医院感染的重要原因之一。

4. 患者因肾病综合征，存在重度水肿，皮肤菲薄、屏障能力减弱，此时细菌更容易侵入皮肤引起感染。且患者入院后第 4 天，阴囊处皮肤破溃，破溃当时虽然没有红肿感染，但皮肤破口为细菌进入皮下提供了方便之门。

（四）经验教训及防控措施

1. 经验教训

（1）该患者老年男性，糖尿病史 13 年，使用激素及免疫抑制药治疗，自身免疫功能低下，是医院感染高发人群。同时，患者双下肢水肿较重，易并发蜂窝织炎，应引起临床医师的足够重视。在患者出现局部皮肤破损时，经治医师及时给予了对症消毒、促进愈合等处理，并嘱患者注意局部卫生避免感染，处理得当。但患者出现左下肢皮肤局部红肿时，经治医师未给予足够的重视，以至于红肿范围逐渐扩散。因此，临床医师要做到以下两点：一是，患者水肿较重，要对水肿情况进行每日评估，及时发现异常表现，及时处理，做到早发现、早治疗；二是，加强对患者的宣教，保持皮肤清洁、完整，避免摩擦、搔抓等，如有异常，及时告知临床医师，以得到及时处理，减缓病情。

（2）美国感染病学会关于皮肤和软组织感染的指南推荐，皮肤蜂窝织炎相关全身体征和症状快速进展、伴发并发症或免疫抑制，应使用抗菌药物[1]。对于非化脓性皮肤软组织感染，可根据情况分为三种类型：轻度感染，即典型的蜂窝织炎或丹毒，无化脓病灶；中度感染，即典型的蜂窝织炎或丹毒，伴全身感染症状；重度感染，即口服抗菌药物治疗失败，或伴体温＞38 ℃、呼吸＞24/min、心率＞90 次/分、白细胞计数＞12×100^{9}/L 或＜400/μl 等全身感染症状，或免疫缺陷，或伴大疮、皮肤溃烂、低血压、存在器官功能障碍的证据等深部感染的临床症状。对于轻度感染，建议口服抗菌药物治疗。对于中度感染，可静点青霉素、头孢曲松、头孢唑林、克林霉素等。对于重度感染患者，可经验性加用万古霉素或哌拉西林/他唑巴坦治疗。

在本病例中，患者于入院第 8 天出现左下肢红肿热痛表现，且范围逐渐扩散，同时伴有发热，体温达 38.3 ℃，血白细胞计数、降钙素原、C 反应蛋白等感染指标均升高；另外，患者长期应用激素及免疫抑制药治疗，为免疫抑制人群，属于重度感染，因此，临床医师经验性应用哌拉西林/他唑巴坦钠抗感染治疗，且治疗有效。如患者出现寒战、高热，临床医师应注意完善血培养；如出现皮肤化脓，应注意脓汁涂片或培养，根据药敏结果调整抗菌药物，以防延误病情。

2. 肾病综合征患者皮肤感染的防控措施

（1）积极治疗原发病，减少蛋白流失，纠正低蛋白血症。

（2）对于免疫球蛋白低下、长期应用激素及免疫抑制药的患者，根据病情适当应用丙种球蛋白或胸腺肽增强免疫力治疗。

（3）适当对症利尿，减轻局部水肿。

（4）注意患者宣教，避免摩擦、搔抓皮肤，保持皮肤完整性。

（5）对于水肿患者，每天查体，评估患者皮肤有无破损、红肿、皮温高等。

（6）一旦发现皮肤有破损或红肿表现，应及时治疗，避免感染加重。

3. 合并糖尿病的肾病综合征患者皮肤感染的防控措施

（1）积极治疗糖尿病，严格控制血糖，防治各种并发症。

（2）糖尿病患者因周围神经病变，对痛温觉感受不灵敏，避免用过热的水洗脚，以免造成皮肤烫伤。

（3）糖尿病患者血管病变较重，易发生肢端供血不足，造成皮肤缺血坏死，可适当应用改善循环药物。

病例四十四　肾病综合征并发皮肤软组织感染

（一）病历摘要

患者男，31 岁，以“双下肢水肿 1 个月”为主诉，于 2015 年 11 月 30 日由外院转入某三甲医院肾内科。1 个月前，患者出现双下肢水肿，就诊于当地医院，化验尿蛋白阳性，诊断为“肾病综合征”；2015 年 10 月 31 日转至某三甲医院肾内科住院治疗，经肾活检穿刺术，病理诊断为“微小病变肾病”；2015 年 11 月 9 日病情平稳转回当地医院，因肝功能异常暂未应用激素及免疫抑制药治疗，于当地医院进行保肝及对症治疗。2015 年 11 月 28 日，患者在当地医院住院期间出现右下肢红肿，次日开始出现疼痛，伴发热，体温最高达 38 ℃。遂再次转入某三甲医院肾内科。入院时查体：体温 37.4 ℃，脉搏 90/min，呼吸 16/min，血压 130/85 mmHg。右大腿内侧皮肤红肿，边界清晰，触痛阳性，双下肢水肿。辅助检查：血白细胞计数 18.4×10^9/L，中性粒细胞百分比 89.7%，中性粒细胞计数 16.5×10^9/L；C 反应蛋白 95.7 mg/L；血清丙氨酸氨基转移酶 77.40 U/L，血清天冬氨酸氨基转移酶 71.93 U/L，血清碱性磷酸酶 193.74 U/L，血清 γ-谷氨酰转肽酶 263.99 U/L，白蛋白 11.4 g/L，总蛋白 35.5 g/L；肾功能、离子、血糖正常。入院诊断：肾病综合征（微小病变肾病）；丹毒；肝功能异常。行保肝、利尿、抗感染等治疗，感染控制后应用糖皮质激素治疗。

（二）医院感染发生及诊疗经过

入院前 2 天，患者在当地医院住院期间出现右下肢红肿；入院前 1 天，开始出现疼痛，伴发热，体温最高达 38 ℃。入院时查体：体温 37.4 ℃；右大腿内侧皮肤红肿，边界清晰，皮温高于对侧，触痛阳性；血白细胞计数 18.4×10^9/L，中性粒细胞百分比 89.7%，中性粒细胞计数 16.5×10^9/L；C 反应蛋白 95.7 mg/L。临床给予哌拉西林/他唑巴坦钠 2.5 g，1/12 h，静脉滴注，抗感染治疗，并局部予以硼酸冷敷；同时，临床医护人员每日观察患者的皮肤病变范围、皮温及触痛情况，嘱患者勤换贴身衣物。入院 1 天后，患者体温恢复正常，入院第 3 天皮肤触痛减轻，范围缩小，入院第 11 天症状完全消失，血常规白细胞计数 7.6×10^9/L，中性粒细胞百分比 65.6%，C 反应蛋白 3.2 mg/L。临床停用抗菌药物，加用糖皮质激素，出院。

外院住院第19天出现皮肤丹毒症状，属于医院感染：

（1）出现发热，体温最高达38 ℃。

（2）右大腿内侧皮肤红肿，边界清晰，皮温高于对侧，触痛阳性的症状。

（3）血常规：白细胞计数 18.4×10^9/L，中性粒细胞百分比89.7%，中性粒细胞计数 16.5×10^9/L；C反应蛋白95.7 mg/L。

（三）医院感染原因分析

1. 该患者明确诊断肾病综合征，感染是肾病综合征的主要并发症之一，其中皮肤感染较为常见。易感机制包括：患者血IgG水平明显低于正常，这不仅与尿液中丢失伴近曲小管上皮细胞对原尿中滤过的IgG重吸收及分解代谢增加有关，同时，还与淋巴细胞IgG合成功能下降，T细胞介导IgM转化合成IgG水平降低，以及全身营养状态下降有关；另外，患者补体成分下降，白细胞功能降低，T细胞活性受抑制；低转铁蛋白与低锌血症，引起锌依赖胸腺素产生不充分，从而导致机体免疫功能降低，容易并发感染。

2. 目前研究发现，血浆白蛋白小于15 g/L，患者发生感染的相对危险度增加9.8倍。该患者肾病综合征发生1月余，白蛋白11.4 g/L且持续保持较低水平，是其发生皮肤感染的重要原因之一。因此，尽快缓解肾病综合征是预防感染发生的关键[2]。

3. 丹毒（erysipelas）是一种累及真皮浅层淋巴管的感染，主要致病菌为A组β溶血性链球菌。多发部位为手术伤口或鼻孔、外耳道、耳垂下方、肛门、阴茎和趾间的裂隙。皮肤的任何炎症，尤其是有皲裂或溃疡的炎症为致病菌提供了侵入的途径。轻度擦伤或搔抓、头部以外损伤、不清洁的脐带结扎、预防接种和慢性小腿溃疡均可能导致此病。致病菌可潜伏于淋巴管内，引起复发。该患者因为肾病综合征原因下肢高度水肿，导致皮肤变薄，张力增加，皮肤较正常状态更易破损；同时医院微生物环境复杂，使患者更容易发生严重感染。

（四）经验教训及防控措施

1. 经验教训

（1）结合病情并及时诊断

该患者虽然是青壮年，但罹患肾病综合征后就应警惕感染并发症的发生。该患者诊断肾病综合征后一段时间突然出现右下肢红肿，而其他感染症状不明显，水肿又是肾病综合征的临床表现之一，临床上很容易忽视皮肤软组织感染的存在。因此，在预防肾病综合征皮肤软组织感染方面，临床医师要重视以下两点：一是，肾病综合征长时间不缓解、低白蛋白水平及低免疫球蛋白G水平，会增加医院感染的危险性，要保持警惕；二是，皮肤、呼吸道要定期查体，以期尽早发现感染，早期治疗。

（2）合理规范地使用抗菌药物

根据我国《抗菌药物临床应用指导原则》所述，对于临床诊断为细菌性感染的患者，在无法获取培养标本时，可根据患者的感染部位、基础疾病、发病情况、发病场所、既往抗菌药物用药史及其治疗反应等推测可能的病原体，并结合当地细菌耐药性监测数据，先给予抗菌药物经验治疗。丹毒是临床常见感染性疾病，主要致病菌为A组β溶血性链球菌，经验上选择哌拉西林/他唑巴坦钠治疗有效，疗程在10～14 d。该患者出现丹毒的症状后，临床医师经验性应用哌拉西林/他唑巴坦钠静滴抗感染治疗，并局部予以硼酸，冷敷。因无法取得微生物学标本进行检验，临床医护人员每日观察患者的皮肤病变变化，监测病情发展情况。

(3) 加强监测评估，提高监管力度

肾病综合征合并呼吸道感染、皮肤软组织感染非常常见，监测评估对感染性并发症防治非常重要。当合并周身水肿时，临床医师务必要经常检查受压部位皮肤，一旦发现异常立即进行鉴别诊断；感染诊断成立后，应该立即合理选择并应用抗菌药物进行治疗；治疗过程中，临床医师还应定期评估抗感染治疗的效果，例如皮肤感染时可以应用标记笔标记感染范围进行评估，有利于判断疗效。

2. 肾病综合征患者预防感染的有效措施

(1) 注意饮食卫生、口腔护理等，必要时可以使用抑制细菌及真菌的漱口液。

(2) 糖皮质激素及免疫抑制药使用时，要严格规范适应证、剂量及疗程。

(3) 有研究表明，胸腺肽、匹多莫德及丙种球蛋白可能减少高危患者的感染发生，但确切疗效还有待进一步证实。

(4) 肺炎链球菌疫苗及预防性使用抗菌药物的疗效目前没有证据支持，不主张常规使用。

(5) 使用糖皮质激素和（或）免疫抑制药的患者如果发生了较严重的感染，应将此类药物尽快减量或暂时停用，因为它们可能阻碍感染的有效控制，甚至使感染无法控制，同时，合并感染时它们治疗肾病综合征的疗效也大多不佳。

3. 肾病综合征皮肤软组织感染的防控措施

肾病综合征患者的皮肤软组织感染虽不如呼吸道感染常见，但起病有时较隐匿，且病情难以控制，因此，临床医师必须充分认识并加强感染的预防。

(1) 日常注意皮肤清洁。

(2) 严格执行手卫生，勤剪指甲。

(3) 尽量避免皮肤搔抓。

(4) 勤换贴身衣物，经常更换床单。

(5) 适当活动，避免皮肤局部受压时间过长。

(6) 经常检查受压部位皮肤，适当利尿减轻水肿。

参考文献

[1] 陈春晖，李光辉. 美国感染病学会关于皮肤和软组织感染的指南推荐. 中国感染与化疗杂志，2011，11 (6)：428-435.

[2] 俞绍辉. 原发性肾病综合征医院感染的易感因素分析. 中华医院感染学杂志，2011，21 (24)：5206-5208.

附　录

附录 1：导尿管相关尿路感染预防与控制技术指南（试行）

[卫办医政发（2010）187 号]

导尿管相关尿路感染是医院感染中最常见的感染类型。导尿管相关尿路感染的危险因素包括患者方面和导尿管置入与维护方面。患者方面的危险因素主要包括：患者年龄、性别、基础疾病、免疫力和其他健康状况等。导尿管置入与维护方面的危险因素主要包括：导尿管留置时间、导尿管置入方法、导尿管护理质量和抗菌药物临床使用等。导尿管相关尿路感染方式主要为逆行性感染。医疗机构和医务人员应当针对危险因素，加强导尿管相关尿路感染的预防与控制工作。

一、导尿管相关尿路感染的定义

导尿管相关尿路感染主要是指患者留置导尿管后，或者拔除导尿管 48 h 内发生的泌尿系统感染。

临床诊断：患者出现尿频、尿急、尿痛等尿路刺激症状，或者有下腹触痛、肾区叩痛，伴有或不伴有发热，并且尿检白细胞男性≥5 个/高倍视野，女性≥10 个/高倍视野，插导尿管者应当结合尿培养。

病原学诊断：在临床诊断的基础上，符合以下条件之一：

（一）清洁中段尿或者导尿留取尿液（非留置导尿）培养革兰氏阳性球菌菌落数$\geqslant 10^4$ cfu/ml，革兰氏阴性杆菌菌落数$\geqslant 10^5$ cfu/ml。

（二）耻骨联合上膀胱穿刺留取尿液培养的细菌菌落数$\geqslant 10^3$ cfu/ml。

（三）新鲜尿液标本经离心应用相差显微镜检查，在每 30 个视野中有半数视野见到细菌。

（四）经手术、病理学或影像学检查，有尿路感染证据的。

患者虽然没有症状，但在 1 周内有内镜检查或导尿管置入，尿液培养革兰氏阳性球菌菌落数$\geqslant 10^4$ cfu/ml，革兰氏阴性杆菌菌落数$\geqslant 10^5$ cfu/ml，应当诊断为无症状性菌尿症。

二、导尿管相关尿路感染预防要点

（一）管理要求

1. 医疗机构应当健全规章制度，制定并落实预防与控制导尿管相关尿路感染的工作规范和操作规程，明确相关部门和人员职责。

2. 医务人员应当接受关于无菌技术、导尿操作、留置导尿管的维护及导尿管相关尿路感染预防的培训和教育，熟练掌握相关操作规程。

3. 医务人员应当评估患者发生导尿管相关尿路感染的危险因素，实施预防和控制导尿管相关尿路感染的工作措施。

4. 医疗机构应当逐步开展导尿管相关尿路感染的目标性监测，持续改进，有效降低感染率。

（二）感染预防要点

1. 置管前

（1）严格掌握留置导尿管的适应证，避免不必要的留置导尿。

（2）仔细检查无菌导尿包，如导尿包过期、外包装破损或潮湿，不应当使用。

（3）根据患者年龄、性别、尿道等情况选择合适大小、材质等的导尿管，最大限度降低尿道损伤和尿路感染。

（4）对留置导尿管的患者，应当采用密闭式引流装置。

（5）告知患者留置导尿管的目的，配合要点和置管后的注意事项。

2. 置管时

（1）医务人员要严格按照《医务人员手卫生规范》，认真洗手后，戴无菌手套实施导尿术。

（2）严格遵循无菌操作技术原则留置导尿管，动作要轻柔，避免损伤尿道黏膜。

（3）正确铺无菌巾，避免污染尿道口，保持最大的无菌屏障。

（4）充分消毒尿道口，防止污染。要使用合适的消毒剂棉球消毒尿道口及其周围皮肤黏膜，棉球不能重复使用。男性：先洗净包皮及冠状沟，然后自尿道口、龟头向外旋转擦拭消毒。女性：先按照由上至下，由内向外的原则清洗外阴，然后清洗并消毒尿道口、前庭、两侧大小阴唇，最后是会阴、肛门。

（5）导尿管插入深度适宜，插入后，向水囊注入 10～15 ml 无菌水，轻拉尿管以确认尿管固定稳妥，不会脱出。

（6）置管过程中，指导患者放松，协调配合，避免污染，如尿管被污染应当重新更换尿管。

3. 置管后

（1）妥善固定尿管，避免打折、弯曲，保证集尿袋高度低于膀胱水平，避免接触地面，防止逆行感染。

（2）保持尿液引流装置密闭、通畅和完整，活动或搬运时夹闭引流管，防止尿液逆流。

（3）应当使用个人专用的收集容器及时清空集尿袋中尿液。清空集尿袋中尿液时，要遵循无菌操作原则，避免集尿袋的出口触碰到收集容器。

(4) 留取小量尿标本进行微生物病原学检测时，应当消毒导尿管后，使用无菌注射器抽取标本送检。留取大量尿标本时（此法不能用于普通细菌和真菌学检查），可以从集尿袋中采集，避免打开导尿管和集尿袋的接口。

(5) 不应当常规使用含消毒剂或抗菌药物的溶液进行膀胱冲洗或灌注以预防尿路感染。

(6) 应当保持尿道口清洁，大便失禁的患者清洁后还应当进行消毒。留置导尿管期间，应当每日清洁或冲洗尿道口。

(7) 患者沐浴或擦身时应当注意对导管的保护，不应当把导管浸入水中。

(8) 长期留置导尿管患者，不宜频繁更换导尿管。若导尿管阻塞或不慎脱出时，以及留置导尿装置的无菌性和密闭性被破坏时，应当立即更换导尿管。

(9) 患者出现尿路感染时，应当及时更换导尿管，并留取尿液进行微生物病原学检测。

(10) 每天评估留置导尿管的必要性，不需要时尽早拔除导尿管，尽可能缩短留置导尿管时间。

(11) 对长期留置导尿管的患者，拔除导尿管时，应当训练膀胱功能。

(12) 医护人员在维护导尿管时，要严格执行手卫生。

附录2：导管相关血流感染预防与控制技术指南（试行）

[卫办医政发（2010）187号]

留置血管内导管是救治危重患者、实施特殊用药和治疗的医疗操作技术。置管后的患者存在发生感染的危险。血管内导管相关血流感染的危险因素主要包括：导管留置的时间、置管部位及其细菌定植情况、无菌操作技术、置管技术、患者免疫功能和健康状态等因素。

一、导管相关血流感染的定义

导管相关血流感染（catheter related blood stream infection，CRBSI）是指带有血管内导管或者拔除血管内导管48 h内的患者出现菌血症或真菌血症，并伴有发热（>38 ℃）、寒战或低血压等感染表现，除血管导管外没有其他明确的感染源。实验室微生物学检查显示：外周静脉血培养细菌或真菌阳性；或者从导管段和外周血培养出相同种类、相同药敏结果的致病菌。

二、导管相关血流感染预防要点

（一）管理要求

1. 医疗机构应当健全规章制度，制定并落实预防与控制导管相关血流感染的工作规范和操作规程，明确相关部门和人员职责。

2. 医务人员应当接受关于血管内导管的正确置管、维护和导管相关血流感染预防与控制措施的培训和教育，熟练掌握相关操作规程。

3. 有条件的医疗机构应当建立静脉置管专业护士队伍，提高对静脉置管患者的专业护理质量。

4. 医务人员应当评估患者发生导管相关血流感染的危险因素，实施预防和控制导管相关血流感染的工作措施。

5. 医疗机构应当逐步开展导管相关血流感染的目标性监测，持续改进，有效降低感染率。

（二）感染预防要点

1. 置管时

（1）严格执行无菌技术操作规程。置管时应当遵守最大限度的无菌屏障要求。置管部位应当铺大无菌单（巾）；置管人员应当戴帽子、口罩、无菌手套，穿无菌手术衣。

（2）严格按照《医务人员手卫生规范》，认真洗手并戴无菌手套后，尽量避免接触穿刺点皮肤。置管过程中手套污染或破损应当立即更换。

（3）置管使用的医疗器械、器具等医疗用品和各种敷料必须达到灭菌水平。

（4）选择合适的静脉置管穿刺点，成人中心静脉置管时，应当首选锁骨下静脉，尽量避免使用颈静脉和股静脉。

（5）采用卫生行政部门批准的皮肤消毒剂消毒穿刺部位皮肤，自穿刺点由内向外以同心圆方式消毒，消毒范围应当符合置管要求。消毒后皮肤穿刺点应当避免再次接触。皮肤消毒待干后，再进行置管操作。

（6）患疖肿、湿疹等皮肤病或患感冒、流感等呼吸道疾病，以及携带或感染多重耐药菌的医务人员，在未治愈前不应当进行置管操作。

2. 置管后

（1）应当尽量使用无菌透明、透气性好的敷料覆盖穿刺点，对于高热、出汗、穿刺点出血、渗出的患者应当使用无菌纱布覆盖。

（2）应当定期更换置管穿刺点覆盖的敷料。更换间隔时间为：无菌纱布为每隔 2 d 换 1 次，无菌透明敷料为 1～2 次/周，如果纱布或敷料出现潮湿、松动、可见污染时应当立即更换。

（3）医务人员接触置管穿刺点或更换敷料时，应当严格执行手卫生规范。

（4）保持导管连接端口的清洁，注射药物前，应用 75%乙醇或含碘消毒剂进行消毒，待干后方可注射药物。如有血迹等污染时，应当立即更换。

（5）告知置管患者在沐浴或擦身时，应当注意保护导管，不要把导管淋湿或浸入水中。

（6）在输血、输入血制品、脂肪乳剂后的 24 h 内或者停止输液后，应当及时更换输液管路。外周及中心静脉置管后，应当用生理盐水或肝素盐水进行常规冲管，预防导管内血栓形成。

（7）严格保证输注液体的无菌。

（8）紧急状态下的置管，若不能保证有效的无菌原则，应当在 48 h 内尽快拔除导管，更换穿刺部位后重新进行置管，并进行相应处理。

（9）怀疑患者发生导管相关感染，或者患者出现静脉炎、导管故障时，应当及时拔除导管。必要时应当进行导管尖端的微生物培养。

（10）医务人员应当每天对保留导管的必要性进行评估，不需要时应当尽早拔除导管。

（11）导管不宜常规更换，特别是不应当为预防感染而定期更换中心静脉导管和动脉导管。

附录 3：导管相关性血流感染的预防控制指南（2011 年版本）

本指南为施行血管内插管的医务人员及对各种医疗场所进行感染监测和控制的相关人员而编写。本报告由重症监护科、感染科、医院感染管理科、外科、麻醉科、介入放射科、呼吸科、儿科和护理等多学科代表构成的工作组共同起草。此工作组由重症监护医学会（SCCM）领导，美国感染性疾病学会（IDSA）、美国医疗保健流行病学学会（SHEA）、美国外科感染学会（SIS）、美国胸科医师学会（ACCP）、美国胸科学会（ATS）、美国麻醉和危重病学会（ASCCA）、美国感染控制和流行病学专业学会（APIC）、美国输液护士学会（INS）、美国肿瘤护理学会（ONS）、美国胃肠外和肠内营养学会（ASPEN）、美国介入放射学学会（SIR）、美国儿科学会（AAP）、儿童感染病学会（PIDS）、美国疾病预防控制中心（CDC）和医院感染控制顾问委员会（HICPAC）共同参与。本指南用于取代 2002 年发布的《预防导管相关性血流感染（CRBSI）指南》，旨在为预防 CRBSI 提供具有循证支持的各项建议。要点包括：①对实施和护理导管的医务人员进行教育和培训。②中心静脉插管过程中施行最大消毒屏障。③使用含氯己定浓度＞0.5％乙醇溶液消毒皮肤。④避免常规更换中心静脉导管以预防 CRBSI。⑤如果严格执行以上措施后感染率仍未下降，则可使用含有消毒/抗菌涂层的短期中心静脉导管及氯己定浸泡的海绵敷料。指南同时强调使用组合措施改善现状，记录和报告对各项组合措施的依从性，并将此作为质量保证和绩效改进的基准。与 CDC 和 HICPAC 之前发布的指南一样，每一条建议都根据现有的科学数据、理论依据、适用性和经济影响进行了归类。

在本指南中建议的分类系统分述如下。Ⅰ类：A：有设计良好的实验、临床或流行病学研究支持，强烈推荐采用；B：有部分实验、临床或流行病学研究支持，有较强的理论依据或证据有限的常规操作（如无菌术），强烈推荐采用；C：各州或联邦法律、条款或标准强制性要求。Ⅱ类：有提示意义的临床或流行病学研究支持或有一定的理论依据，建议采用。未明确：由于缺乏充足的证据或确切的疗效支持，尚无定论的情形。

1. 简介

美国每年重症监护病房的中心静脉置管日（在指定时间内特定人群中所有患者暴露于中心静脉插管的总天数）总计 1500 万日。关于 CRBSI 有很多不同的研究。感染可直接导致住院费用的增加和住院时间的延长，但未见明显的死亡率增加。ICU 中每年发生的 CRBSI 约为 8 万例，而在整个医院范围内，预计每年发生的病例数可高达 25 万例。多项分析显示由于 CRBSI 可导致发病率的升高和医疗费用的增长，其花费非常惊人。为改善患者预后及减少医疗费用，医务人员、保险公司、管理机构和患者都致力于减少感染的发生。而要达成此目的，需要包括决定置入和拔除中心静脉插管（CVC）的医师、置入或护理导管的医护人员、感染管控人员、首席执行官（CEO）和分配资源人员在内的医院管理者及能够辅助自我护理的患者等多个部门人员的共同参与和努力。

有效预防的最终目的是在所有的医疗护理场所消除CRBSI。虽然目标富有挑战性，然而该项目已经获得了初步成功，但成果的维持仍需继续努力。本指南中所探讨的各种措施其目的是在特定的患者人群中，周围环境普遍存在微生物的情况下，以及受现有条件和技术的限制下，尽可能地减少CRBSI发生率。

2. 推荐意见概要

2.1 教育培训与人员配备

（1）对相关医疗人员进行教育包括：血管内导管的使用指征，血管内导管置管及其护理的规范化操作，防止血管内导管相关感染的最佳感染预防措施（ⅠA类）。

（2）定期评估施行血管内导管置入术及其护理的相关人员对指南知晓度和依从性（ⅠA类）。

（3）仅允许经过培训并通过考核的医疗人员进行外周和中心静脉导管置入和护理工作（ⅠA类）。

（4）确保ICU合理的护理人员配置。观察性研究显示，缺乏训练有素的护士或患者/护士比增高，同ICU中CRBSI相关（ⅠB类）。

2.2 导管及插管部位选择

2.2.1 外周静脉导管与中长周围静脉导管

（1）成人应选择上肢作为插管的部位。对于留置在下肢的导管需尽快在上肢重新置管（Ⅱ类）。

（2）儿童可选择上肢、下肢或头皮（新生儿或小婴儿）进行插管（Ⅱ类）。

（3）应根据插管目的、预计使用的时间、已知感染和非感染并发症（如静脉炎和皮下渗漏）、插管操作者的个人经验等因素，合理选择导管种类（ⅠB类）。

（4）避免在给药或输液时使用钢针，以防止液体外渗时发生组织坏死（ⅠA类）。

（5）当预计静脉输液治疗＞6 d，应使用中长周围静脉导管或经外周中心静脉导管（PICC）（Ⅱ类）。

（6）每日通过触诊是否有压痛及其对使用透明敷料者视诊，评估插管部位情况，对于使用纱布或不透明敷料，除非患者有感染迹象如局部压痛或其他可能CRBSI迹象，否则不应揭除。如果患者出现局部压痛或其他可能CRBSI的表现，应揭除不透明敷料，直接观察插管部位（Ⅱ类）。

（7）当患者出现静脉炎（红肿、热、痛或可触及静脉索）、感染或导管功能障碍时，应及时拔除外周静脉置管（ⅠB类）。

2.2.2 中心静脉导管

（1）在选择置管部位前，须权衡降低感染并发症和增加机械损伤并发症（如气胸、刺入锁骨下动脉、锁骨下静脉裂伤、锁骨下静脉狭窄、血胸、血栓形成、空气栓塞，置管错位）的利弊（ⅠA类）。

（2）成人应避免选择股静脉作为穿刺点（ⅠA类）。

(3) 当对成人进行非隧道式中心静脉置管操作时，应选择锁骨下静脉而非颈静脉或股静脉，以减少感染风险（ⅠB类）。

(4) 隧道式CVC最佳的置入部位，尚无明确的推荐意见（未明确）。

(5) 血液透析或终末期肾病患者，应避免选择锁骨下静脉部位，以防锁骨下静脉狭窄（ⅠA类）。

(6) 须接受长期透析的慢性肾衰竭患者，应采用造瘘或置入等方式而非CVC（ⅠA类）。

(7) 应在超声引导下进行中心静脉置管（如果条件允许），以减少反复插管试探次数及机械损伤。超声引导应由经过此项技术专门培训的人员使用（ⅠB类）。

(8) 尽量选用能满足患者治疗所需的最少接口数或腔体数的CVC（ⅠB类）。

(9) 关于胃肠外营养置管，尚无推荐意见（未明确）。

(10) 如有可能，应尽早拔除所有血管内导管（ⅠA类）。

(11) 当插管未能严格遵循无菌要求时（如紧急情况下施行插管），应尽快更换导管，如48 h内（ⅠB类）。

2.3 手卫生与无菌操作

(1) 在触摸插管部位前、后，以及插入、重置、触碰、护理导管及更换敷料前、后时，均应严格执行手卫生程序，手卫生可使用传统的皂液和水，或者用乙醇擦手液。在对插管部位进行消毒处理后，不应再触摸该部位，除非采用无菌操作（ⅠB类）。

(2) 在进行插管和护理操作时须无菌操作（ⅠB类）。

(3) 进行周围静脉置管时，若对插管部位进行皮肤消毒后不再触碰该部位，则佩戴清洁手套即可（ⅠC类）。

(4) 进行动脉导管、中心静脉导管及中长周围静脉导管置管时，必须佩戴无菌手套（ⅠA类）。

(5) 使用导丝更换导管时，在接触新的导管前，应更换无菌手套（Ⅱ类）。

(6) 更换敷料时，佩戴清洁或无菌手套（ⅠC类）。

2.4 最大无菌屏障措施

(1) 在放置CVC、PICC或更换导丝时，应进行最大无菌屏障措施，包括佩戴帽子、口罩、无菌手套，穿无菌手术衣，使用覆盖患者全身的无菌布（ⅠB类）。

(2) 肺动脉插管时，应使用无菌套管进行保护（ⅠB类）。

2.5 插管部位皮肤准备

(1) 在进行周围静脉置管前，采用消毒剂（70%乙醇、碘酊、聚维酮碘或葡萄糖酸氯己定）进行清洁皮肤（ⅠB类）。

(2) 在进行中心静脉置管、周围动脉置管和更换敷料前，应用含氯己定浓度>0.5%乙醇溶液进行皮肤消毒。若患者对使用氯己定有禁忌，则可选用碘酊、聚维酮碘或70%乙醇（ⅠA类）。

(3) 尚无研究比较乙醇+氯己定和乙醇+聚维酮碘用于皮肤消毒作用的差异（未明确）。

(4) 氯己定在<2个月婴儿中的应用安全性和有效性尚无推荐意见（未明确）。

(5) 应按照生产商的推荐，在进行插管时应保证皮肤表面的消毒剂已干燥（ⅠB类）。

2.6 插管部位敷料应用

（1）使用无菌纱布或无菌的透明、半透明敷料覆盖插管部位（ⅠA类）。

（2）若患者易出汗或插管部位有血液或组织液渗出，应选用纱布覆盖（Ⅱ类）。

（3）当敷料潮湿、松弛或可见污渍时，应更换（ⅠA类）。

（4）除透析导管外，不要在插管部位使用抗菌膏或霜，因其可能促进真菌感染及抗菌药物耐药。

（5）防止导管及插管部位浸入水中。在做好防护措施后（例如导管与接口用防透水膜覆盖），可进行淋浴（ⅠB类）。

（6）短期 CVC 置管应每 2 d 更换纱布敷料（ⅠB类）。

（7）短期 CVC 置管应至少每 7 d 更换透明敷料。除非在儿科患者导管脱出的风险超过更换敷料的益处（ⅠB类）。

（8）覆盖于隧道或置入式 CVC 部位的透明敷料更换不应频于每周 1 次（除非敷料变脏或松弛），直至插入部位愈合（Ⅱ类）。

（9）已愈合的长期隧道 CVC 置管部位出口处，覆盖敷料的必要性，尚无推荐意见（未明确）。

（10）保证插管部位护理与插管材料相匹配（ⅠB类）。

（11）所有肺动脉插管均应使用无菌套管（ⅠB类）。

（12）若已经采取了教育和培训，合理使用氯己定皮肤消毒等基础预防措施后，短期置管 CRBSI 发生率仍较高，则可在年龄＞2 月龄患者中使用含氯己定的海绵敷料（ⅠB类）。

（13）尚无其他类型氯己定敷料的推荐意见（未明确）。

（14）更换敷料时，肉眼观察插管部位或在敷料外进行触诊。若患者有压痛感、不明原因发热或其他表现提示局部或血流感染，应立即揭开敷料彻底检查插管部位（ⅠB类）。

（15）鼓励患者及时报告插管部位的任何变化或新的不适（Ⅱ类）。

2.7 患者清洁

使用 2%氯己定每日清洁皮肤 1 次以减少 CRBSI（Ⅱ类）。

2.8 导管固定装置

使用免缝合装置固定导管以降低感染率（Ⅱ类）。

2.9 抗菌/消毒剂涂层导管和套囊（cuff）

若采用综合措施仍不能降低 CRBSI 发生率，则推荐对预计导管留置＞5 d 的患者使用氯己定/磺胺嘧啶银或米诺环素/利福平包被的 CVC。综合措施应包括至少以下 3 个部分：教育置入和护理导管的医疗人员、使用最大无菌屏障措施、置管时使用含氯己定浓度＞0.5%乙醇溶液进行皮肤消毒（ⅠA类）。

2.10 全身性抗菌药物预防

避免在插管前或留置导管期间，常规使用全身抗菌药物以预防导管内细菌定植或 CRBSI（ⅠB类）。

2.11 抗菌药物/消毒剂软膏

对于透析导管，在插管操作完成及每次透析后，应在血液透析管出口使用聚维酮碘消毒剂软膏或杆菌肽/短杆菌肽/多黏菌素 B 软膏。须根据制造商推荐，保证透析导管的材料不会与软膏发生反应（ⅠB类）。

2.12 抗菌药物封管、抗菌导管冲洗与导管封管预防

虽然最大程度地执行无菌操作，但仍有多次 CRBSI 史的长期置管患者，可使用抗菌药物溶液封管（Ⅱ类）。

2.13 抗凝剂

对于一般患者，无需常规抗凝治疗以减少导管相关感染的风险（Ⅱ类）。

2.14 更换外周及中长周围静脉导管

（1）成人更换外周导管间隔无需＜72～96 h 以减少相关感染和静脉炎（ⅠB类）。

（2）成人更换外周导管，除非有临床指征，尚无推荐意见（未明确）。

（3）儿童仅在有临床指征时才需更换外周导管（ⅠB类）。

（4）仅在有特别指征时才更换中长周围静脉导管（Ⅱ类）。

2.15 更换 CVC、PICC 及血透导管

（1）无需常规更换 CVC、PICC、血透导管或肺动脉导管以预防导管相关感染（ⅠB类）。

（2）切勿仅因单纯发热而拔除 CVC 或 PICC。应根据临床表现综合评估拔除导管的必要性，如已明确某处发生感染或怀疑发热为非感染性（Ⅱ类）。

（3）对于非隧道式导管，切勿常规使用导丝更换导管来预防感染（ⅠB类）。

（4）对于使用非隧道式导管的可疑感染者，勿使用导丝更换导管（ⅠB类）。

（5）当无明显感染存在时，可使用导丝引导更换功能障碍的非隧道式导管（ⅠB类）。

（6）在使用导丝引导更换导管时，在对新导管进行操作前，须重新更换无菌手套（Ⅱ类）。

2.16 带导管

（1）当出现任何 CRBSI、下肢血管功能不全或血栓征象时，移除脐动脉导管，而且不要重置（Ⅱ类）。

（2）当出现 CRBSI 或血栓征象时，移除脐静脉导管，而且不要重置（Ⅱ类）。

（3）通过导管内应用抗菌药物试图保留脐带导管的方案目前尚无推荐意见（未明确）。

（4）在脐部插管前，应使用各种消毒剂对插管部位进行清洁。由于碘酊对新生儿甲状腺有潜在影响，需避免使用。可使用其他含碘制剂（如聚维酮碘）（ⅠB类）。

（5）不要在插管部位涂抹抗菌软膏，因其可能导致真菌感染和抗菌药物耐药（ⅠA类）。

（6）使用低剂量肝素（0.25～1.0 U/ml）注入脐动脉导管封管（ⅠB类）。

（7）在不需要置管或发现有下肢血管功能不全迹象时，尽快拔除脐带导管。脐动脉导管留置＜5 d（Ⅱ类）。

（8）在不需要时，应尽快拔除脐静脉导管，但如果无菌技术得当，导管可最多留置 14 d（Ⅱ类）。

（9）仅为脐带导管功能不良，而无其他需要拔除导管指征，同时脐动脉导管留置时间＜5 d，或脐静脉导管留置时间＜14 d，可以重新置管（Ⅱ类）。

2.17 成人与儿童患者外周动脉导管及压力监测装置

（1）成人应选择桡、肱、足背动静脉，较股动静脉或腋窝更有利于预防感染（ⅠB类）。

（2）儿童不应使用肱动静脉，选用背部及胫骨后血管较股部或腋窝部血管更有利于预防

感染（Ⅱ类）。

（3）在外周动脉穿刺操作时，最少佩戴帽子、口罩和无菌手套，并使用小的有孔无菌布（ⅠB类）。

（4）在进行腋窝或股动脉置管时，应采用最大无菌屏障措施（Ⅱ类）。

（5）仅在有临床指征时才更换动脉导管（Ⅱ类）。

（6）不再需要时应尽早移除导管（Ⅱ类）。

（7）尽可能使用一次性传感器组件（ⅠB类）。

（8）无需常规更换动脉置管以预防导管相关感染（Ⅱ类）。

（9）一次性或可重复使用压力换能器每 96 h 更换 1 次，同时更换系统其他部件（包括输液管、连续冲洗装置和冲洗液）（ⅠB类）。

（10）保持压力监测系统所有部件（包括校准设备和冲洗液）无菌（ⅠA类）。

（11）尽量减少对压力监测装置的操作。应用封闭冲洗系统（即连续冲洗），而不是开放系统（即使用注射器和三通阀），来保持压力监测导管通畅（Ⅱ类）。

（12）若通过隔膜接压力监测装置，使用前选择合适的消毒剂擦拭隔膜（ⅠA类）。

（13）禁止通过压力监测装置输注含葡萄糖的溶液或胃肠外营养液（ⅠA类）。

（14）不能常规使用一次性压力换能器时，可重复使用的换能器应依据厂家说明进行灭菌（ⅠA）。

2.18 更换给药装置

（1）对于不输注血液及血液制品或脂肪乳的患者，不必在 96 h 内更换连续给药装置，但至少每 7 d 更换 1 次（ⅠA类）。

（2）关于间断给药装置的更换，尚无推荐意见（未明确）。

（3）关于更换给药针的时间间隔，尚无推荐意见（未明确）。

（4）输注血液及血液制品或脂肪乳的患者，应在开始输注 24 h 内更换输液管（ⅠB类）。

（5）输注丙泊酚的患者，根据厂家建议，应在每 6 h 或 12 h 更换药剂时更换输液管（ⅠA类）。

（6）关于给药针留置时间，尚无推荐意见。

2.19 无针导管系统

（1）无针装置至少应与输液装置同时更换。频于每 72 h 更换，不能带来额外益处（Ⅱ类）。

（2）无针装置接口更换频率无需小于每 72 h 更换或根据制造厂家的建议更换，以减少感染率（Ⅱ类）。

（3）保证系统各部分兼容，以减少渗漏或破裂（Ⅱ类）。

（4）使用合适的消毒剂（氯己定、聚维酮碘、碘剂或 70%乙醇）擦拭接触的端口对其进行消毒，以减少污染风险（ⅡA类）。

（5）使用无针系统连接静脉输液管（ⅡC类）。

（6）在使用无针装置时，劈裂式活瓣可能优于其他机械瓣，因为后者可增加感染风险（Ⅱ类）。

三、绩效改进

根据各医院的实际情况，各学科共同协作，以提高对有循证依据的一系列推荐规程的依从性。

附录 4：抗菌药物临床应用指导原则（2015 年版节选）

［国卫办医发（2015）43 号］

第一部分 抗菌药物临床应用的基本原则

抗菌药物的应用涉及临床各科，合理应用抗菌药物是提高疗效、降低不良反应发生率以及减少或延缓细菌耐药发生的关键。抗菌药物临床应用是否合理，基于以下两方面：有无抗菌药物应用指征；选用的品种及给药方案是否适宜。

抗菌药物治疗性应用的基本原则

一、诊断为细菌性感染者方有指征应用抗菌药物

根据患者的症状、体征、实验室检查或放射、超声等影像学结果，诊断为细菌、真菌感染者方有指征应用抗菌药物；由结核分枝杆菌、非结核分枝杆菌、支原体、衣原体、螺旋体、立克次体及部分原虫等病原微生物所致的感染亦有指征应用抗菌药物。缺乏细菌及上述病原微生物感染的临床或实验室证据，诊断不能成立者，以及病毒性感染者，均无应用抗菌药物的指征。

二、尽早查明感染病原，根据病原种类及药物敏感试验结果选用抗菌药物

抗菌药物品种的选用原则上应根据病原菌种类及病原菌对抗菌药物敏感性，即细菌药物敏感试验（以下简称药敏试验）的结果而定。因此有条件的医疗机构，对临床诊断为细菌性感染的患者应在开始抗菌治疗前，及时留取相应合格标本（尤其血液等无菌部位标本）送病原学检测，以尽早明确病原菌和药敏结果，并据此调整抗菌药物治疗方案。

三、抗菌药物的经验治疗

对于临床诊断为细菌性感染的患者，在未获知细菌培养及药敏结果前，或无法获取培养标本时，可根据患者的感染部位、基础疾病、发病情况、发病场所、既往抗菌药物用药史及其治疗反应等推测可能的病原体，并结合当地细菌耐药性监测数据，先给予抗菌药物经验治疗。待获知病原学检测及药敏结果后，结合先前的治疗反应调整用药方案；对培养结果阴性的患者，应根据经验治疗的效果和患者情况采取进一步诊疗措施。

四、按照药物的抗菌作用及其体内过程特点选择用药

各种抗菌药物的药效学和人体药动学特点不同，因此各有不同的临床适应证。临床医师应根据各种抗菌药物的药学特点，按临床适应证（参见“各类抗菌药物适应证和注意事项”）正确选用抗菌药物。

五、综合患者病情、病原菌种类及抗菌药物特点制订抗菌治疗方案

根据病原菌、感染部位、感染严重程度和患者的生理、病理情况及抗菌药物药效学和药动学证据制订抗菌治疗方案，包括抗菌药物的选用品种、剂量、给药次数、给药途径、疗程及联合用药等。在制订治疗方案时应遵循下列原则。

（一）品种选择

根据病原菌种类及药敏试验结果尽可能选择针对性强、窄谱、安全、价格适当的抗菌药物。进行经验治疗者可根据可能的病原菌及当地耐药状况选用抗菌药物。

（二）给药剂量

一般按各种抗菌药物的治疗剂量范围给药。治疗重症感染（如血流感染、感染性心内膜炎等）和抗菌药物不易达到的部位的感染（如中枢神经系统感染等），抗菌药物剂量宜较大（治疗剂量范围高限）；而治疗单纯性下尿路感染时，由于多数药物尿药浓度远高于血药浓度，则可应用较小剂量（治疗剂量范围低限）。

（三）给药途径

对于轻、中度感染的大多数患者，应予口服治疗，选取口服吸收良好的抗菌药物品种，不必采用静脉或肌内注射给药。仅在下列情况下可先予以注射给药：①不能口服或不能耐受口服给药的患者（如吞咽困难者）；②患者存在明显可能影响口服药物吸收的情况（如呕吐、严重腹泻、胃肠道病变或肠道吸收功能障碍等）；③所选药物有合适抗菌谱，但无口服剂型；④需在感染组织或体液中迅速达到高药物浓度以达杀菌作用者（如感染性心内膜炎、化脓性脑膜炎等）；⑤感染严重、病情进展迅速，需给予紧急治疗的情况（如血流感染、重症肺炎患者等）；⑥患者对口服治疗的依从性差。肌内注射给药时难以使用较大剂量，其吸收也受药动学等众多因素影响，因此只适用于不能口服给药的轻、中度感染者，不宜用于重症感染者。

接受注射用药的感染患者经初始注射治疗病情好转并能口服时，应及早转为口服给药。

抗菌药物的局部应用宜尽量避免：皮肤黏膜局部应用抗菌药物后，很少被吸收，在感染部位不能达到有效浓度，反而易导致耐药菌产生，因此治疗全身性感染或脏器感染时应避免局部应用抗菌药物。抗菌药物的局部应用只限于少数情况：①全身给药后在感染部位难以达到有效治疗浓度时加用局部给药作为辅助治疗（如治疗中枢神经系统感染时某些药物可同时鞘内给药，包裹性厚壁脓肿脓腔内注入抗菌药物等）；②眼部及耳部感染的局部用药等；③某些皮肤表层及口腔、阴道等黏膜表面的感染可采用抗菌药物局部应用或外用，但应避免将主要供全身应用的品种作局部用药。局部用药宜采用刺激性小、不易被吸收、不易导致耐药性和过敏反应的抗菌药物。青霉素类、头孢菌素类等较易产生过敏反应的药物不可局部应用。氨基糖苷类等耳毒性药不可局部滴耳。

（四）给药次数

为保证药物在体内能发挥最大药效，杀灭感染灶病原菌，应根据药动学和药效学相结合的原则给药。青霉素类、头孢菌素类和其他β-内酰胺类、红霉素、克林霉素等时间依赖性抗菌药，应一日多次给药。氟喹诺酮类和氨基糖苷类等浓度依赖性抗菌药可一日给药一次。

（五）疗程

抗菌药物疗程因感染不同而异，一般宜用至体温正常、症状消退后 72～96 小时，有局部病灶者需用药至感染灶控制或完全消散。但血流感染、感染性心内膜炎、化脓性脑膜炎、伤寒、布鲁菌病、骨髓炎、B 组链球菌咽炎和扁桃体炎、侵袭性真菌病、结核病等需较长的疗程方能彻底治愈，并减少或防止复发。

（六）抗菌药物的联合应用

单一药物可有效治疗的感染不需联合用药，仅在下列情况时有指征联合用药。

1. 病原菌尚未查明的严重感染，包括免疫缺陷者的严重感染。

2. 单一抗菌药物不能控制的严重感染，需氧菌及厌氧菌混合感染，2 种及 2 种以上复数菌感染，以及多重耐药菌或泛耐药菌感染。

3. 需长程治疗，但病原菌易对某些抗菌药物产生耐药性的感染，如某些侵袭性真菌病；或病原菌含有不同生长特点的菌群，需要使用不同抗菌机制的药物联合使用，如结核和非结核分枝杆菌。

4. 毒性较大的抗菌药物，联合用药时剂量可适当减少，但需有临床资料证明其同样有效。如两性霉素 B 与氟胞嘧啶联合治疗隐球菌脑膜炎时，前者的剂量可适当减少，以减少其毒性反应。

联合用药时宜选用具有协同或相加作用的药物联合，如青霉素类、头孢菌素类或其他β-内酰胺类与氨基糖苷类联合。联合用药通常采用 2 种药物联合，3 种及 3 种以上药物联合仅适用于个别情况，如结核病的治疗。此外必须注意联合用药后药物不良反应亦可能增多。

抗菌药物预防性应用的基本原则

一、非手术患者抗菌药物的预防性应用

（一）预防用药目的

预防特定病原菌所致的或特定人群可能发生的感染。

（二）预防用药基本原则

1. 用于尚无细菌感染征象但暴露于致病菌感染的高危人群。

2. 预防用药适应证和抗菌药物选择应基于循证医学证据。

3. 应针对一种或两种最可能细菌的感染进行预防用药，不宜盲目地选用广谱抗菌药或多药联合预防多种细菌多部位感染。

4. 应限于针对某一段特定时间内可能发生的感染，而非任何时间可能发生的感染。

5. 应积极纠正导致感染风险增加的原发疾病或基础状况。可以治愈或纠正者，预防用药价值较大；原发疾病不能治愈或纠正者，药物预防效果有限，应权衡利弊决定是否预防用药。

6. 以下情况原则上不应预防使用抗菌药物：普通感冒、麻疹、水痘等病毒性疾病；昏迷、休克、中毒、心力衰竭、肿瘤、应用肾上腺皮质激素等患者；留置导尿管、留置深静脉导管以及建立人工气道（包括气管插管或气管切口）患者。

（三）对某些细菌性感染的预防用药指征与方案

在某些细菌性感染的高危人群中，有指征地预防性使用抗菌药物，预防对象和推荐预防方案，见附录1：抗菌药物在预防非手术患者某些特定感染中的应用。此外，严重中性粒细胞缺乏（ANC$\leqslant 0.1\times 10^9$/L）持续时间超过7天的高危患者和实体器官移植及造血干细胞移植的患者，在某些情况下也有预防用抗菌药物的指征，但由于涉及患者基础疾病、免疫功能状态、免疫抑制剂等药物治疗史等诸多复杂因素，其预防用药指征及方案需参阅相关专题文献。

二、围术期抗菌药物的预防性应用

（一）预防用药目的

主要是预防手术部位感染，包括浅表切口感染、深部切口感染和手术所涉及的器官/腔隙感染，但不包括与手术无直接关系的、术后可能发生的其他部位感染。

（二）预防用药原则

围术期抗菌药物预防用药，应根据手术切口类别（表1-1）、手术创伤程度、可能的污染细菌种类、手术持续时间、感染发生机会和后果严重程度、抗菌药物预防效果的循证医学证据、对细菌耐药性的影响和经济学评估等因素，综合考虑决定是否预防用抗菌药物。但抗菌药物的预防性应用并不能代替严格的消毒、灭菌技术和精细的无菌操作，也不能代替术中保温和血糖控制等其他预防措施。

表 1-1 手术切口类别

切口分类	定义
Ⅰ类切口（清洁手术）	手术不涉及炎症区，不涉及呼吸道、消化道、泌尿生殖道等人体与外界相通的器官
Ⅱ类切口（清洁-污染手术）	上、下呼吸道，上、下消化道，泌尿生殖道手术，或经以上器官的手术，如经口咽部手术、胆道手术、子宫全切除术、经直肠前列腺手术，以及开放性骨折或创伤手术等
Ⅲ类切口（污染手术）	造成手术部位严重污染的手术，包括：手术涉及急性炎症但未化脓区域；胃肠道内容物有明显溢出污染；新鲜开放性创伤但未经及时扩创；无菌技术有明显缺陷如开胸、心脏按压者
Ⅳ类切口（污秽-感染手术）	有失活组织的陈旧创伤手术；已有临床感染或脏器穿孔的手术

注：

1. 本指导原则均采用以上分类。而目前我国在病案首页中将手术切口分为Ⅰ、Ⅱ、Ⅲ类，其Ⅰ类与本指导原则中Ⅰ类同，Ⅱ类相当于本指导原则中Ⅱ、Ⅲ类，Ⅲ类相当于本指导原则中Ⅳ类。参考本指导原则时应注意两种分类的区别。

2. 病案首页 0 类系指体表无切口或经人体自然腔道进行的操作以及经皮腔镜操作，其预防用药参考附录 3。

1. 清洁手术（Ⅰ类切口）：手术脏器为人体无菌部位，局部无炎症、无损伤，也不涉及呼吸道、消化道、泌尿生殖道等人体与外界相通的器官。手术部位无污染，通常不需预防用抗菌药物。但在下列情况时可考虑预防用药：①手术范围大、手术时间长、污染机会增加；②手术涉及重要脏器，一旦发生感染将造成严重后果者，如头颅手术、心脏手术等；③异物置入手术，如人工心瓣膜置入、永久性心脏起搏器放置、人工关节置换等；④有感染高危因素如高龄、糖尿病、免疫功能低下（尤其是接受器官移植者）、营养不良等患者。

2. 清洁-污染手术（Ⅱ类切口）：手术部位存在大量人体寄殖菌群，手术时可能污染手术部位引致感染，故此类手术通常需预防用抗菌药物。

3. 污染手术（Ⅲ类切口）：已造成手术部位严重污染的手术。此类手术需预防用抗菌药物。

4. 污秽-感染手术（Ⅳ类切口）：在手术前即已开始治疗性应用抗菌药物，术中、术后继续，此不属预防应用范畴。

（三）抗菌药物品种选择

1. 根据手术切口类别、可能的污染菌种类及其对抗菌药物敏感性、药物能否在手术部位达到有效浓度等综合考虑。

2. 选用对可能的污染菌针对性强、有充分的预防有效的循证医学证据、安全、使用方便及价格适当的品种。

3. 应尽量选择单一抗菌药物预防用药，避免不必要的联合使用。预防用药应针对手术路径中可能存在的污染菌。如心血管、头颈、胸腹壁、四肢软组织手术和骨科手术等经皮肤的手术，通常选择针对金黄色葡萄球菌的抗菌药物。结肠、直肠和盆腔手术，应选用针对肠道革兰氏阴性菌和脆弱拟杆菌等厌氧菌的抗菌药物。

4. 头孢菌素过敏者，针对革兰氏阳性菌可用万古霉素、去甲万古霉素、克林霉素；针对革兰氏阴性杆菌可用氨曲南、磷霉素或氨基糖苷类。

5. 对某些手术部位感染会引起严重后果者，如心脏人工瓣膜置换术、人工关节置换术等，若术前发现有耐甲氧西林金黄色葡萄球菌（MRSA）定植的可能或者该机构 MRSA 发生率高，可选用万古霉素、去甲万古霉素预防感染，但应严格控制用药持续时间。

6. 不应随意选用广谱抗菌药物作为围术期预防用药。鉴于国内大肠埃希氏菌对氟喹诺酮类药物耐药率高，应严格控制氟喹诺酮类药物作为外科围术期预防用药。

（四）给药方案

1. 给药方法：给药途径大部分为静脉输注，仅有少数为口服给药。

静脉输注应在皮肤、黏膜切开前 0.5～1 小时内或麻醉开始时给药，在输注完毕后开始手术，保证手术部位暴露时局部组织中抗菌药物已达到足以杀灭手术过程中沾染细菌的药物浓度。万古霉素或氟喹诺酮类等由于需输注较长时间，应在手术前 1～2 小时开始给药。

2. 预防用药维持时间：抗菌药物的有效覆盖时间应包括整个手术过程。手术时间较短（<2 小时）的清洁手术术前给药一次即可。如手术时间超过 3 小时或超过所用药物半衰期的 2 倍以上，或成人出血量超过 1500ml，术中应追加一次。清洁手术的预防用药时间不超过 24 小时，心脏手术可视情况延长至 48 小时。清洁-污染手术和污染手术的预防用药时间亦为 24 小时，污染手术必要时延长至 48 小时。过度延长用药时间并不能进一步提高预防效果，且预防用药时间超过 48 小时，耐药菌感染机会增加。

（五）常见围术期预防用抗菌药物的品种选择，见附录 2：抗菌药物在围术期预防应用的品种选择。

三、侵入性诊疗操作患者的抗菌药物的预防应用

随着放射介入和内镜诊疗等微创技术的快速发展和普及，我国亟待规范诊疗操作患者的抗菌药物预防应用。根据现有的循证医学证据、国际有关指南推荐和国内专家的意见，对部分常见特殊诊疗操作的预防用药提出了建议，见附录 3：特殊诊疗操作抗菌药物预防应用的建议。

抗菌药物在特殊病理、生理状况患者中应用的基本原则

一、肾功能减退患者抗菌药物的应用（表 1-2）

表 1-2　肾功能减退患者抗菌药物的应用

肾功能减退时的应用	抗菌药物				
按原治疗剂量应用	阿奇霉素	头孢哌酮	利福喷汀	卡泊芬净	替硝唑
	多西环素	头孢曲松	利福布汀	米卡芬净	乙胺嘧啶
	米诺环素	莫西沙星	利福昔明	伏立康唑口服制剂	
	克林霉素	利奈唑胺		伊曲康唑口服液	
	氯霉素	替加环素		酮康唑	
	萘夫西林				

（续表）

肾功能减退时的应用	抗菌药物				
轻、中度肾功能减退时按原治疗剂量，重度肾功能减退时减量应用	红霉素	美洛西林	氨苄西林/舒巴坦[1]	环丙沙星	利福平
	克拉霉素	哌拉西林	阿莫西林/克拉维酸[1]	甲硝唑	乙胺丁醇
	苯唑西林		哌拉西林/他唑巴坦[1]	达托霉素[1]	吡嗪酰胺
	氨苄西林		头孢哌酮/舒巴坦[1]	氟康唑[1]	氟胞嘧啶[1]
	阿莫西林				
轻、中、重度肾功能减退时均需减量应用	青霉素	头孢氨苄	头孢唑肟	亚胺培南	磺胺甲噁唑
	羧苄西林	头孢拉定	头孢噻肟	美罗培南	甲氧苄啶
	替卡西林	头孢呋辛	头孢吡肟	厄他培南	
	阿洛西林	头孢孟多	拉氧头孢	氧氟沙星	
	头孢噻吩	头孢西丁	替卡西林/克拉维酸	左氧氟沙星	
	头孢唑啉	头孢他啶	氨曲南	加替沙星	
避免应用，确有指征应用时需在治疗药物浓度监测下或按内生肌酐清除率调整给药剂量	庆大霉素	链霉素	万古霉素	两性霉素B去氧胆酸盐[2]	
	妥布霉素	其他氨基糖苷类	去甲万古霉素	伊曲康唑静脉注射液[2、3]	
	奈替米星		替考拉宁	伏立康唑静脉注射液[4]	
	阿米卡星		多黏菌素B		
	卡那霉素		多黏菌素E		
不宜应用	四环素	呋喃妥因	萘啶酸		

注：

[1] 轻度肾功能减退时按原治疗量，只有严重肾功能减退者需减量。

[2] 该药有明显肾毒性，虽肾功能减退者不需调整剂量，但可加重肾损害。

[3] 非肾毒性药，因静脉制剂中赋形剂（环糊精）蓄积，当内生肌酐清除率（Ccr）＜30ml/min时避免应用或改口服。

[4] 非肾毒性药，因静脉制剂中赋形剂（环糊精）蓄积，当内生肌酐清除率（Ccr）＜50ml/min时避免应用或改口服。

（一）基本原则

许多抗菌药物在人体内主要经肾排出，某些抗菌药物具有肾毒性，肾功能减退的感染患者应用抗菌药物的原则如下：

1. 尽量避免使用肾毒性抗菌药物，确有应用指征时，严密监测肾功能情况。

2. 根据感染的严重程度、病原菌种类及药敏试验结果等选用无肾毒性或肾毒性较低的抗菌药物。

3. 使用主要经肾排泄的药物，须根据患者肾功能减退程度以及抗菌药物在人体内清除途径调整给药剂量及方法。

（二）抗菌药物的选用及给药方案调整

根据抗菌药物体内过程特点及其肾毒性，肾功能减退时抗菌药物的选用有以下几种情况。

1. 主要由肝胆系统排泄，或经肾和肝胆系统同时排出的抗菌药物用于肾功能减退者，维持原治疗量或剂量略减。

2. 主要经肾排泄，药物本身并无肾毒性，或仅有轻度肾毒性的抗菌药物，肾功能减退者可应用，可按照肾功能减退程度（以内生肌酐清除率为准）调整给药方案。

3. 肾毒性抗菌药物避免用于肾功能减退者，如确有指征使用该类药物时，宜进行血药浓度监测，据以调整给药方案，达到个体化给药，疗程中需严密监测患者肾功能。

4. 接受肾替代治疗患者应根据腹膜透析、血液透析和血液滤过对药物的清除情况调整给药方案。

二、肝功能减退患者抗菌药物的应用（表 1-3）

表 1-3　肝功能减退患者抗菌药物的应用

肝功能减退时的应用	抗菌药物				
按原治疗量应用	青霉素 G	庆大霉素	万古霉素	氧氟沙星	米卡芬净
	头孢唑啉	妥布霉素	去甲万古霉素	左氧氟沙星	
	头孢他啶	阿米卡星	多黏菌素类	诺氟沙星	
		其他氨基糖苷类	达托霉素[1]	利奈唑胺[1]	
严重肝病时减量慎用	哌拉西林	头孢噻吩	替加环素	环丙沙星	伊曲康唑
	阿洛西林	头孢噻肟	甲硝唑	氟罗沙星	伏立康唑[1]
	美洛西林	头孢曲松			卡泊芬净[1]
	羧苄西林	头孢哌酮			
肝病时减量慎用	红霉素	培氟沙星	异烟肼[2]	克林霉素	林可霉素
肝病时避免应用	红霉素酯化物	两性霉素 B	磺胺药	四环素	氯霉素
	酮康唑	咪康唑	利福平		

注：

[1] 在严重肝功能不全者中的应用目前尚无资料。

[2] 活动性肝病时避免应用。

肝功能减退时，抗菌药物的选用及剂量调整需要考虑肝功能减退对该类药物体内过程的影响程度，以及肝功能减退时该类药物及其代谢物发生毒性反应的可能性。由于药物在肝代谢过程复杂，不少药物的体内代谢过程尚未完全阐明，根据现有资料，肝功能减退时抗菌药物的应用有以下几种情况。

（一）药物主要经肝或有相当量经肝清除或代谢，肝功能减退时清除减少，并可导致毒性反应的发生，肝功能减退患者应避免使用此类药物，如氯霉素、利福平、红霉素酯化物等。

（二）药物主要由肝清除，肝功能减退时清除明显减少，但并无明显毒性反应发生，肝病时仍可正常应用，但需谨慎，必要时减量给药，治疗过程中需严密监测肝功能。红霉素等大环内酯类（不包括酯化物）、克林霉素、林可霉素等属于此类。

（三）药物经肝、肾两途径清除，肝功能减退者药物清除减少，血药浓度升高，同时伴有肾功能减退的患者血药浓度升高尤为明显，但药物本身的毒性不大。严重肝病患者，尤其肝、肾功能同时减退的患者在使用此类药物时需减量应用。经肾、肝两途径排出的青霉素类、头孢菌素类等均属此种情况。

（四）药物主要由肾排泄，肝功能减退者不需调整剂量。氨基糖苷类、糖肽类抗菌药物等属此类。

三、老年患者抗菌药物的应用

由于老年人组织器官呈生理性退行性变，免疫功能下降，一旦罹患感染，在应用抗菌药物时需注意以下事项。

（一）老年人肾功能呈生理性减退，按一般常用量接受主要经肾排出的抗菌药物时，由于药物自肾排出减少，可导致药物在体内积蓄，血药浓度增高，易发生药物不良反应。因此老年患者，尤其是高龄患者接受主要自肾排出的抗菌药物时，可按轻度肾功能减退减量给药。青霉素类、头孢菌素类和其他β-内酰胺类的大多数品种即属此类情况。

（二）老年患者宜选用毒性低并具杀菌作用的抗菌药物，无用药禁忌者可首选青霉素类、头孢菌素类等β-内酰胺类抗菌药物。氨基糖苷类具有肾、耳毒性，应尽可能避免应用。万古霉素、去甲万古霉素、替考拉宁等药物应在有明确应用指征时慎用，必要时进行血药浓度监测，并据此调整剂量，使给药方案个体化，以达到用药安全、有效的目的。

四、新生儿患者抗菌药物的应用

新生儿期一些重要器官尚未完全发育成熟，在此期间其生长发育随日龄增加而迅速变化，因此新生儿感染使用抗菌药物时需注意以下事项。

（一）新生儿期肝、肾均未发育成熟，肝代谢酶的产生不足或缺乏，肾清除功能较差，因此新生儿感染时应避免应用毒性大的抗菌药物，包括主要经肾排泄的氨基糖苷类、万古霉素、去甲万古霉素等，以及主要经肝代谢的氯霉素等。确有应用指征时，需进行血药浓度监测，据此调整给药方案，个体化给药，以使治疗安全有效。

（二）新生儿期避免应用可能发生严重不良反应的抗菌药物（参见表1-4）。可影响新生儿生长发育的四环素类、喹诺酮类应避免应用，可导致脑性核黄疸及溶血性贫血的磺胺类药和呋喃类药应避免应用。

表1-4　新生儿应用抗菌药物后可能发生的不良反应

抗菌药物	不良反应	发生机制
氯霉素	灰婴综合征	肝酶不足，氯霉素与其结合减少，肾排泄功能差，使血游离氯霉素浓度升高
磺胺药	脑性核黄疸	磺胺药替代胆红素与蛋白的结合位置
喹诺酮类	软骨损害（动物）	不明
四环素类	牙齿及骨骼发育不良，牙齿黄染	药物与钙络合沉积在牙齿和骨骼中
氨基糖苷类	肾、耳毒性	肾清除能力差，由于遗传因素、药物浓度等影响，不良反应个体差异大
万古霉素	肾、耳毒性	同氨基糖苷类
磺胺药及呋喃类	溶血性贫血	新生儿红细胞中缺乏葡萄糖-6-磷酸脱氢酶

（三）新生儿期由于肾功能尚不完善，主要经肾排出的青霉素类、头孢菌素类等β-内酰胺类药物需减量应用，以防止药物在体内蓄积导致严重中枢神经系统毒性反应的发生。

（四）新生儿的组织器官日益成熟，抗菌药物在新生儿的药动学亦随日龄增长而变化，因此使用抗菌药物时应按日龄调整给药方案。

五、小儿患者抗菌药物的应用

小儿患者在应用抗菌药物时应注意以下几点。

（一）氨基糖苷类：该类药物有明显耳、肾毒性，小儿患者应避免应用。临床有明确应用指征且又无其他毒性低的抗菌药物可供选用时，方可选用该类药物，并在治疗过程中严密观察不良反应。有条件者应进行血药浓度监测，根据结果个体化给药。

（二）糖肽类：该类药有一定肾、耳毒性，小儿患者仅在有明确指征时方可选用。在治疗过程中应严密观察不良反应，有条件者应进行血药浓度监测，个体化给药。

（三）四环素类：可导致牙齿黄染及牙釉质发育不良，不可用于8岁以下小儿。

（四）喹诺酮类：由于对骨骼发育可能产生不良影响，该类药物避免用于18岁以下未成年人。

六、妊娠期和哺乳期患者抗菌药物的应用

（一）妊娠期患者抗菌药物的应用（表1-5）

妊娠期抗菌药物的应用需考虑药物对母体和胎儿两方面的影响。

表 1-5　抗微生物药在妊娠期应用时的危险性分类

FDA 分类	抗微生物药					
A. 在孕妇中研究证实无危险性						
B. 动物中研究无危险性，但人类研究资料不充分，或对动物有毒性，但人类研究无危险性	青霉素类	红霉素	两性霉素 B	甲硝唑	扎那米韦	
	头孢菌素类	阿奇霉素	特比萘芬	呋喃妥因	阿昔洛韦	
	青霉素类/β-内酰胺酶抑制剂	克林霉素	利福布汀	吡喹酮	泛昔洛韦	
	氨曲南	磷霉素			去羟肌苷	
	美罗培南	达托霉素			奈非那韦	
	厄他培南				替比夫定	
					替诺福韦	
C. 动物研究显示毒性，人体研究资料不充分，但用药时可能患者的受益大于危险性	亚胺培南/西司他丁	氟康唑	SMZ/TMP	乙胺嘧啶	金刚烷胺	恩替卡韦
	氯霉素	伊曲康唑	替硝唑	阿苯达唑	金刚乙胺	齐多夫定
	克拉霉素	酮康唑	氟喹诺酮类	甲苯达唑	奥塞米韦	扎西他滨
	万古霉素	泊沙康唑	利奈唑胺	氯喹	更昔洛韦	司他夫定
	特拉万星	氟胞嘧啶	利福平	甲氟喹	膦甲酸	阿巴卡韦
	多黏菌素 E	卡泊芬净	利福昔明	喷他脒	西多福韦	奈韦拉平
		阿尼芬净	异烟肼	伊维菌素	拉米夫定	地拉韦定
		米卡芬净	吡嗪酰胺	蒿甲醚/本芴醇	阿德福韦	茚地那韦
			卷曲霉素	阿托伐醌		
			氨苯砜	氯胍		
D. 已证实对人类有危险性，但仍可能受益多	氨基糖苷类	伏立康唑				
	四环素类					
	替加环素					
X. 对人类致畸，危险性大于受益	奎宁	沙利度胺				
	利巴韦林					

注：

1. 妊娠期感染时用药可参考表中分类，权衡用药后患者的受益程度及可能的风险决定。A 类：妊娠期患者可安全使用；B 类：有明确指征时慎用；C 类：在确有应用指征时，充分权衡利弊决定是否选用；D 类：避免应用，但在确有应用指征且患者受益大于可能的风险时严密观察下慎用；X 类：禁用。

2. 妊娠期患者接受氨基糖苷类、万古霉素、氯霉素、磺胺药、氟胞嘧啶时必须进行血药浓度监测，据以调整给药方案。

3. 下列药物未分类，注明为：夫西地酸无发生问题的报道，乙胺丁醇"安全"，氯法齐明/环丝氨酸"避免用"，乙硫异烟胺"不使用"。

1. 对胎儿有致畸或明显毒性作用者，如利巴韦林，妊娠期禁用。

2. 对母体和胎儿均有毒性作用者，如氨基糖苷类、四环素类等，妊娠期避免应用；但在有明确应用指征，经权衡利弊，用药时患者的受益大于可能的风险时，也可在严密观察下慎用。氨基糖苷类等抗菌药物有条件时应进行血药浓度监测。

3. 药物毒性低，对胎儿及母体均无明显影响，也无致畸作用者，妊娠期感染时可选用。如青霉素类、头孢菌素类等β-内酰胺类抗菌药物。

美国食品和药物管理局（FDA）按照药物在妊娠期应用时的危险性分为A、B、C、D及X类，可供药物选用时参考（表1-5）。

（二）哺乳期患者抗菌药物的应用

哺乳期患者接受抗菌药物后，某些药物可自乳汁分泌，通常母乳中药物含量不高，不超过哺乳期患者每日用药量的1%；少数药物乳汁中分泌量较高，如氟喹诺酮类、四环素类、大环内酯类、氯霉素、磺胺甲噁唑、甲氧苄啶、甲硝唑等。青霉素类、头孢菌素类等β-内酰胺类和氨基糖苷类等在乳汁中含量低。然而无论乳汁中药物浓度如何，均存在对乳儿潜在的影响，并可能出现不良反应，如氨基糖苷类可导致乳儿听力减退，氯霉素可致乳儿骨髓抑制，磺胺甲噁唑等可致核黄疸和溶血性贫血，四环素类可致乳齿黄染，青霉素类可致过敏反应等。因此治疗哺乳期患者时应避免用氨基糖苷类、喹诺酮类、四环素类、氯霉素、磺胺药等。哺乳期患者应用任何抗菌药物时，均宜暂停哺乳。

附录1　抗菌药物在预防非手术患者某些特定感染中的应用[1]

预防感染种类	预防用药对象	抗菌药物选择
风湿热复发	①风湿性心脏病儿童患者 ②经常发生链球菌咽峡炎或风湿热的儿童及成人	苄星青霉素 青霉素V
感染性心内膜炎	心内膜炎高危患者[2]，在接受牙科或口腔操作前	阿莫西林或氨苄西林； 青霉素过敏者用克林霉素
流行性脑脊髓膜炎	流脑流行时①托儿所、部队、学校中的密切接触者，②患者家庭中的儿童	利福平（孕妇不用） 环丙沙星（限成人） 头孢曲松
流感嗜血杆菌脑膜炎	①患者家庭中未经免疫接种的≤4岁儿童 ②有发病者的幼托机构中≤2岁未经免疫儿童 ③幼托机构在60天内发生2例以上患者，且入托对象未接种疫苗时，应对入托对象和全部工作人员预防用药	利福平（孕妇不用）
脾切除后/功能无脾者菌血症	①脾切除后儿童	定期接种肺炎链球菌、B型流感嗜血杆菌疫苗和四价脑膜炎奈瑟菌疫苗 5岁以下儿童：每日阿莫西林或青霉素V口服，直到满5岁 5岁以上儿童：每日青霉素口服，至少1年

（续表）

预防感染种类	预防用药对象	抗菌药物选择
	②患镰状细胞贫血和地中海贫血的儿童（属于功能无脾）	根据年龄定期接种上述疫苗 5岁以下儿童：每日青霉素V口服，直到满5岁 5岁以上儿童：每日青霉素口服，有人建议至少用药至18岁 出现发热时可予阿莫西林/克拉维酸或头孢呋辛 青霉素过敏者可予磺胺甲噁唑/甲氧苄啶（SMZ/TMP）或克拉霉素
新生儿淋病奈瑟菌或衣原体眼炎	每例新生儿	四环素或红霉素眼药水滴眼
肺孢子菌病	①艾滋病患者 CD_4 细胞计数＜200/mm^3 者 ②造血干细胞移植及实体器官移植受者	SMZ/TMP
百日咳	主要为与百日咳患者密切接触的幼儿和年老体弱者	红霉素
新生儿B组溶血性链球菌（GBS）感染	①孕妇有GBS菌尿症 ②妊娠35～37周阴道和肛拭子培养筛查有GBS寄殖 ③孕妇有以下情况之一者：＜37周早产；羊膜早破≥18小时；围生期发热，体温38℃以上者；以往出生的新生儿有该菌感染史者	青霉素G 氨苄西林 青霉素过敏但发生过敏性休克危险性小者：头孢唑啉 青霉素过敏，有发生过敏性休克危险性者：克林霉素或红霉素
实验室相关感染	实验室工作者不慎暴露于布鲁菌	
	高危者（接触量多）	多西环素＋利福平
	低危者（接触量少）	每周2次血清试验，转为阳性时开始用药，方案同上
	妊娠妇女	SMZ/TMP±利福平
	实验室工作者暴露于鼠疫耶尔森菌	多西环素或SMZ/TMP

注：

[1] 疟疾、甲型流感、巨细胞病毒感染、对乙型或丙型病毒性肝炎或HIV患者血或其他体液组织的职业暴露等寄生虫或病毒感染时亦有预防用药指征，未包括在本表内。

[2] 高危患者：进行任何损伤牙龈组织、牙周区域或口腔黏膜操作伴有以下心脏基础疾病的患者：（1）人工瓣膜；（2）既往有感染性心内膜炎病史；（3）心脏移植术后发生的瓣膜病变；（4）先天性心脏疾病合并以下情况：未纠正的发绀型先心病（包括姑息分流术），通过导管或手术途径置入异物或装置的先心手术后的前6个月，先心缺损修补术植入补片后仍有残留缺损及分流。

附录 2　抗菌药物在围术期预防应用的品种选择[1,2]

手术名称	切口类型	可能的污染菌	抗菌药物选择
脑外科手术（清洁，无置入物）	I	金黄色葡萄球菌，凝固酶阴性葡萄球菌	第一、二代头孢菌素[3]，MRSA 感染高发医疗机构的高危患者可用（去甲）万古霉素
脑外科手术（经鼻窦、鼻腔、口咽部手术）	II	金黄色葡萄球菌，链球菌属，口咽部厌氧菌（如消化链球菌）	第一、二代头孢菌素[3]±[5]甲硝唑，或克林霉素＋庆大霉素
脑脊液分流术	I	金黄色葡萄球菌，凝固酶阴性葡萄球菌	第一、二代头孢菌素[3]，MRSA 感染高发医疗机构的高危患者可用（去甲）万古霉素
脊髓手术	I	金黄色葡萄球菌，凝固酶阴性葡萄球菌	第一、二代头孢菌素[3]
眼科手术（如白内障、青光眼或角膜移植、泪囊手术、眼穿透伤）	I、II	金黄色葡萄球菌，凝固酶阴性葡萄球菌	局部应用妥布霉素或左氧氟沙星等
头颈部手术（恶性肿瘤，不经口咽部黏膜）	I	金黄色葡萄球菌，凝固酶阴性葡萄球菌	第一、二代头孢菌素[3]
头颈部手术（经口咽部黏膜）	II	金黄色葡萄球菌，链球菌属，口咽部厌氧菌（如消化链球菌）	第一、二代头孢菌素[3]±[5]甲硝唑，或克林霉素＋庆大霉素
颌面外科（下颌骨折切开复位或内固定，面部整形术有移植物手术，正颌手术）	I	金黄色葡萄球菌，凝固酶阴性葡萄球菌	第一、二代头孢菌素[3]
耳鼻喉科（复杂性鼻中隔鼻成形术，包括移植）	II	金黄色葡萄球菌，凝固酶阴性葡萄球菌	第一、二代头孢菌素[3]
乳腺手术（乳腺癌、乳房成形术，有置入物如乳房重建术）	I	金黄色葡萄球菌，凝固酶阴性葡萄球菌，链球菌属	第一、二代头孢菌素[3]
胸外科手术（食管、肺）	II	金黄色葡萄球菌，凝固酶阴性葡萄球菌，肺炎链球菌，革兰阴性杆菌	第一、二代头孢菌素[3]
心血管手术（腹主动脉重建、下肢手术切口涉及腹股沟、任何血管手术置入物、人工假体或异物，心脏手术、安装永久性心脏起搏器）	I	金黄色葡萄球菌，凝固酶阴性葡萄球菌	第一、二代头孢菌素[3]，MRSA 感染高发医疗机构的高危患者可用（去甲）万古霉素
肝、胆系统及胰腺手术	II、III	革兰氏阴性杆菌，厌氧菌（如脆弱拟杆菌）	第一、二代头孢菌素[3]±[5]甲硝唑，或头霉素类
胃、十二指肠、小肠手术	II、III	革兰氏阴性杆菌，链球菌属，口咽部厌氧菌（如消化链球菌）	第一、二代头孢菌素[3]，或头霉素类
结肠、直肠、阑尾手术	II、III	革兰氏阴性杆菌，厌氧菌（如脆弱拟杆菌）	第一、二代头孢菌素[3]±[5]甲硝唑，或头霉素类，或头孢曲松±[5]甲硝唑
经直肠前列腺活检	II	革兰氏阴性杆菌	氟喹诺酮类[4]

（续表）

手术名称	切口类型	可能的污染菌	抗菌药物选择
泌尿外科手术：进入泌尿道或经阴道的手术（经尿道膀胱肿瘤或前列腺切除术、异物置入及取出，切开造口、支架的置入及取出）及经皮肾镜手术	II	革兰氏阴性杆菌	第一、二代头孢菌素[3]，或氟喹诺酮类[4]
泌尿外科手术：涉及肠道的手术	II	革兰氏阴性杆菌，厌氧菌	第一、二代头孢菌素[3]，或氨基糖苷类＋甲硝唑
有假体置入的泌尿系统手术	II	葡萄球菌属，革兰氏阴性杆菌	第一、二代头孢菌素[3]＋氨基糖苷类，或万古霉素
经阴道或经腹腔子宫切除术	II	革兰氏阴性杆菌，肠球菌属，B组链球菌，厌氧菌	第一、二代头孢菌素（经阴道手术加用甲硝唑）[3]，或头霉素类
腹腔镜子宫肌瘤剔除术（使用举宫器）	II	革兰氏阴性杆菌，肠球菌属，B组链球菌，厌氧菌	第一、二代头孢菌素[3]±[5]甲硝唑，或头霉素类
羊膜早破或剖宫产术	II	革兰氏阴性杆菌，肠球菌属，B组链球菌，厌氧菌	第一、二代头孢菌素[3]±[5]甲硝唑
人工流产-刮宫术 引产术	II	革兰氏阴性杆菌，肠球菌属，链球菌，厌氧菌（如脆弱拟杆菌）	第一、二代头孢菌素[3]±[5]甲硝唑，或多西环素
会阴撕裂修补术	II、III	革兰氏阴性杆菌，肠球菌属，链球菌，厌氧菌（如脆弱拟杆菌）	第一、二代头孢菌素[3]±[5]甲硝唑
皮瓣转移术（游离或带蒂）或植皮术	II	金黄色葡萄球菌，凝固酶阴性葡萄球菌，链球菌属，革兰氏阴性菌	第一、二代头孢菌素[3]
关节置换成形术、截骨、骨内固定术、腔隙植骨术、脊柱术（应用或不用置入物、内固定物）	I	金黄色葡萄球菌，凝固酶阴性葡萄球菌，链球菌属	第一、二代头孢菌素[3]，MRSA感染高发医疗机构的高危患者可用（去甲）万古霉素
外固定架置入术	II	金黄色葡萄球菌，凝固酶阴性葡萄球菌，链球菌属	第一、二代头孢菌素[3]
截肢术	I、II	金黄色葡萄球菌，凝固酶阴性葡萄球菌，链球菌属，革兰氏阴性菌，厌氧菌	第一、二代头孢菌素[3]±[5]甲硝唑
开放骨折内固定术	II	金黄色葡萄球菌，凝固酶阴性葡萄球菌，链球菌属，革兰氏阴性菌，厌氧菌	第一、二代头孢菌素[3]±[5]甲硝唑

注：

[1] 所有清洁手术通常不需要预防用药，仅在有前述特定指征时使用。

[2] 胃十二指肠手术、肝胆系统手术、结肠和直肠手术、阑尾手术、Ⅱ或Ⅲ类切口的妇产科手术，如果患者对β-内酰胺类抗菌药物过敏，可用克林霉素＋氨基糖苷类，或氨基糖苷类＋甲硝唑。

[3] 有循证医学证据的第一代头孢菌素主要为头孢唑林，第二代头孢菌素主要为头孢呋辛。

[4] 我国大肠埃希氏菌对氟喹诺酮类耐药率高，预防应用需严加限制。

[5] 表中“±”是指两种及两种以上药物可联合应用，或可不联合应用。

附录3 特殊诊疗操作抗菌药物预防应用的建议

诊疗操作名称	预防用药建议	推荐药物
血管（包括冠状动脉）造影术、成形术、支架置入术及导管内溶栓术	不推荐常规预防用药。对于7天内再次行血管介入手术者、需要留置导管或导管鞘超过24小时者，则应预防用药	第一代头孢菌素
主动脉内支架置入术	高危患者建议使用1次	第一代头孢菌素
下腔静脉滤器置入术	不推荐预防用药	
先天性心脏病封堵术	建议使用1次	第一代头孢菌素
心脏射频消融术	建议使用1次	第一代头孢菌素
血管畸形、动脉瘤、血管栓塞术	通常不推荐，除非存在皮肤坏死	第一代头孢菌素
脾动脉、肾动脉栓塞术	建议使用，用药时间不超过24小时	第一代头孢菌素
肝动脉化疗栓塞（TACE）	建议使用，用药时间不超过24小时	第一、二代头孢菌素±甲硝唑
肾、肺或其他（除肝外）肿瘤化疗栓塞	不推荐预防用药	
子宫肌瘤-子宫动脉栓塞术	不推荐预防用药	
食管静脉曲张硬化治疗	建议使用，用药时间不超过24小时	第一、二代头孢菌素 头孢菌素过敏患者可考虑氟喹诺酮类
经颈静脉肝内门静脉分流术（TIPS）	建议使用，用药时间不超过24小时	氨苄西林/舒巴坦或阿莫西林/克拉维酸
肿瘤的物理消融术（包括射频、微波和冷冻等）	不推荐预防用药	
经皮椎间盘摘除术及臭氧、激光消融术	建议使用	第一、二代头孢菌素
经内镜逆行胰胆管造影（ERCP）	建议使用1次	第二代头孢菌素或头孢曲松
经皮肝穿刺胆道引流或支架置入术	建议使用	第一、二代头孢菌素，或头霉素类
内镜黏膜下剥离术（ESD）	一般不推荐预防用药；如为感染高危切除（大面积切除，术中穿孔等）建议用药时间不超过24小时	第一、二代头孢菌素
经皮内镜胃造瘘置管	建议使用，用药时间不超过24小时	第一、二代头孢菌素
输尿管镜和膀胱镜检查，尿动力学检查；震波碎石术	术前尿液检查无菌者，通常不需预防用药。但对于高龄、免疫缺陷状态、存在解剖异常等高危因素者，可予预防用药	氟喹诺酮类，或SMZ/TMP，或第一、二代头孢菌素，或氨基糖苷类
腹膜透析管置入术	建议使用1次	第一代头孢菌素
隧道式血管导管或药盒置入术	不推荐预防用药	
淋巴管造影术	建议使用1次	第一代头孢菌素

注：

1. 操作前半小时静脉给药。
2. 手术部位感染预防用药有循证医学证据的第一代头孢菌素主要为头孢唑林，第二代头孢菌素主要为头孢呋辛。
3. 我国大肠埃希氏菌对氟喹诺酮类耐药率高，预防应用应严加限制。

第二部分 抗菌药物临床应用管理

抗菌药物临床应用管理的宗旨，是根据《抗菌药物临床应用管理办法》的要求，通过科学化、常态化的管理，促进抗菌药物合理使用，减少和遏制细菌耐药，安全、有效、经济地治疗患者。

一、医疗机构建立抗菌药物临床应用管理体系

各级医疗机构应建立抗菌药物临床应用管理体系，制定符合本机构实际情况的抗菌药物临床合理应用的管理制度，制度应明确医疗机构负责人和各临床科室负责人在抗菌药物临床应用管理的责任，并将其作为医院评审、科室管理和医疗质量评估的考核指标，确保抗菌药物临床应用管理得到有效的行政支持。

（一）设立抗菌药物管理工作组

医疗机构应由医务、感染、药学、临床微生物、医院感染管理、信息、质量控制、护理等多学科专家组成抗菌药物管理工作组，多部门、多学科共同合作，各部门职责、分工明确，并确定管理工作的牵头单位。

（二）建设抗菌药物临床应用管理专业技术团队

医疗机构应建立包括感染性疾病、药学（尤其临床药学）、临床微生物、医院感染管理等相关专业人员组成的专业技术团队，为抗菌药物临床应用管理提供专业技术支持，对临床科室抗菌药物临床应用进行技术指导和咨询，为医务人员和下级医疗机构提供抗菌药物临床应用相关专业培训。不具备条件的医疗机构应与邻近医院合作，通过聘请兼职感染科医师、临床药师，共享微生物诊断平台等措施，弥补抗菌药物临床应用管理专业技术力量的不足。

（三）制定抗菌药物供应目录和处方集

医疗机构应按照《抗菌药物临床应用管理办法》的要求，严格控制抗菌药物供应目录的品种、品规数量。抗菌药物购用品种遴选应以“优化结构、确保临床合理需要”为目标，保证抗菌药物类别多元化，在同类产品中择优选择抗菌活性强、药动学特性好、不良反应少、性价比优、循证医学证据多和权威指南推荐的品种。同时应建立对抗菌药物供应目录定期评估、调整制度，及时清退存在安全隐患、疗效不确定、耐药严重、性价比差和频发违规使用的抗菌药物品种或品规。临时采购抗菌药物供应目录之外品种应有充分理由，并按相关制度和程序备案。

（四）制订感染性疾病诊治指南

根据本《指导原则》，各临床科室应结合本地区、本医疗机构病原学构成及细菌耐药监测数据，制定或选用适合本机构感染性疾病诊治与抗菌药物应用指南，并定期更新，科学引导抗菌药物临床合理应用。

（五）抗菌药物临床应用监测

1. 抗菌药物临床应用基本情况调查。医疗机构应每月对院、科两级抗菌药物临床应用情况开展调查。项目包括：(1) 住院患者抗菌药物使用率、使用强度和特殊使用级抗菌药物

使用率、使用强度；（2）Ⅰ类切口手术抗菌药物预防使用率和品种选择，给药时机和使用疗程合理率；（3）门诊抗菌药物处方比例、急诊抗菌药物处方比例；（4）抗菌药物联合应用情况；（5）感染患者微生物标本送检率；（6）抗菌药物品种、剂型、规格、使用量、使用金额，抗菌药物占药品总费用的比例；（7）分级管理制度的执行情况；（8）其他反映抗菌药物使用情况的指标；（9）临床医师抗菌药物使用合理性评价。

2. 医疗机构应按国家卫生计生委抗菌药物临床应用监测技术方案，定期向全国抗菌药物临床应用监测网报送本机构相关抗菌药物临床应用数据信息。

（六）信息化管理

医疗机构应当充分利用信息化管理手段，通过信息技术实施抗菌药物临床应用管理，抗菌药物临床应用的信息化管理体现在以下几方面。

1. 抗菌药物管理制度、各类临床指南、监测数据等相关信息的发布。

2. 抗菌药物合理应用与管理的网络培训与考核。

3. 实现医师抗菌药物处方权限和药师抗菌药物处方调剂资格管理。

4. 对处方者提供科学的实时更新的药品信息。

5. 通过实施电子处方系统，整合患者病史、临床微生物检查报告、肝肾功能检查结果、药物处方信息和临床诊治指南等形成电子化抗菌药物处方系统，根据条件自动过滤出不合理使用的处方、医嘱；辅助药师按照《处方管理办法》进行处方、医嘱的审核，促进合理用药。

6. 加强医嘱管理，实现抗菌药物临床应用全过程控制。控制抗菌药物使用的品种、时机和疗程等，做到抗菌药物处方开具和执行的动态监测。

7. 实现院、科两级抗菌药物使用率、使用强度等指标信息化手段实时统计、分析、评估和预警。

二、抗菌药物临床应用实行分级管理

抗菌药物临床应用的分级管理是抗菌药物管理的核心策略，有助于减少抗菌药物过度使用，降低抗菌药物选择性压力，延缓细菌耐药性上升趋势。医疗机构应当建立健全抗菌药物临床应用分级管理制度，按照“非限制使用级”“限制使用级”和“特殊使用级”的分级原则，明确各级抗菌药物临床应用的指征，落实各级医师使用抗菌药物的处方权限。

（一）抗菌药物分级原则

根据安全性、疗效、细菌耐药性、价格等因素，将抗菌药物分为三级。

1. 非限制使用级：经长期临床应用证明安全、有效，对病原菌耐药性影响较小，价格相对较低的抗菌药物。应是已列入基本药物目录，《国家处方集》和《国家基本医疗保险、工伤保险和生育保险药品目录》收录的抗菌药物品种。

2. 限制使用级：经长期临床应用证明安全、有效，对病原菌耐药性影响较大，或者价格相对较高的抗菌药物。

3. 特殊使用级：具有明显或者严重不良反应，不宜随意使用；抗菌作用较强、抗菌谱广，经常或过度使用会使病原菌过快产生耐药的；疗效、安全性方面的临床资料较少，不优于现用药物的；新上市的，在适应证、疗效或安全性方面尚需进一步考证的、价格昂贵的抗菌药物。

（二）抗菌药物分级管理目录的制定

由于不同地区社会经济状况、疾病谱、细菌耐药性的差异，各省级卫生行政主管部门制定抗菌药物分级管理目录时，应结合本地区实际状况，在三级医院和二级医院的抗菌药物分级管理上应有所区别。各类、各级医疗机构应结合本机构的情况，根据省级卫生行政主管部门制定的抗菌药物分级管理目录，制定本机构抗菌药物供应目录，并向核发其《医疗机构执业许可证》的卫生行政主管部门备案。

（三）处方权限与临床应用

1. 根据《抗菌药物临床应用管理办法》规定，二级以上医院按年度对医师和药师进行抗菌药物临床应用知识和规范化管理的培训，按专业技术职称授予医师相应处方权和药师抗菌药物处方调剂资格。

2. 临床应用抗菌药物应遵循本《指导原则》，根据感染部位、严重程度、致病菌种类以及细菌耐药情况、患者病理生理特点、药物价格等因素综合考虑，参照“各类细菌性感染的治疗原则及病原治疗”，对轻度与局部感染患者应首先选用非限制使用级抗菌药物进行治疗；严重感染、免疫功能低下者合并感染或病原菌只对限制使用级或特殊使用级抗菌药物敏感时，可选用限制使用级或特殊使用级抗菌药物治疗。

3. 特殊使用级抗菌药物的选用应从严控制。临床应用特殊使用级抗菌药物应当严格掌握用药指征，经抗菌药物管理工作机构指定的专业技术人员会诊同意后，按程序由具有相应处方权医师开具处方。

（1）特殊使用级抗菌药物会诊人员应由医疗机构内部授权，具有抗菌药物临床应用经验的感染性疾病科、呼吸科、重症医学科、微生物检验科、药学部门等具有高级专业技术职务任职资格的医师和抗菌药物等相关专业临床药师担任。

（2）特殊使用级抗菌药物不得在门诊使用。

（3）有下列情况之一可考虑越级应用特殊使用级抗菌药物：①感染病情严重者；②免疫功能低下患者发生感染时；③已有证据表明病原菌只对特殊使用级抗菌药物敏感的感染。使用时间限定在24小时之内，其后需要补办审办手续并由具有处方权限的医师完善处方手续。

三、病原微生物检测

（一）加强病原微生物检测工作，提高病原学诊断水平

医师应根据临床微生物标本检测结果合理选用抗菌药物，因此需要不断提高微生物标本尤其无菌部位标本的送检率和标本合格率，重视临床微生物（科）室规范化建设，提高病原学诊断的能力、效率和准确性。促进目标治疗、减少经验治疗，以达到更有针对性的治疗目的。

符合质量管理标准的临床微生物（科）室，应具备以下条件：（1）检测项目涵盖细菌、真菌、病毒、非典型病原体、寄生虫等；（2）配备相应设备及专业技术人员；（3）制定临床微生物检验标本采集、细菌鉴定和药敏试验等环节的质量控制流程规范；（4）正确开展病原微生物的形态学检查、分离、培养、鉴定和抗菌药物敏感性试验，采用先进技术，做好病原微生物快速检测和鉴定工作，及时报告结果并加以正确解释；（5）定期参加国家或省、市级临床检验中心组织的微生物室间质控；（6）符合生物安全管理有关规定。

（二）细菌耐药监测

医疗机构、地区和全国性的细菌耐药监测有助于掌握临床重要病原菌对抗菌药物的敏感性，为抗感染经验治疗、耐药菌感染防控、新药开发以及抗菌药物的遴选提供依据。医疗机构的临床微生物（科）室应对本医疗机构常见病原微生物（重点为细菌）的耐药性进行动态监测，在机构内定期公布监测数据并检测数据，定期报送地区和全国细菌耐药监测网。

临床微生物（科）室应按照所在机构细菌耐药情况，设定重点监测耐药菌，定期向临床科室发布耐药警示信息，并与抗菌药物管理工作组和医院感染管理科协作开展预防控制工作。抗菌药物临床应用管理工作组应根据本机构监测结果提出各类病原菌感染治疗的抗菌药物品种选择建议，优化临床抗菌药物治疗方案。

四、注重综合措施，预防医院感染

医院感染是影响抗菌药物过度使用与细菌耐药性增长恶性循环的重要因素。抗菌药物管理工作组应与医院感染管理科密切合作，制定手术部位感染、导管相关血流感染、呼吸机相关肺炎、导尿管相关尿路感染等各类医院感染的预防制度，纠正过度依赖抗菌药物预防感染的理念和医疗行为。通过加强全院控制感染的环节管理，如手卫生管理、加强无菌操作，消毒隔离和耐药菌防控、缩短术前住院时间、控制基础疾病、纠正营养不良、低蛋白血症、控制患者术中血糖水平、重视手术中患者保温等综合措施，降低医院感染的发生率，减少抗菌药物过度的预防应用。

五、培训、评估和督查

（一）加强各级人员抗菌药物临床应用和管理培训

医疗机构应强化对医师、药师等相关人员的培训，提倡遵循本《指导原则》和基于循证医学证据的感染性疾病诊治指南，严格掌握抗菌药物尤其联合应用的适应证，争取目标治疗，减少经验治疗，确保抗菌药物应用适应证、品种选择、给药途径、剂量和疗程对患者是适宜的。

（二）评估抗菌药物使用合理性

1. 根据医疗机构实际情况及各临床科室不同专业特点，科学设定医院和科室的抗菌药物临床应用控制指标，对抗菌药物使用趋势进行分析。

2. 重视抗菌药物处方、医嘱的专项点评。抗菌药物管理工作组应组织感染、临床微生物、药学等相关专业技术人员组成点评小组，结合医院实际情况设定点评目标，重点关注特殊使用级抗菌药物、围术期（尤其是Ⅰ类切口手术）的预防用药以及重症医学科、感染科、血液科、外科、呼吸科等科室抗菌药物应用情况。

（三）反馈与干预

根据点评结果对不合理使用抗菌药物的突出问题在全院范围内进行通报，对责任人进行告知，对问题频发的责任人，按照有关法律法规和《抗菌药物临床应用管理办法》规定进行处罚。

1. 抗菌药物管理工作组应根据处方点评结果，研究制定针对性的临床用药质量管理等药事管理改进措施，并责成相关部门和科室予以落实。

2. 抗菌药物管理工作组应对存在问题的相关科室、个人进行重点监测以跟踪其改进情况，通过监测-反馈-干预-追踪模式，促进抗菌药物临床应用的持续改进。

（四）加强监督检查

卫生计生行政部门应当将医疗机构抗菌药物临床应用情况纳入医疗机构考核指标体系；将抗菌药物临床应用情况作为医疗机构定级、评审、评价的重要指标。各级卫生计生行政部门应当建立抗菌药物临床应用情况公布和诫勉谈话制度，对本行政区域内医疗机构抗菌药物使用量、使用率和使用强度等情况进行监测，定期向本行政区域进行社会公布，并报上级卫生计生行政部门备案；县级以上地方卫生计生行政部门负责对辖区内包括乡镇卫生院（村卫生室）、社区卫生服务中心（站）抗菌药物临床应用使用量、使用率等情况进行监控，并予以公示。